JN272142

子どもの心の診療シリーズ

子どもの心の処方箋ガイド

診察の仕方／診断評価／治療支援

【総編集】
齊藤万比古

【編集】
本間博彰
松本英夫
宮本信也

【編集協力】
飯田順三
生田憲正
小野善郎
笠原麻里
田中康雄
傳田健三
（五十音順）

中山書店

[読者の方々へ]
- 本書に記載されている診断法・治療法については，出版時の最新の情報に基づいて正確を期するよう最善の努力が払われていますが，医学・医療の進歩からみて，その内容がすべて正確かつ完全であることを保証するものではありません．したがって読者ご自身の診療にそれらを応用される場合には，医薬品添付文書や機器の説明書など，常に最新の情報に当たり，十分な注意を払われることを要望いたします．
- 本書におけるDSM-5の病名については，原則として日本精神神経学会 精神科病名検討連絡会作成「DSM-5病名・用語翻訳ガイドライン」に即しました．

中山書店

序
本書の使い方

　本書は『子どもの心の診療シリーズ』全8巻のスペシャル・イッシューとして，子どもの心の診療に携わる医師やその他の職種の専門家が身近に置き，臨床上のヒントを求めて気軽に参照できることを目的として，シリーズ各巻に関与した著者陣に加え新たな多数の著者に依頼して取り組んだガイドブックである．

　題名を『子どもの心の処方箋ガイド―診察の仕方／診断評価／治療支援』としたのは，若き初心者を含む子どもの心の診療にあたる臨床家が診断や治療・支援をめぐり持った疑問や迷いに，すぐに役立つ答えを提供することを目指したという意味で「処方箋」という用語を採用したものである．したがって，子どもの心の診療に必要と考える基本項目を可能な限り採用し，それに可能な限り具体的でコンパクトな解説を行うことを各項目執筆にあたってのコンセンサスとした．

　本書は，Iとして「診察の仕方・診断評価法」，IIとして「精神医学的治療・支援法」，IIIとして「各障害群の診療の仕方」と大きく3領域に分けたうえで，そのおのおのに小項目を設定するという構成になっており，各項目執筆者は可能な限り共通のフォーマットで解説することを課せられている．このため本書は一種の小事典と呼べるものとなっており，臨床現場ですぐに参照できるヒント集となっている．

同時に本書は，子どもの心の診療についてのアウトラインを知りたいと希望する当該領域以外の医療関係者や，教育，児童福祉，障害福祉，母子保健など関連領域の専門家が手軽に手に取り，疑問な点の明解な回答を得ることができる必携の書となることも目指している．

　本書は，各項目の内容をあくまで目の前の疑問に答えるという水準に限定することで，厚すぎるガイドブックとならないことを心がけた．そのため，本書の表現では物足りないという読者も多数存在すると考えられるが，その際には本シリーズ各巻に収めた該当する章を参照することを推奨したい．

2014年2月

齊藤万比古

子どもの心の診療シリーズ
子どもの心の処方箋ガイド
診察の仕方／診断評価／治療支援
CONTENTS

I. 診察の仕方・診断評価法

1. 初回面接 ……………………………………… 本間博彰　2
2. 構造化面接・半構造化面接 …………………… 根來秀樹　5
3. 子どものための各種質問紙法の用い方
   a. 質問紙法の利用の仕方 ……………………… 根來秀樹　7
   b. CBCL …………………………………………… 清田晃生　10
   c. ADHD 評価尺度 ……………………………… 田中康雄　12
   d. PDD 評価尺度 ………………………………… 山下　洋　14
   e. 抑うつ尺度 …………………………………… 齊藤卓弥　16
   f. 不安尺度 ……………………………………… 渡部京太　18
   g. 解離尺度 ……………………………………… 田中　究　20
   h. ARMS 評価尺度 ……………………………… 新井　卓　22
   i. PTSD 評価尺度 ………………………………… 亀岡智美　24
4. 医学的診断・評価法
   a. 医学的診断・評価法の必要なとき，その選び方
      ……………………………………………… 飯田順三　26
   b. 血液検査，尿検査，脳脊髄液検査 ………… 岩垂喜貴　29
   c. 心電図 ……………………………………… 小平かやの　32
   d. 脳波検査 ……………………………………… 林　北見　34
   e. 事象関連電位 ………………………………… 太田豊作　37
   f. 脳画像検査 ………………………………… 加藤元一郎　40
5. 心理テスト
   a. 心理テストの必要なとき，その選び方 … 森岡由起子　43
   b. 新版Ｋ式発達検査 2001 …………………… 中田洋二郎　46
   c. 知能検査—田中ビネー知能検査Ｖと
      日本版 WISC-IV 知能検査 ………………… 中田洋二郎　49
   d. 描画テスト …………………………… 森岡由起子，沢 哲司　53
   e. 文章完成法，P-F スタディ，CAT ……… 松本真理子　57
   f. Rorschach テスト …………………………… 松本真理子　61

6. 認知機能検査
- a. 認知機能検査の必要なとき，その選び方 … 小平雅基　65
- b. DN-CAS ……………………………… 小林朋佳，稲垣真澄　68
- c. Wisconsin Card Sorting Test（WCST）
  ……………………………………………………… 小平雅基　71
- d. 標準注意検査法（CAT）…………………… 小平雅基　74

7. 確定診断
- a. 診断・評価結果から確定診断へ
  （フォーミュレーション）………………………… 山下　洋　77
- b. 確定診断の家族への伝達 ……… 石塚佳奈子，本城秀次　80
- c. 子ども本人への障害告知 ………………… 飯田順三　82

II. 精神医学的治療・支援法

1. 子どもの精神医学的治療・支援の組み立て … 齊藤万比古　86

2. サイコセラピー
- a. 子どものサイコセラピー適用の考え方 … 齊藤万比古　89
- b. 乳幼児—母親間の愛着形成をめぐる治療 … 小平かやの　94
- c. プレイセラピー（遊戯療法）…………………… 佐藤至子　97
- d. 認知行動療法 …………………………………… 堀越　勝　100
- e. 行動療法—曝露法を中心に …………………… 飯倉康郎　103
- f. ソーシャルスキルトレーニング（SST）… 岩坂英巳　106
- g. 支持的精神療法 ………………………………… 松本英夫　109
- h. 力動的精神療法 ………………………………… 生地　新　111
- i. 集団精神療法 …………………………………… 渡部京太　114
- j. 親ガイダンス・心理教育 ……… 野中舞子，金生由紀子　117
- k. ペアレント・トレーニング—ADHDを中心に
  ………………………………………………………… 岩坂英巳　120
- l. 家族療法 ………………………………………… 中村伸一　123

3. 薬物療法
- a. 子どもの薬物療法適用の考え方 …………… 岡田　俊　126
- b. 抗精神病薬 ……………………………………… 松本英夫　129
- c. 抗うつ薬 ………………………………………… 傳田健三　131

d. 抗不安薬 ………………………………… 岡田　俊　133
　　e. 抗ADHD薬 ……………………………… 飯田順三　136
　　f. 気分安定薬 ……………………………… 岡田　俊　139
　　g. 抗てんかん薬 …………………………… 岩垂喜貴　141
　　h. 睡眠障害治療薬 ………………………… 岩垂喜貴　143
4. 関連機関との連携
　　a. 教育機関との連携 ……………………… 田中康雄　145
　　b. 児童相談所との連携 …………………… 近藤直司　147
　　c. 精神保健福祉センター・保健所との連携 … 小野善郎　149
　　d. 子育て支援機関との連携 ……………… 田中康雄　151
　　e. 警察・刑事司法機関との連携 ………… 生島　浩　153

III. 各障害群の診療の仕方
1. 発達障害とその周辺の問題
　　a. 知的障害（精神遅滞） ………………… 宮本信也　156
　　b. 自閉症スペクトラム障害 ……………… 内山登紀夫　161
　　c. 注意欠如・多動性障害 ………… 山室和彦，飯田順三　166
　　d. 学習障害 ……………………… 小林朋佳，稲垣真澄　171
　　e. 表出性言語障害 ………………………… 小黒範子　174
　　f. 吃音症 …………………………………… 小黒範子　177
　　g. 発達性協調運動障害 …………………… 平林伸一　180
　　h. 発達障害とその二次障害 ……………… 宮本信也　183
2. 主として児童期に発症するとされる精神障害
　　a. 選択性緘黙 ……………………………… 渡部京太　187
　　b. 分離不安障害 …………………………… 須磨一剛　192
　　c. 遺尿症 …………………………………… 北山真次　197
　　d. 遺糞症 …………………………………… 北山真次　200
　　e. 反応性愛着障害 ………………………… 笠原麻里　203
3. 身体表現性障害と摂食障害
　　a. 身体表現性障害
　　　i. 身体化障害 …………………………… 増子博文　208
　　　ii. 転換性障害 ………… 金田昌子，吉岡眞吾，本城秀次　212

- iii. 疼痛性障害 ……………………… 平川清人，西村良二 217
- iv. 心気症 ………………………… 本田洋子，西村良二 219
- v. 身体醜形障害 ………………………………… 竹内直樹 221
- b. 摂食障害
  - i. 神経性無食欲症 ……………………………… 宇佐美政英 224
  - ii. 神経性大食症 ………………………………… 生田憲正 229
  - iii. 食物回避性情緒障害（FAED） ……………… 生田憲正 234
  - iv. 機能的嚥下障害 ……………………………… 北山真次 236
- c. 関連する障害
  - i. 起立性調節障害 ……………………………… 田中英高 239
  - ii. 機能性消化管障害（過敏性腸症候群） …… 竹中義人 244
  - iii. 睡眠・覚醒障害 ……………………………… 宮島 祐 250
  - iv. 過換気症候群 …………………… 須見よし乃，氏家 武 257
  - v. 小児のターミナル・ケア …………………… 宮本信也 259

4. 不安障害と気分障害
- a. 不安障害（パニック障害，社交不安障害） 朝倉 聡 262
- b. 大うつ病性障害 ……………………………… 傳田健三 268
- c. 持続性抑うつ障害（気分変調症） …………… 齊藤卓弥 272
- d. 双極性障害 …………………………………… 齊藤卓弥 278
- e. 月経前不快気分障害 ………………………… 齊藤卓弥 283
- f. 重篤気分調節症 ……………………………… 齊藤卓弥 286

5. 強迫性障害とチック障害
- a. 強迫性障害 …………………………………… 住谷さつき 291
- b. 慢性チック障害 ……………………………… 金生由紀子 296
- c. Tourette障害 ………………………………… 金生由紀子 299

6. 解離性障害
…………………………………………………… 武井 明 304

7. 心的外傷関連障害
- a. 急性ストレス障害 …………………………… 亀岡智美 309
- b. 心的外傷後ストレス障害（PTSD） ………… 田中 究 315

8. 破壊的行動障害
- a. 反抗挑戦性障害 ……………………………… 原田 謙 322
- b. 素行障害 ……………………………………… 富田 拓 326
- c. 薬物乱用 ……………………………………… 松本俊彦 329

9. 統合失調症
- a. 統合失調症 ……………………………… 松本英夫 332
- b. ARMS ……………………………………… 新井 卓 336

10. 関連する現象
- a. 児童虐待 ………………………………… 井出 浩 339
- b. 不登校・ひきこもり …………………… 近藤直司 344
- c. いじめ …………………………………… 田中康雄 347
- d. 自殺 ……………………………………… 三上克央 350

付録：検査法入手先一覧 ……………………………………… 355

索引 ……………………………………………………………… 357

執筆者一覧 (執筆順)

齊藤万比古	総合母子保健センター愛育病院小児精神保健科
本間博彰	宮城県子ども総合センター
根來秀樹	奈良教育大学障害児医学分野
清田晃生	大分大学医学部小児科・児童精神科
田中康雄	こころとそだちのクリニック　むすびめ
山下　洋	九州大学病院子どものこころの診療部
齊藤卓弥	北海道大学大学院医学研究科児童思春期精神医学
渡部京太	国立国際医療研究センター国府台病院児童精神科
田中　究	神戸大学大学院医学研究科精神医学分野
新井　卓	神奈川県立こども医療センター児童思春期精神科
亀岡智美	兵庫県こころのケアセンター
飯田順三	奈良県立医科大学看護学科
岩垂喜貴	国立国際医療研究センター国府台病院児童精神科
小平かやの	東京都児童相談センター
林　北見	東京女子医科大学八千代医療センター発達小児科
太田豊作	奈良県立医科大学精神医学
加藤元一郎	慶應義塾大学医学部精神神経科学
森岡由起子	大正大学人間学部
中田洋二郎	立正大学心理学部
沢　哲司	北里大学大学院医療系研究科
松本真理子	名古屋大学発達心理精神科学教育研究センター
小平雅基	総合母子保健センター愛育病院小児精神保健科
小林朋佳	国立精神・神経医療研究センター精神保健研究所
稲垣真澄	国立精神・神経医療研究センター精神保健研究所
石塚佳奈子	刈谷病院
本城秀次	名古屋大学発達心理精神科学教育研究センター

佐藤至子	仁愛大学大学院人間学研究科
堀越　勝	国立精神・神経医療研究センター・認知行動療法センター
飯倉康郎	筑後吉井こころホスピタル
岩坂英巳	奈良教育大学特別支援教育研究センター
松本英夫	東海大学医学部専門診療学系精神科学
生地　新	北里大学大学院医療系研究科
野中舞子	東京大学大学院教育学研究科
金生由紀子	東京大学大学院医学系研究科こころの発達学分野
中村伸一	中村心理療法研究室
岡田　俊	名古屋大学医学部附属病院親と子どもの心療科
傳田健三	北海道大学大学院保健科学研究院生活機能学分野
近藤直司	東京都立小児総合医療センター児童・思春期精神科
小野善郎	和歌山県精神保健福祉センター
生島　浩	福島大学大学院人間発達文化研究科・学校臨床心理専攻
宮本信也	筑波大学人間系
内山登紀夫	よこはま発達クリニック／福島大学人間発達文化学類
山室和彦	奈良県立医科大学精神医学
小黒範子	とちぎリハビリテーションセンター小児科
平林伸一	長野県立こども病院神経小児科
須磨一剛	岐阜病院精神科
北山真次	神戸大学医学部附属病院親と子の心療部
笠原麻里	駒木野病院児童精神科
増子博文	福島県立医科大学医学部神経精神医学
金田昌子	東尾張病院
吉岡眞吾	東尾張病院
平川清人	水戸メンタルクリニック
西村良二	福岡大学医学部精神医学
本田洋子	福岡大学医学部精神医学

竹内直樹	横浜市立大学附属病院児童精神科
宇佐美政英	国立国際医療研究センター国府台病院児童精神科
生田憲正	国立成育医療研究センターこころの診療部思春期メンタルヘルス診療科
田中英高	大阪医科大学小児科・発達小児科
竹中義人	たけなかキッズクリニック
宮島 祐	東京医科大学小児科
須見よし乃	札幌医科大学小児科
氏家 武	北海道こども心療内科氏家医院
朝倉 聡	北海道大学保健センター・大学院医学研究科精神医学分野
住谷さつき	徳島大学大学院ヘルスバイオサイエンス研究部精神医学分野
武井 明	市立旭川病院精神科
原田 謙	信州大学医学部附属病院子どものこころ診療部
富田 拓	国立きぬ川学院
松本俊彦	国立精神・神経医療研究センター精神保健研究所
井出 浩	関西学院大学人間福祉学部人間科学科
三上克央	東海大学医学部専門診療学系精神科学

I. 診察の仕方・診断評価法

1. 初回面接

これだけは心得ておきたいポイント
―初回面接で配慮すべきこと

- 子どもは自分の心の中のことを言葉にして他者に話すという経験がほとんどない．面接者は子どもにわかりやすい言葉やわかりやすい表現で対話すること．
- 子どもは不本意な状態で診察（相談）の場につれてこられている．多くの子どもは自分の意思で診察の場に来ていることは少ない．受診のきっかけは子どもの症状や問題であるが，受診を求めるのはほとんどが親や教師などの大人である．面接者は，診察（相談）の依頼者である親や関係者が問題にしたいことと，子どもの抱えている問題とが異なる場合があることを肝に銘じておくこと．
- 初回面接は子どもにとっては初めて自分のことにきちんと耳を傾けてくれる人との出会いの場であることが多い．子どもにとって良い出会いの機会となるようにしたい．

初回面接の実際

■診察のポイント

- 初回面接では子どもとのラポールを形成することに最大の配慮をする．笑顔で対応することや答えやすい質問をする．
- 子どもの表情，態度，話し方をよく観察すること．緊張している場合には診察者はできるだけ柔らかい表情や態度で対応する．面接者の話し方の速さは子どもの答える速さよりも遅めに，質問の長さも短めにすることで，子どもは話しやすく感じる．
- 子どもに決定権を与えるようなかかわり方をする．決定権を与えるようなかかわりが子どもの自己感を高めたり，信頼してもらえるかかわりとなる．

1. 初回面接

- 診察がどれくらいかかるか，子どもにおおよその時間を教えておく．見通しが立たないのは子どもに不安を与える．40分から50分の時間で診察をするのが一般的である．

■子どもの診察の進め方

- 面接者は自分がどんな役割の人間であるのか簡単な自己紹介をする．初回面接では待合室に子どもを迎えに行くのも良い方法になる．
- 面接の開始は親と一緒に面接をするが，自己紹介が終わり次第，単独で診察に臨むか，それとも親と一緒に診察を受けるか，子どもに意見を聞いてから診察を始める．子どもが一人で診察を受ける場合は，終了後に親の診察をすることになるが，親の面接についても親から話を聞いてもいいかどうかを子どもに聞くこと．
- 導入の段階の質問は，この場に来ることになった理由を中心に，できるだけ答えの出しやすいクローズド・クエスチョンで聞く．たとえば，

「今日はここに来るのに電車で来た，バスで来た，お家の車で来た？」

「ここに来ることをいつ聞いた？ 今朝，昨日，もっと前？」

「親から何て言われて来ることになった？」

「親から言われたことに君はどう思った？ 仕方なく来た？ 君も行ってみようと思って来た？」（仕方なく来たということであれば，これを切り口にして親子の関係や親についてどのような思いを抱いているかを聞くこともできる）

ひととおりの質問を終えたところで，簡単なまとめをする．たとえば，

「君のお母さんが，君が学校に行けないということでここに連れてくることになったんだね．君は仕方なく来たということだね」

- 子ども自身の抱いている問題を聞く．たとえば，

「ここに来ることになったことについてもう少し詳しく聞かせてくれるかな？」

「このことを君はどう思っているのか，聞かせてくれる？」（いつ頃から始まったのか？ 何かいやなことや苦しむようなこと

があったのか？ 誰かに相談をしたのか？ など，子どもの理解
している問題の概略と診断のために必要な事項を聞く）

■初回面接の終了について
- 面接で子どもと話したことを要約すること．たとえば，
「今日はこんなことを話したね．ここは君が何とかしたいと思
ってきたことを一緒に考えたり，取り組むところで，私は君の
手助けをする人なんだ．次はいつ来れる？」

■親との面接
- 子どもとの面接が終わったら次は親から受診（相談）目的と診
断に必要な成育歴，既往歴，家族歴そして現病歴を聞く．同時
に子どもへの不安や心配の気持ちへの共感を示しておく．

参考文献・推薦文献
- 小倉 清．初回面接．小倉 清（編著）．児童精神科臨床 2．東京：星和書店；1980．

(本間博彰)

2. 構造化面接・半構造化面接

これだけは心得ておきたいポイント

- 使用する面接がどのような目的で作成されたのかを知って用いる.
- 使用する面接の対象年齢が, 対象児にあてはまっているかどうか確認する.
- どのような面接者が行っても最低限の情報は必ず得ることができ, 聞き漏らしが少ないという長所がある.
- 過剰診断になる傾向にあるという短所がある.

構造化面接の利用の仕方

- 構造化面接は原則として, 質問文が決められており, 対象児の回答によって次にどのような質問をすべきか, また回答をどのように評価するのかも完全に決められている.
- 半構造化面接は質問文は決められているものの, 回答にさらに質問を重ねるのか, 回答をどのように評価するのかの判断など, 面接者に委ねられている部分も多い.
- これら面接の最大の長所は, どのような面接者が行っても, 最低限の情報は必ず得ることができ, 聞き漏らしが少なく, 特定の診断基準に沿った診断が可能な点である. これらは研究や治験で特定の疾患を均質に選択していくのには有効である.
- 特に質問が「はい」か「いいえ」の二者択一の場合は, 複数の診断名がつくことも多く, 過剰診断になる傾向があり, また主診断名を判断する手段がないことなどが短所である. またこれら面接法が精神科の診断面接のすべてではないので, 幅広く症状をとらえ, 適切に診断する技術を学ぶ姿勢は必要である.
- 日本語でもいくつかの構造化面接の使用が可能であるが, 子ども用となると, いくつかの精神疾患を診断できるものとしては主にK-SADS (Kiddie Schedule for Affective Disorder

and Schizophrenia）とM.I.N.I.KID（Mini-International Neuropsychiatric Interview KID）の2つであろう．評価可能な疾患が若干ではあるが異なるので注意する．どちらも日本語版の信頼性・妥当性の検討は今後の課題であろう．また注意欠如・多動性障害（ADHD）の診断に特化したものとしてADHDの半構造化面接例がADHDのガイドラインに資料として掲載されている．

- 使用する構造化面接には対象年齢が定まっているものがあるので，対象児にそれがあてはまっているか確認する．

参考文献・推薦文献
- 資料③ ADHDの臨床面接フォーム．齊藤万比古，渡部京太（編）．第3版注意欠如・多動性障害-ADHD-の診断・治療ガイドライン．東京：じほう；2008．pp263-272．
- 「a. 質問紙法の利用の仕方」の「参考文献・推薦文献」（p.9）参照．

（根來秀樹）

3. 子どものための各種質問紙法の用い方
a. 質問紙法の利用の仕方

これだけは心得ておきたいポイント
- 質問紙のみで確定診断することは不可能である.
- 質問紙のみで十分な臨床症状をとらえることは不可能である.
- 子どもの状態を経時的に定量的なデータでとらえることが可能である.
- 使用する質問紙が特定の疾患を対象にしているのか,疾患非特異的で多面的に子どもの状態を知ろうとしているのかを知って用いる.
- 使用する質問紙がどのような目的で作成されたのかを知って用いる.
- 使用する質問紙の対象年齢が,評価しようとする子どもにあてはまっているかどうか確認する.
- 保護者と担任教師など,できれば複数の他者評価を得る.
- 状態像の変化を経時的にとらえる場合は,同じ評価者からの結果を用いる.
- 使用する質問紙が英語版,日本語版で信頼性や妥当性が検討されているかを知って用いる.
- 使用する質問紙が診断のスクリーニングとして用いられるときは,感度と特異度を知って用いる.

質問紙法の使用法
- 日本語でもさまざまな質問紙法を使用することができるようになってきている.それらは比較的簡便に用いることができ,また多くの質問紙は点数化され,重症度の目安を知ることができる.それらは経時的に用いれば,治療や介入の効果判定も定量的に行えるため非常に便利である.
- また研究で使用すると,ある疾患の重症度のどの程度の子どもを対象としたのか,また薬物療法やその他の治療的介入前後で

の変化を明らかにできる．さらには異なった研究同士での比較検討の一つの指標になる．
- 診断のスクリーニングとしての使用が認められており，またそのためのカットオフ値が設けられていても，それはあくまでもスクリーニングとしての目安にしかすぎないことを十分に理解することは大切である．さらにスクリーニングとして用いる場合は，感度と特異度，さらには陽性的中率や陰性的中率についても調べておく．
- それらの知識を十分に得ても，確定診断をつけることは不可能であり，臨床的な診断面接が重要であることはいうまでもない．また，質問紙を用いて臨床症状をとらえるときも，質問紙上の質問のみで十分な情報を得ているわけではないことは強く意識するべきであり，それに記載されていない症状や状態も積極的に聴取し，現在の状態像を的確にとらえていくことが重要である．それらはまた適切な確定診断につながっていくであろう．
- 質問紙には，ADHD-RS（Attention-Deficit Hyperactivity Disorder-Rating Scale；ADHD 評価尺度）のように ADHD の子どもを対象としたものもあれば，ある疾患対象ではなく CBCL（Child Behavior Checklist；子どもの行動チェックリスト）のように子どもの情緒面と行動面を多面的にとらえるものもあるので，どのような目的で作成され，何が評価できるのかをあらかじめ十分に調べておく．そのうえで，たとえば ADHD の子どもに ADHD-RS と CBCL を行うのは，ADHD の中核症状だけではなく，学校や家庭での機能の問題や感情面も評価することができるなど，有用な使用方法である．
- また使用する質問紙が現時点で英語版，日本語版で信頼性や妥当性が検討されているのかも調べておき，限界もよく知って利用するべきである．
- 使用する質問紙には対象年齢が定まっているものがあるので，評価しようとする子どもにそれがあてはまっているか確認する．また，質問紙は同じでも年齢によってカットオフ値が異なる場合があるので，それも注意が必要である．
- 子どもの質問紙の評価者は，通常，保護者になる場合が多い

が，自分の子どもを客観的に評価できていない場合も多いので，学校・園での担任教師にも評価をお願いする．経時的に対象児をとらえる場合は，同じ評価者のもので比較検討する．新学年で担任教師が代わっている場合は，単純な比較は不可能であるので注意する．

参考文献・推薦文献
- 金生由紀子，島田隆史．半構造化面接と評価尺度の用い方．齊藤万比古（編）．子どもの心の診療シリーズ1 子どもの心の診療入門．東京：中山書店；2009．pp209-215．
- 渡部京太．子どもの状態を把握する評価尺度．飯田順三（編）．脳とこころのプライマリケア4 子どもの発達と行動．東京：シナジー；2010．pp70-80．

（根來秀樹）

3. 子どものための各種質問紙法の用い方
b. CBCL

- CBCL（Child Behavior Checklist；子どもの行動チェックリスト）は Achenbach らが作成した行動評価尺度 ASEBA（Achenbach System of Empirically Based Assessment）の一つで，養育者による評価尺度である．
- 原版は 2001 年に改訂されており，日本語版もその一部が近年標準化された[1]ものの，一般に入手可能なのは 1991 年版であり，本項もこの版について説明する．CBCL は信頼性や妥当性が高い尺度で，世界的に翻訳され臨床や研究の幅広い分野で使用されている．

何がわかるか
- 社会適応機能と問題行動の両方を評価することができる．
- 特定の問題領域ごとに下位尺度得点を算出することにより，子どもの行動特性を幅広い次元から評価，理解することができる．
- 各尺度得点が臨床域に達しているかどうか，標準得点と比較することができる．

実施法・質問紙の入手法
- 現行の日本語版 CBCL は 4 歳から 18 歳までの子どもを対象とし，社会的能力尺度と問題行動尺度の 2 つから構成されている．社会的能力尺度は，子どもの趣味や友人，家族関係，学業成績などについて主に自由回答により記載する．問題行動尺度は，現在および過去 6 か月における子どもの情緒や行動に関する 120 項目の質問から成り，各項目について「よくあてはまる」から「あてはまらない」までの 3 件法で回答する．
- 質問内容は「よく泣く」，「よく言い争いをする」など平易な文章であり，15～20 分で回答可能である．
- スペクトラム出版社にて入手できる．

得られた結果の理解の仕方

- 120項目の因子分析の結果から「ひきこもり」,「身体的訴え」,「不安・抑うつ」,「社会性の問題」,「思考の問題」,「注意の問題」,「非行的問題」,「攻撃的行動」という8つの症状群尺度と，その上位概念としての内向尺度得点，外向尺度得点，総得点が設定されている．
- 臨床ではCBCLの教師版ともいえるTRF（Teacher's Report Form）と子ども自身が回答するYSR（Youth Self-Report）を組み合わせて使用することが一般的である．
- TRFはCBCLとほぼ同じ内容であり，症状群尺度や内向・外向尺度得点，総得点があるため，親評価と教員評価を比較することでより有用な情報となる．もちろん診断に直結するものではないため，効用と限界を熟知して使用することが望まれる．

参考文献・推薦文献
1) 河内美恵．子どもの行動チェックリスト2001年版（CBCL/6-18）日本語版の標準化の試み．小児の精神と神経 2011；51：143-155.

（清田晃生）

▶子どもの行動チェックリスト（CBCL）入手先
スペクトラム出版社
☎120-0006　東京都足立区谷中2-7-13
TEL 03-5682-7169　FAX 03-5682-7157

3. 子どものための各種質問紙法の用い方

c. ADHD 評価尺度

何がわかるか

- 子どもの注意欠如・多動性障害（ADHD）を診断する行動評価スケールで日本で使用できるのは，ADHD 評価スケール IV（ADHD Rating Scale IV：ADHD-RS-IV）日本語版（ADHD-RS）と Conners の評価スケール（Conners 3）の 2 種類である．
- DuPaul GJ らにより開発された ADHD-RS-IV の日本語版である ADHD-RS は，ADHD のスクリーニング，診断，治療成績の評価に使用可能なスケールといわれる．
- Conners CK が開発し長期の改訂を重ねて 2008 年に登場した Conners 3 日本語版は，DSM-IV-TR の症状基準への対応が強化され，反抗挑戦性障害や素行障害の DSM-IV-TR の症状スケール，実行機能のアセスメント，妥当性スケール，スクリーニング項目，問題行為の危険性項目など，新たな領域やスケールが追加されたものである．

実施法・検査の入手法

- ADHD-RS は 5〜18 歳を対象に家庭版と学校版の 2 種類で記載された内容を評価する．質問は 18 項目で，これは DSM-IV の診断基準項目に準拠している．実施には邦訳書に掲載されている評価スケールを使用する．複写に関しては，出版社著作権管理機構の許諾を必要とする．
- Conners 3 日本語版は保護者用，教師用，本人用の 3 種類があり，保護者，教師が評価する対象年齢は 6〜18 歳，本人用は 8〜18 歳，所要時間は 30 分前後である．出版社（金子書房）から用紙，マニュアルを購入することになっているが，使用するにあたっては購入資格が定められている．

得られた結果の理解の仕方

それぞれ邦訳書を参照していただきたい.

参考文献・推薦文献

- DuPaul GJ, et al. ADHD Rating Scale-IV：Checklist, Norms, and Clinical Interpretation. New York：Guilford Press；1998／市川宏伸, 田中康雄（監）, 坂本 律（訳）. 診断・対応のためのADHD評価スケール ADHD-RS（DSM準拠）—チェックリスト, 標準値とその臨床的解釈. 東京：明石書店；2008.
- Conners CK. Conners 3rd Edition Manual. Toronto, Ontario, Canada：Multi-Health Systems；2008／田中康雄（監訳）, 坂本 律（訳）. Conners 3 日本版マニュアル. 東京：金子書房；2011.
- 田中康雄. ADHDの評価尺度. 厚生労働省 平成24年度障害者総合福祉推進事業 発達障害児者支援とアセスメントに関するガイドライン. 特定非営利活動法人アスペ・エルデの会；2013. pp95-96.

（田中康雄）

▶**Conners 3 日本語版 入手先**

金子書房
〒112-0012　東京都文京区大塚 3-3-7
TEL 03-3941-0111　FAX 03-3941-0163

3. 子どものための各種質問紙法の用い方

d. PDD 評価尺度

- 広汎性発達障害（PDD）の中核となる3つ組の（対人関係，コミュニケーション，想像力の領域の発達における）障害は発達年齢によって発現が異なる．周辺症状や関連する問題行動，併存障害が加わり多彩な臨床像を示す．
- このため一次スクリーニング，診断確定の補助（二次スクリーニング），重症度，閾値下も含む幅広い自閉症表現型，併存障害や関連症状の評価，治療や支援のニーズの把握など，目的に応じ多くの評価尺度がある．

何がわかるか

- PDDの診断基準を網羅する評価方法には，親への自閉症診断面接改訂版（ADI-R）と構造化された子どもの観察による自閉症診断観察検査（ADOS）があるが，実施には長時間を要する．
- 一般診療場面では親記入や自己記入式の質問紙を用いることで，診断に有用な情報を同定すること（二次スクリーニング）や症状プロフィールの把握など効率的な診断評価ができる．

実施法・検査（あるいは質問紙）の入手法

汎用性の高い包括的な質問紙を紹介する．

- 対人コミュニケーション質問紙（Social Communication Questionnaire：SCQ）は，暦年齢4歳，発達年齢2歳以上を対象とする親記入の質問紙で，所要時間は10分程度である．全40項目に「はい」，「いいえ」で回答する．金子書房より用紙・マニュアルを入手できるが，購入に際しては購入資格確認を要する．
- 自閉症スペクトラム指数（AQ-J）は，16歳以上を対象とする自己記入式質問紙で，所要時間10分程度である．16歳未満には親記入による児童用AQがある．全50項目を4段階で回答し，採点は2段階である．若林研究室（千葉大学）に

連絡・承諾が必要である．

得られた結果の理解の仕方

- SCQは確定診断の可能な発達年齢の子どもへの二次スクリーニング尺度として，ADI-Rの診断項目に準拠して作成された．欧米でのカットオフ値は総得点で15点である．
- AQは知的な遅れを伴わない事例や一般人口での幅広い自閉症の表現型を評価するために開発された．社会的スキル，注意の切り替え，細部への注意，コミュニケーション，想像力の5つの下位尺度得点が算出され表現型が示される．結果は自己認知に左右されるが，総得点で26点（一般大学生33点）のカットオフ値も示され，成人期のPDDのスクリーニングとしても使用できる．児童用のカットオフ値は20点である．

参考文献・推薦文献
- 黒田美保ほか（監訳）．SCQ日本語版（対人コミュニケーション質問紙）．東京：金子書房；2013．
- 若林明雄，東條吉邦．自閉症スペクトラム指数（AQ）日本語版の標準化―高機能臨床群と健常成人による検討．心理学研究 2004；75：78-84．
- 若林明雄ほか．自閉症スペクトラム指数（AQ）児童用・日本語版の標準化―高機能自閉症・アスペルガー障害児と定型発達児による検討．心理学研究 2007；77：534-540．

（山下　洋）

▶対人コミュニケーション質問紙（SCQ）入手先
金子書房
〒112-0012　東京都文京区大塚3-3-7
TEL 03-3941-0111　FAX 03-3941-0163

▶自閉症スペクトラム指数（AQ-J）入手先
千葉大学文学部行動科学科心理学講座若林研究室
〒263-8522　千葉県千葉市稲毛区弥生町1-33
e-mail：akiow@L.chiba-u.ac.jp

I. 診察の仕方・診断評価法

3. 子どものための各種質問紙法の用い方
e. 抑うつ尺度

何がわかるか
- 抑うつ性障害の診断においては，現存する診断基準に準拠した児童精神科医による診断が不可欠であるが，①抑うつ性障害のスクリーニング，②診断の補助，③疾患の重症度，④症状の縦断的な評価，⑤治療への反応の評価，をする際には抑うつ尺度は非常に有益である．

実施法・検査の入手法
- 子どもの抑うつ症状に特化した尺度としては，Children Depression Rating Scale (CDRS), Children's Depression Inventory (CDI), Reynolds Adolescent Depression Scale (RADS), Depression Self-Rating Scale for Children (DSRS-C) などが知られている．
- わが国で妥当性・信頼性が検討されている尺度としては，DSRS-C, CDRS, CDI がある．

■ DSRS-C
- DSRS-C は，児童・青年期のうつ病の臨床症状および重症度を評価するために開発された半構造化面接尺度である．
- 17項目から成り，そのうち「学業低下」，「物事を楽しめない」，「社会的ひきこもり」，「睡眠障害」，「食欲障害」，「過度の疲労感」，「身体愁訴」，「いらいら感」，「過度の罪悪感」，「低い自己評価」，「憂うつ感」，「病的な思考」，「自殺念慮」，「過度に泣く」の14項目は被検者の回答に基づき面接者が評価する．
- 17項目のうち上記14項目を除いた3項目，すなわち，「憂うつな表情」，「活気のない話し方」，「自発性の低下」は，面接中の子どもの非言語的な特徴に基づき面接者が評価するものである．
- 得点範囲は1～5の項目が3項目で残りは1～7で採点を行

い，最低点17点最高点113点のあいだで評価する．

■ CDRS
- CDRSは，18項目から成る自記式の評価尺度である．「そんなことない（0点）」，「ときどきそうだ（1点）」，「いつもそうだ（2点）」の三件法を採用している．

■ CDI
- CDIは，27項目から成る自己式の評価尺度である．
- 回答に3つの選択肢が用意され0から2点でそれぞれの項目を評価する．

- DSRS-C，CDRS，CDIの入手に関しては，参考文献にて問い合わせ先を確認いただきたい．

得られた結果の理解の仕方
- CDRSでの最高点は36点で，抑うつ群とそうでない群のカットオフポイントは16点とされている．
- CDIにおける最高点は54点で，抑うつ群とそうでない群のカットオフポイントは30点とされている．

参考文献・推薦文献
- 村田豊久ほか．日本版CDIの妥当性と信頼性について．九州神経精神医学 1992；38：42-47．
- 村田豊久ほか．学校における子どものうつ病―Birlesonの小児期うつ病スケールからの検討．最新精神医学 1996；1（2）：131-138．
- 傳田健三ほか．Children's Depression Rating Scale-Revised (CDRS-R) 日本語版の信頼性および妥当性の検討．最新精神医学 2012；17（1）：51-58．

（齊藤卓弥）

3. 子どものための各種質問紙法の用い方
f. 不安尺度

- 子どもの不安を測定する自記式の質問紙には，伝統的な尺度と国際的な診断基準に対応し多次元的に評価する尺度がある[1]．
- 前者には，1956年にCastanedaらによって作成されたChildren's Form of Manifest Anxiety Scale (CMAS)，Spielbergerらによって1973年に作成されたState-Trait Anxiety Inventory for Children (STAIC) がある．
- 後者としては，Spenceによって作成されたSpence Children's Anxiety Scale (SCAS：スペンス児童用不安尺度) がある．

何がわかるか
- STAICの特徴は，「今の」不安である特性不安と，「ふだんの」不安である特性不安を測定できる点である．
- SCASは，DSM-IVの不安障害の診断基準をもとに，児童期の不安障害を分類・整理し，児童期の不安障害の症状を正確に査定する質問紙である[2]．

実施法・質問紙の入手法
- STAICの日本語版は曽我によって標準化されている[3]．
- SCASは，38項目から成る自記式質問紙であり，日本語版SCASの信頼性と妥当性は石川ら[4]，Ischikawa, Sato, & Sasagawa[5]によって確認されており，小学3年から中学3年までに適用することが可能である．
- 質問紙は，本項末尾にあげた文献[3-5]を参考にして入手するとよい．

得られた結果の理解の仕方
- SCASによって，不安の程度に加えて，分離不安障害，社交恐怖，強迫性障害，パニック障害および広場恐怖を伴うパニック障害，全般性不安障害・過剰不安障害，外傷に関する恐怖を

鑑別査定することが可能である．
- 診療場面では，不安の評価尺度だけではなく，自記式の抑うつ評価尺度である Depression Self-Rating Scale（DSRS）[6]や子どもの行動チェックリスト（Child Behavior Checklist：CBCL）[7]などを併せて行うのがよい．
- CBCL には，親による評定のほかに，教師評定（Teacher Report Form：TRF），子ども自身による自己評定（Youth Self-Report：YSR）がある．親は子どもの主観的な症状に気づきにくいこと，症状を訴えるための子どもの言語表現能力の発達の限界などから，親，子ども，教師の視点からの情報はそれぞれ重要だからである．

参考文献・推薦文献
1) 石川信一．児童青年の内在化障害における心理査定．心理臨床科学 2001；1：65-81．
2) Spence SH. A measure of anxiety symptoms among children. Behav Res Ther 1998；36：545-566.
3) 曽我祥子．日本語版 STAIC 標準化の研究．心理学研究 1983；54：215-221．
4) 石川信一ほか．日本語版 SCAS（スペンス児童用不安尺度）作成の試み．早稲田臨床心理学研究 2001；1：75-84．
5) Ishikawa S, et al. Anxiety disorder symptoms in Japanese children and adolescents. J Anxiety Disord 2009；23：104-111.
6) Birleson P. The validity of depressive disorder in childhood and the development of a self-rating scale：A reseach report. J Child Psychol Psychiatry 1981；22：73-88.
7) Achenbach TM. Integrative Guide for the 1991 CBCL/4-18, YSR, and TRF profiles. Vermont：Univ Vermont/Dept Psychiatry；1991.

（渡部京太）

3. 子どものための各種質問紙法の用い方
g. 解離尺度

- 児童思春期の解離尺度として臨床場面で用いられるのは，児童解離チェックリスト（Child Dissociative Checklist：CDC），青年解離体験尺度第2版（Adolescent Dissociative Experiences Scale II：A-DES-II）である．
- いずれの日本語版も臨床群とのカットオフ値は未決定である．

何がわかるか
- 解離症状の強度の測定
- 解離性障害のスクリーニング

実施法・質問紙の入手法
- CDC は Bernstein, Putnam[1] が開発した子どもの解離の評価尺度である．親あるいは養育者など，その子どもの養育にかかわる成人が子どもの行動について評定する．20項目の質問項目に対して，0：あてはまらない，1：少しあてはまる，2：よくあてはまる，の3段階で回答し，得点を合計する．日本語版は文献 2），3）で入手できる．
- A-DES-II は Armstrong, Putnam[4] によって開発された児童青年の解離の評価尺度である．健忘，没我体験，離人症や現実感喪失，被影響体験，不安定な同一性などに関する30項目の解離体験項目に対して，本人に 0＝「まったくない」から 10＝「いつも」までの11件式の尺度で回答させ，それらの平均を評価する．日本語版は参考文献 3）で入手できるほか，いくつかの版がある．

得られた結果の理解の仕方
- CDC は子どもの解離症状の評価に関して信頼性・妥当性が高く[5]，アメリカでのカットオフ・ポイントは12点，それ以上は解離性障害の疑いが強いとされている．アメリカの報告では特定不能の解離性障害（DDNOS）では 16.8 ± 4.2，解離性

同一性障害では24.5±5.2，健常群では2.3±2.3であった．
- この数値は解離体験の量的指標であり，数値だけで診断はできない．CDCが評価するのは健忘，没我体験，不安定な同一性などを含む子どもの行動であり，観察者の立場（親，養親，施設職員，教師など）によって数値にばらつきがあること，注意欠如・多動性障害（ADHD）など行動障害をもつ児童で高値となりやすいことなどに留意し，他の所見，要因も併せて診断する．
- A-DES-IIは信頼性・妥当性が高いとされ，アメリカでの解離性障害のカットオフ・ポイントは4点で，それ以上は病理的とされている[4]．CDCと同様に，この数値だけで診断はできず，他の所見と併せて診断する．また，精神病性障害でも高値をとりやすく，またインターネット上に公開されていて被検者にとって既知である可能性にも留意するべきである．

参考文献・推薦文献
1) Bernstein EM, Putnam FW. Development, reliability, and validity of a dissociation scale. J Nerv Ment Dis 1986；174：727-735.
2) 田中 究．子ども版解離評価表．金 吉晴（編），心的トラウマの理解とケア，第2版．東京：じほう；2006. pp321-323.
3) 中井久夫（訳）．解離―若年期における病理と治療．巻末付録II，III．東京：みすず書房；2001.
4) Armstrong J, et al. Development and validation of a measure of adolescent dissociation：The Adolescent Dissociative Experiences Scale (A-DES). J Nerv Ment Dis 1997；185：491-497.
5) Putnam FW, et al. Development, reliability, and validity of a child dissociation scale. Child Abuse Negl 1993；17：731-741.

〔田中　究〕

3. 子どものための各種質問紙法の用い方
h. ARMS 評価尺度

何がわかるか
- 評価尺度により ARMS (at risk mental state) の診断および精神症状の全般的評価が可能となる.

実施法・検査の入手法
- CAARMS (Comprehensive Assessment of at Risk Mental States:精神病のリスクを包括的に評価する半構造化面接評価尺度)[1]:「陽性症状」,「認知機能の変化」,「情動面の障害」,「陰性症状」,「行動の変化」,「運動／身体の変化」, および「全般的精神病理」の 7 項目のなかの複数の下位項目に 0〜6 のアンカーポイントの評価を行い, 包括的評価を行う. 上記の「陽性症状」の 4 つの下位項目の評価を行い, 急性精神病状態を除外したうえで ARMS 診断が行われる.
  a. 普通でない思考内容(妄想気分, させられ体験, 考想伝播など)
  b. 奇異でない(軽微であれば通常でもありうる)観念(疑念・被害念慮, 罪責念慮, 嫉妬念慮など)
  c. 知覚の障害(視覚, 聴覚, 嗅覚, 味覚, 触覚などの変化)
  d. 解体した会話(まとまりのない会話, 的外れの会話など)
- ARMS 選択基準により, ① 脆弱群(精神病遺伝負因あるいは統合失調型パーソナリティ＋機能低下), ② 閾値下精神病群(強度か頻度が閾値下の精神病症状＋機能低下), ③ 短期間欠性精神病症状群(中等度以上だが 1 週間以内に自然消退＋機能低下)に分類され, ① または ② または ③ で ARMS の診断を行う.
- CAARMS 日本語版は東北大学大学院医学研究科精神神経学分野から入手可能である.

得られた結果の理解の仕方

- ARMSの概念・考え方については,本書III.の「9.統合失調症／b. ARMS」(p.336) を参照されたい.また,ARMSの評価尺度にはCAARMSをもとに開発されたSIPS (Structured Interview for Prodromal Syndromes：前駆状態に対する構造化面接) などもある.さらに,SIPSの陽性症状項目から作成された前駆状態の自記式スクリーニング手法としてPRIME-Screenがある[2].

参考文献・推薦文献
1) Miyakoshi T, et al. Application of the Comprehensive Assessment of At-Risk Mental States (CAARMS) to the Japanese population：Reliability and validity of the Japanese version of the CAARMS. Early Interv Psychiatry 2009；3：123-130.
2) 小林啓之,水野雅文. 5. F2：早期精神病 (PRIME Screen, SIPS/SOPS, CAARMS), 臨床精神医学 2010：39 (増刊号)：183-190.

（新井　卓）

▶CAARMS 日本語版 入手先
東北大学大学院医学研究科精神神経学分野
〒980-8575　宮城県仙台市青葉区星陵町2-1
TEL 022-717-7262　FAX 022-717-7266

3. 子どものための各種質問紙法の用い方
i. PTSD 評価尺度

- 心的外傷後ストレス障害（post-traumatic stress disorder：PTSD）の診断基準では，①原因となる心的外傷体験への曝露，②その結果の症状出現，③社会生活上の機能障害が長期にわたり認められること，の3点が明記されている．したがって，これらを一つひとつ確認することが不可欠である．

何がわかるか
- 原因となるトラウマティック・ストレスへの曝露体験の有無．
- 上記の体験によって引き起こされた心的外傷関連症状の有無と頻度，強度．

評価尺度の種類と入手法など[1,2]
- 診断基準のすべてを網羅的に評価するためには，半構造化面接が最も信頼性が高いが，ここでは汎用性の高い自記式質問紙を紹介する．

① UCLA PTSD Index for DSM-IV（UPID）：Pynoosら著．日本語版は，明石・藤井・加藤訳．対象は7〜18歳．心的外傷体験に関する質問27，心的外傷症状に関する質問20．現在，高田・亀岡らによって信頼性・妥当性の検証作業が進められている．
 入手先：兵庫県こころのケアセンター第一研究室．

② 子ども用トラウマ症状チェックリスト（Trauma Symptom Checklist for Children：TSCC）：Briere著．日本語版は西澤ら訳．対象は8〜16歳．心的外傷症状に関する質問54．心的外傷体験に関する質問はない．標準化されている．
 入手先：金剛出版で購入可．

実施上の注意[3]
- 心的外傷体験後，自責感が強い場合や重篤な回避症状が存在す

る場合は，症状が表出されにくい場合がある．よって，評価の前には十分な心理教育を実施する必要がある．また，子どもが安心できる環境で，年齢に応じた方法で施行する必要がある．

参考文献・推薦文献
1) Foa E, et al. Effective Treatment for PTSD Practice Guideline from the International Society for Traumatic Stress Studies, 2nd edition. New York：Guilford Press；2006／飛鳥井望（監訳）．PTSD治療ガイドライン，第2版．東京：金剛出版；2013．
2) 亀岡智美ほか．子どものトラウマ診療ガイドライン．平成22年度厚生労働科学研究費補助金 成育疾患克服等次世代育成基盤研究事業（研究代表者 奥山眞紀子）「子どものトラウマへの標準的診療に関する研究」．2011．
   http://www.j-hits.org/child/index.html
3) 亀岡智美．子どものトラウマとアセスメント．Japanese Journal of Traumatic Stress 2012；10：131-137．

（亀岡智美）

▶**UCLA PTSD Index for DSM-IV 日本語版 入手先**
兵庫県立こころのケアセンター第一研究室
〒651-0073　兵庫県神戸市中央区脇浜海岸通1-3-2
TEL 078-200-3010　FAX 078-200-3026

▶**子ども用トラウマ症状チェックリスト日本語版 入手先**
金剛出版
〒112-0005　東京都文京区水道1-5-16
TEL 03-3815-6661　FAX 03-3818-6848

4. 医学的診断・評価法
a. 医学的診断・評価法の必要なとき,その選び方

これだけは心得ておきたいポイント

- 児童精神医学においても身体診察のもつ意味は大きい.
- 身体的虐待を見逃さない目的における身体診察の比重は重大である.
- 不登校などにおける「頭痛」,「腹痛」,「倦怠感」などの身体的不定愁訴を初めから心因性と決めつけてはいけない.
- 転換性障害・解離性障害が疑われるけいれん,意識障害,歩行障害,視覚障害,聴覚障害などにおいて,症状を真摯に受け止めることと過剰に身体症状に注目しないことの相反する行為をバランスよく行わなければならない.
- 多動,不注意,衝動性などの発達障害が疑われる症状においても鑑別診断が必要である.
- 摂食障害においては身体的管理が重要である.
- 薬物療法においては種々の検査によって副作用をチェックすること.

身体診察の際に注意すべきこと

身体診察の意義と留意点

- 身体診察では,必然的に子どもの身体に触れることになる.子どもが他人に自分の身体を触れさせることで,子どもと治療者の関係は明らかに変化する.上手な身体診察は安心感を醸成し,不安を取り除く一方法となりうるが,粗雑な診察は子どもの身体を緊張させ,余分な不安や恐怖を付け加えることになる[1].
- 身体診察では身長・体重の測定,小奇形,外傷や自傷行為の跡,頭髪や頭皮の異常などを観察し,虐待と思われる所見がないかを調べる.また神経学的診察も行う必要がある.

■身体的不定愁訴

- 不登校などにおける頭痛，腹痛，倦怠感などは，すでに小児科を受診して検査にて異常がなかった症例が多いが，小児科を経由せずに児童精神科を受診することもある．このような場合，器質的疾患を除外する必要がある．丁寧な問診と触診などの身体診察を行い，必要であれば血液検査，心電図，脳波，CTなどの検査を行う．
- 特に内分泌疾患における精神症状は多彩であり注意を要する．甲状腺機能障害，副腎皮質機能障害などを考慮する必要がある．

■転換性障害や解離性障害が疑われる場合

- けいれんについて鑑別としてあげられるのは，てんかん，髄膜炎，脳腫瘍，外傷，QT延長症候群等の循環器障害などである．意識障害では上記に加えて，無症候性脳炎，血糖値異常，CO_2ナルコーシスなどの呼吸不全，代謝性疾患などが考えられる．また，中毒や薬原性疾患の場合もある．誤診を防ぐうえで重要な点として，特徴的と呼ばれている病理現象に惑わされないことである．
- しかし，多くの検査をすることは症状へと患者の注意を集中させ，症状を固定しやすくさせてしまう場合がある．患者の病気であるという意識を強める可能性があり，なるべく必要最低限の検査にとどめる必要がある．

■不注意，多動，衝動性などの発達障害が疑われる場合

- 鑑別すべき器質疾患として，甲状腺機能亢進症，偽性副甲状腺機能低下症，てんかん，脳腫瘍，亜急性硬化性脳炎，副腎白質変性症などがあげられる．

■摂食障害の身体管理

- 低栄養，低カリウム血症，徐脈，低血圧，低血糖に気をつける必要がある．
- また再栄養症候群に注意しなければいけない．これは，極端な体重減少にある患者が急激に栄養補給される際に生じる低リン血症を主体とする病態であり，心不全，麻痺，けいれん，昏睡，横紋筋融解，肝機能不全，突然死などがある．

薬物療法における副作用チェック

- 向精神薬による薬物療法を行う場合は，服用を開始する前に血液検査と心電図検査をすることが望ましい．また，リチウムや抗てんかん薬などは血中濃度をモニターする必要がある．

参考文献・推薦文献
1) 青木省三，鈴木啓嗣．子どもの精神障害の診断．山崎晃資ほか（編）．現代児童青年精神医学，改訂第2版．大阪：永井書店；2012．pp22-33．

（飯田順三）

4. 医学的診断・評価法
b. 血液検査，尿検査，脳脊髄液検査

何がわかるか

■精神症状を引き起こす身体疾患（症状性〈器質性〉精神障害）の特定のため

児童精神科を初診した段階での臨床検査

- 児童・思春期精神科臨床の領域において，身体疾患の既往歴がなく身体所見にも乏しい場合には，臨床検査を行っても大きな意味をなさないことが多い．
- しかしながら，症状性（器質性）精神障害を疑わせるような既往歴，家族歴，現病歴，身体所見を認める場合には各疾患に応じた臨床検査を積極的に行う．

重度の行動変化や精神病のルチーンのスクリーニングにおいて

- 意識障害や思考・記憶障害，認知，情動，運動障害を伴う急性脳症候群の若年者は通常，小児科もしくは救急科で診られることが多いが，幻覚や非理性的行動がある場合には最初に精神科を受診する可能性もある．そのような場合には血算，生化学検査，尿検査，血液ガス検査や脳脊髄液検査を少なくとも行うべきである．

広汎性発達障害を併発しやすい症候群の特定のため

- 広汎性発達障害にはさまざまな遺伝疾患が合併することが知られている．病歴が非典型的かつ認知障害が予想より広範で形態異常や他の身体的特徴が存在する場合には，遺伝子検査を中心とした各疾患の原因検索を行う．

■精神症状により引き起こされる身体症状の把握のため

自殺企図

- 急性薬物中毒の場合には多量服薬した薬剤に合わせ臨床検査を行う．
- 血清生化学検査に的を絞って述べれば，アセトアミノフェンの

多量服薬の場合には肝機能検査が，アスピリンの場合にはアニオン・ギャップを測定する（アスピリンの過量服薬はアニオン・ギャップが増加する代謝性アシドーシスをきたす）ための血清電解質の検査が必要となる．

摂食障害
- 本疾患では低栄養や脱水などの合併症の状態を把握するため，過食・排出行動などの検討をつけるため，他疾患との鑑別をつけるために臨床検査を実施する．

その他
- 性虐待の既往がある場合や性的逸脱などの行動を伴う場合には，梅毒やヒト免疫不全ウイルス（human immunodeficiency virus：HIV）などの性感染症についてのスクリーニング検査を行うこともある．

薬剤投与前と投与中の身体機能の把握のため
- 向精神薬は比較的長期に薬剤を服用することが多いため，薬剤の種類にかかわらず，服用を開始する前に一般的な血液学的検査（血算，血液像，血清電解質，腎・肝機能検査など）をすることが望ましい．
- 抗てんかん薬や炭酸リチウムなど薬剤血中濃度の測定が必要な場合もある．

実施法・検査の入手法
- 上述した検査には血液検査，尿検査，脳脊髄液検査が該当する．
- 脳脊髄液検査などは，特に就学前の年少児においては鎮静が必要であることが多く，熟練した小児科医が行うことが推奨される．

得られた結果の理解の仕方
- 臨床検査の基準値は年代により異る．したがって，以下に示すような参考図書を参照しながらその値を評価する必要がある．

参考文献・推薦文献
- 田中敏章．新しい小児の臨床検査基準値ポケットガイド．東京：じほう；2009．
- 高橋幸利．特集けいれん，意識障害ハンドブック．意識障害の診療 意識障害における検体検査の選択と実施上の注意点．小児内科

2003；35：234-236.
- Hendern RI, XiaoYan He. Laboratory and diagnostic testing. In：Wiener JM, Dulcan MK (eds). Textbook of Child and Adolescent Psychiatry, 3rd edition. Arlington：American Psychiatric Publishing；2003. pp183-191.

（岩垂喜貴）

I. 診察の仕方・診断評価法

4. 医学的診断・評価法
C. 心電図

何がわかるか
- 不整脈，心房肥大や心室肥大など器質的異常の鑑別．
- 薬物療法における投与前後の評価．

実施法
- 標準肢誘導と単極肢誘導の6誘導（前額面より得られる情報）と，胸部誘導の6つの単極誘導（水平面より得られる情報）を実施する．
- 小児では右側胸部誘導の情報が重要なので，可能であればV3RとV4Rを加え，胸部8誘導を記録する．

得られた結果の理解の仕方
- 小児の心電図所見は，発育の影響を大きく受けるため，心拍数，電気軸，肥大所見など，発育段階を考慮して，判読することが重要である．
- 薬物療法開始前に，以下の患者は心電図を実施すべきである．
  ① 心臓疾患の既往をもつ患者や，不整脈，高血圧など心臓に高い危険性をもつ患者．
  ② これまで失神したことがあるか，突然死の家族歴はあるか，延長QT症候群（long QT syndrome）を指摘されたことはあるか尋ね，いずれかにあてはまる場合．
- 基礎疾患のない場合でも，以下の薬物は，心臓に危険を与える可能性があるため，心電図を実施する．
  ① 抗うつ薬：三環系抗うつ薬は，表1のような副作用が出現しやすいため，投与前および投与中に，心電図を実施し，その変化を確認する．
  ② 抗精神病薬：抗精神病薬では，ドパミン（D2）受容体，ムスカリン性アセチルコリン受容体，アドレナリン（α1）受容体，ヒスタミン（H$_1$）受容体が遮断された結果として，

4. 医学的診断・評価法／C. 心電図

表1 三環系抗うつ薬の副作用

1. ムスカリン性アセチルコリン受容体遮断作用による頻脈
   （心伝導障害のある患者への投与には，特に注意が必要）
2. アドレナリン（α1）受容体遮断作用による起立性低血圧やめまい
3. 過量投与時には，心毒性の危険性から，致死的となる場合もあるため，直ちに心電図を確認する

　さまざまな副作用が生じるが，心循環系に対する副作用としては，心電図異常（特にQT延長[*1]）が重要である．QT延長が顕著になると，臨床的には期外収縮が頻発し，さらに多型性心室頻拍（torsade de pointes）[*2]から心室細動に至り，突然死の誘引となる．安全に薬物治療を継続するためには，定期的に心電図を実施し，QT延長の出現がみられた場合には，迅速かつ適切に対応することが必要である．QT延長をきたす可能性がある抗精神病薬は，フェノチアジン系，ブチロフェノン系などである[*3]．

③ αアドレナリン作動薬（α-adrenergic agents）：クロニジン（カタプレス®）は，交感神経抑制作用をもち，徐脈や血圧低下をきたす可能性があり，可能であれば投与前後の心電図を実施することが望ましい．

- 拒食症の場合，体重減少に伴い，徐脈，不整脈をきたすことがあり，治療経過で定期的な心電図実施が必要である．

参考文献・推薦文献
- 岩本真理．QT延長症候群と単なるQT延長．小児内科 2008；6：984-987．
- 山口 登ほか（編）．こころの治療薬ハンドブック，第6版．東京：星和書店；2010．pp245-249．

（小平かやの）

[*1] QT延長とは，補正式により心拍数補正したQTc（Bazettの補正式 $QTc = QT/RR^{1/2}$ を基本として算出）が0.46秒以上の場合を延長と判定する．

[*2] 多型性心室頻拍（torsade de pointes）とは，QRSの極性と振幅が心拍ごとに変化して当電位線を軸にしてねじれるような特徴的な波形を呈する心室頻拍である．

[*3] 検診などで発見される単なるQT延長例で，通常は無症状な場合にも，QT延長作用のある抗精神病薬などを投与した場合，QT延長の誘因となり，QT延長に伴う致死性不整脈（torsade de pointes）の発作を呈する可能性があるため，投与中止を検討するべきである．

4. 医学的診断・評価法
d. 脳波検査

何がわかるか

- 脳波検査は背景活動と突発性（てんかん性）異常活動を評価する．
- 脳波の背景活動は知的障害や広汎性発達障害（PDD），注意欠如・多動性障害（ADHD）における脳機能異常を反映することがある．
- PDD，ADHDではてんかんや脳波異常の合併が多い．
- てんかんや代謝異常症，変性疾患などによって認知機能の異常をきたすことがあり，発達障害との鑑別が必要となる．

実施法

- 国際脳波学会連合標準電極配置法（ten-twenty electrode system）に従って電極を配置し，頭皮上の各部位の電位を測定する基準電極導出法と，頭皮上の2つの電極を組み合わせて脳波活動の局在性を検討する双極導出法で記録する．
- 安静覚醒時記録と賦活（光刺激，過呼吸，睡眠）記録を行う．

得られた結果の理解の仕方

■背景活動

生理的変化

- 背景活動は優勢な周波数と振幅，徐波成分の混入，左右半球間の同期性，空間的構成，外的刺激に対する反応性について評価する．年齢によって優勢な周波数と振幅，空間的構成（基礎活動）が変化することが小児の特徴である．
- 安静覚醒閉眼状態での記録では，基礎活動は後頭部優位に認められる．1歳頃で6〜8 Hz，5歳頃で7〜9 Hz，10歳頃に成人の8〜12 Hzに達する．混入する徐波の振幅，比率は年齢によって変化する．
- 覚醒安静時の基礎活動について，コンピュータ解析を用いて優

勢な周波数と振幅のスペクトル分析，時間的空間的関連性などを数量化し，評価することがある．

背景活動の異常

- α波など生理的波形の消失，徐波成分の増加，振幅変化，左右非同期，空間的構成の変化など，脳機能障害の程度と範囲に対応した異常を示す．
- 脳炎・脳症などに伴う意識障害では，急性期には高振幅δ波など徐波成分が広汎性または焦点性に出現し，生理的なα波は減少，消失する．律動性や刺激に対する反応性も乏しく，その程度は病勢を反映する．

突発性異常波

- 突発性異常波は軽睡眠期以降に出現しやすいため，覚醒と睡眠記録が必要である．光刺激賦活は光過敏性てんかん波の検出，過呼吸賦活は欠神発作の誘発が認められる．
- 突発性異常波に疾患特異性はないが，小児欠神てんかんにおける3Hz棘徐波複合など，発作型やてんかん症候群に特有の波形を認めることがある．

発達障害と脳波[1,2]

知的障害

- 知的障害は多様な原因によって起こるため，診断特異的な脳波所見はない．
- 素因性の知的障害では全体的な徐波傾向，後頭部α波の周波数が遅いなど，脳機能の未熟性を伺わせる所見を認めることがある．

広汎性発達障害（PDD）[3,4]

- 知的障害を合併することが多く，背景活動異常を認めた場合，自閉性障害に基づくものか，合併する知的障害と関連するものか，判断は難しい．
- 視察的にα波の減少，θ波の増加が指摘されている．コンピュータ解析による機能異常の報告がある．
- てんかんの合併は高率（13～40％）であり，てんかん発作を認めない例でも13～18％にてんかん性異常波を認める．

注意欠如・多動性障害（ADHD）[5,6]

- 背景活動の異常は，視察的にはθ波，δ波の増加が前頭部ある

いは後頭部にみられることがあり，中枢神経系の未熟性が示唆されている．
- コンピュータ解析によって，皮質活動の低下が示唆されており，正常対照との比較でADHDを高い感度と特異度で診断できるとする報告もある．
- てんかんの合併頻度，てんかん性異常波の合併頻度は報告によって異なるが，Roland発射の合併頻度は健常児と比較して有意に高率とする報告が多い．

鑑別診断としての脳波検査[7,8]
- てんかんの基礎疾患，治療薬剤，けいれん発作の影響，脳波異常など，多様な要因によって神経心理学的問題が引き起こされる．二次性に不注意などのADHD類似の症候を呈し，治療調整によってそれらの症候が消失することもある．
- 小児欠神てんかんや小児良性部分てんかんなどの特発性てんかんにおいて，てんかん性脳波異常の推移と認知障害，精神疾患との関連が注目されている．

参考文献・推薦文献
1) 齊藤万比古, 岩垂喜貴. 児童・思春期の精神障害治療における臨床検査. 精神治療学 2008；23：81-88.
2) 小林勝弘ほか. 小児脳波—最近の話題 (2) 小児の行動発達と脳波. 臨床脳波 2007；49：373-377.
3) Coben R, et al. EEG power and coherence in autistic spectrum disorder. Clin Neurophysiol 2008；119：1002-1009.
4) Hara H. Autism and epilepsy：A retrospective follow-up study. Brain Dev 2007；29：486-490.
5) Barry RJ, et al. A review of electrophysiology in attention-deficit/hyperactivity disorder：I. Qualitative and quantitative electroencephalography. Clin Neurophysiol 2003；114：171-183.
6) Dunn DW, et al. ADHD and epilepsy in childhood. Dev Med Child Neurol 2003；45：50-54.
7) Caplan R, et al. Childhood absence epilepsy：Behavioral, cognitive, and linguistic comorbidities. Epilepsia 2008；49：1838-1846.
8) Holtmann M, et al. Rolandic spikes increase impulsivity in ADHD：A neuropsychological pilot study. Brain Dev 2006；28：633-640.

〈林　北見〉

4. 医学的診断・評価法
e. 事象関連電位

- 頭皮上につけた電極から脳細胞が行う電気活動を記録したものが脳波であるが,ある事象に反応して生じる一過性の非常に微弱な電気活動が事象関連電位(event-related potential:ERP)[1]である.
- ERPは,注意,記憶といった認知過程に対応する脳活動を反映するといわれ,認知機能の客観的指標となる可能性があると考えられている.さまざまな成分が知られているが,P300やmismatch negativity(MMN)は生理学的意義が比較的単純に解釈できるため,臨床応用がさかんな成分である.

何がわかるか

- P300は,認知の最終段階に関係しているとされる.
- MMNは,意識野以外の変化をすばやく検出する自動処理に関連すると考えられている.
- 統合失調症では早期からP300の振幅の低下[2]がみられ,ハイリスク群でも同様の可能性がある.
- 初回エピソード統合失調症ではMMNの異常はなく,進行性に振幅が低下するといわれる[2].
- 児童期の注意欠如・多動性障害(ADHD)において,P300の潜時の延長や振幅の低下がみられる[3](図1).
- 児童期のADHDにおいて,MMNの振幅の低下[3]がいわれ,多動・衝動性の重症度との相関も報告されている.

実施法

- 脳波と同様に国際10-20法に基づいて電極を配置し,誘発電位測定指針に従ってERPの測定が行われる.視覚性刺激も用いられるが,多くの場合は聴覚性刺激によって行われ,P300はオッドボール課題を用いて測定される.MMNには無視条件

I. 診察の仕方・診断評価法

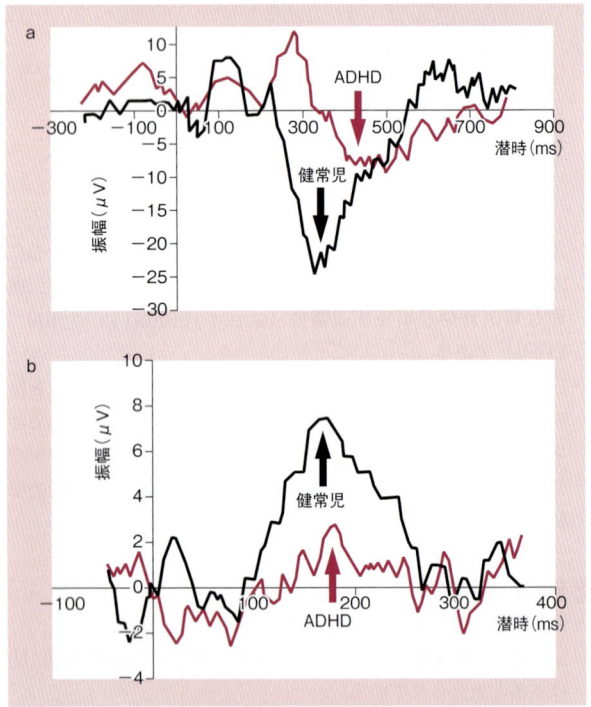

図1 健常児および児童期ADHDのP300（a）とMMN（b）

下のオッドボール課題が用いられる．
- 被検者にとってできるだけ生理的に自然な条件下で行う必要があり，室温，湿度，室内の広さなどに配慮し，防音，無響，光量調整の可能な部屋で行うべきである．また，課題を行うという特性上，被検者には疲労が伴う．疲労度に配慮し，リラックスでき，被検者の協力を十分に得られる環境を整えることに留意すべきである．

得られた結果の理解の仕方
- P300は頂点潜時を300〜400 msにもつ陽性電位であり，MMNは頂点潜時を100〜200 msにもつ陰性電位である．それぞれの波形の潜時や振幅に注目し，潜時の延長や振幅の低

下などの異常所見の有無を検討する.
- P300の異常は「認知機能の何らかの障害がある」ことを意味し,MMNの異常は「先行刺激を手がかりとする自動的かつ前認知的な処理機能における障害がある」ことを意味する.
- ERPのみでは統合失調症やADHDなどの診断の根拠とまではならない.臨床症状を診断根拠の中心におき,ERPを診断の補助またはstate markerと位置づけることが臨床上望まれる.

参考文献・推薦文献
1) 丹羽真一,鶴 紀子(編).事象関連電位.東京:新興医学出版社;1997.
2) 高野洋輔ほか.初回エピソード統合失調症の画像・神経生理.水野雅文(編).専門医のための精神科臨床リェミエール5 統合失調症の早期診断と早期介入.東京:中山書店;2009. pp128-137.
3) 飯田順三ほか.脳波および事象関連電位.齊藤万比古,渡部京太(編).第3版 注意欠如・多動性障害-ADHD-の診断・治療ガイドライン.東京:じほう;2008. pp68-72.

(太田豊作)

4. 医学的診断・評価法
f. 脳画像検査

何がわかるか

- 脳画像検査を児童・思春期疾患の多数例に用い，その脳形態や機能状態を研究することは，精神障害の病態理解に関しては重要であり，臨床的にも示唆に富むものが多い．
- たとえば，注意欠如・多動性障害（ADHD）の脳構造画像による研究では，まず大脳容量の微細な減少が報告されており，また左右大脳を連絡する脳梁の異常が指摘されている．局所性の異常に関しては，右側前頭葉と尾状核の容量の減少が指摘されている．これらの異常は，ADHD の中核症状は反応抑制の障害であるという神経心理学的な研究と融合され，ADHD の脳機能異常は，前頭葉―線条体回路（特に右側）の異常であるという説が有力となっている．
- また，ADHD の脳賦活検査では，運動反応の抑制を行う際に線条体と帯状回を中心とした前頭葉内側部の活動の低下が示唆されている．すなわち，線条体―前頭葉内側部システムが正常に活動しないことにより，反応の抑制ができないと考えられている．そして，この部位の活動の異常が，ADHD のケースに認められる多動や衝動性の亢進と関連している可能性が想定されている．
- なお，ADHD の脳血流検査では，一定の結果がでているとはいいがたい状況である．近年は，糖代謝の計測や分子イメージングを用いた検討が行われており，成人 ADHD で，前頭葉のグルコース代謝が低下していること，左前頭葉にドパミン代謝異常が認められること，また児童では中脳のドパミン代謝に異常がみられることなどが報告されている．

実施法・検査の種類

- 脳画像検査には，脳の構造ないしは形態の異常を検出するため

の構造画像検査と脳の活動状態や機能を検討する脳機能画像検査がある.
- 構造画像検査には, 従来からのCTやMRI (magnetic resonance imaging) がまず含まれる.
- 機能画像検査は, 脳の静止時 (課題負荷をかけていない状態) の脳の状態を検討するものと, 何らかの運動ないしは認知課題を施行中の脳活動の変化を測定する賦活脳機能検査 (たとえば, functional MRI) がある.
- 静止時の脳血流状態を測定するものとしては, SPECT (single photon emission computed tomography) があり, 静止時の脳グルコース代謝を測定するものとしてFDG-PET (positron emission tomography) 検査がある.
- 賦活脳機能検査としては, PETを用いた賦活検査も使用されるが, 最近ではMRIを用いた機能的磁気共鳴画像 (functional MRI : fMRI) がさかんである. また, PETやSPECTにより, ドパミン系やセロトニン系のリガンドを用い, それらの受容体結合能を計測できる分子イメージングもしばしば行われている.

得られた結果の解釈

- 以上述べたように, ADHDでは, 脳画像検査によって明らかになりつつある微細な脳構造の変化や機能異常が存在する. しかし, これらの所見は, クリニックや病院で行われる通常のCTやMRI検査 (視察法) ではとらえられない. すなわち, ルーチンのCTやMRI画像では, ADHD例と健常例を分離することは不可能であり, ADHDのケース個人々々の評価や治療にとって診断的に有用ではない. これは, ADHD以外の児童・思春期精神障害例でも同じである.
- グループ間の詳細な定量的検討によってのみ, 児童・思春期精神障害例の脳形態異常や機能異常はとらえられるのであり, 個々のケースの形態異常や脳血流状態を1回の臨床検査で識別することは今のところ困難である. 児童・思春期精神障害の診断のゴールデンスタンダードは, なおも臨床症状と病歴である.
- MRIなどの定量的計測法の進歩により, 上述の微細な脳構造の変化や機能異常が外来で迅速に画像化される時代が到来する

かもしれない．この場合には，脳画像検査が直接的に診断の一助になる可能性はある．
- PETやSPECTを使用した検討は，微量ではあるが放射性同位元素を用いるため，児童・思春期例に適応する場合には慎重を要する．
- 以上のような問題があるが，児童・思春期精神障害例では，脳形態の発達異常がみられるケースも存在する．またCTやMRIにより明らかな脳の病気（脳腫瘍など）や脳構造の異常（奇形など）がないことを確認することは重要である．
- 臨床的に特にMRIやSPECT，PETを撮像することが勧められる場合は，以下の通りである．すなわち，
  ① 重篤な神経学的異常を合併している場合．
  ② 遺伝子疾患が疑われる場合．
  ③ 児童・思春期精神障害に合併して，通常では認めない他の精神症状や精神病様症状がある場合．
  ④ 症状が典型的でなく，通常の治療にほとんど反応しない場合．
- 以上の場合には，個々の例に関してもMRIをはじめとした脳画像を撮像することが必要であろう．脳画像による研究は，児童・思春期精神障害の症状の発現にとってキーとなる脳機能異常部位を見出し，その病態を正確に理解するうえでは重要と考えられる．
- また，脳画像による所見は，特定の児童・思春期精神障害がある種の生物学的な異常を表現した病態（biological entity）であるという側面を，家族や教育者に知らせるという意味でも重要と考えられる．

参考文献・推薦文献
- Schulz KP, et al. Brain activation gradients in ventrolateral prefrontal cortex related to persistence of ADHD in adolescent boys. J Am Acad Child Adolesc Psychiatry 2005；44：47-54.
- Durston S, et al. Differential patterns of striatal activation in young children with and without ADHD. Biol Psychiatry 2003；53：871-878.
- 加藤元一郎．神経心理学からみたADHDの不注意症状について．児童青年精神医学とその近接領域 2010；51(2)：94-104.

〈加藤元一郎〉

5. 心理テスト
a. 心理テストの必要なとき，その選び方

これだけは心得ておきたいポイント

- 子どもに用いられる心理テストは，知的能力を含めた認知発達・認知機能に関するもの，情緒的な機能や性格特性と葛藤の性質などを評価するもの，現在の適応的機能を評価するものに大別される．
- 心理テストは，子どもの精神的問題・症状をアセスメントする方法として，それぞれのツールにより，「客観的な」あるいは「治療に有用な」情報を得ることができる．
- 心理テストは，① 疾患や障害の分類や診断のための情報，② 回復のプロセスと介入の方法およびその効果を評価するための情報，③ 個々の子どもの問題・症状に応じた治療プログラムを作成するためにあるといえる．

子どもに用いられる心理テスト

発達検査

- 子どもの精神的発達を評価する方法として，子どもに特定の課題を与え，その通過を直接観察する新版K式発達検査は，乳児期から思春期前期まで利用できることから，医療だけでなく児童相談所や療育の現場で用いられている．
- 両親など主たる養育者から子どもの日常生活を聴取し，実際の検査も併せて実施する遠城寺式発達検査は，保健所でのスクーリングなどにも使用されている．ただし，標準化の年代が古いため「排尿の自立」などに大きなギャップが生じており，基準の再検討と国際比較可能な発達検査が現在求められている．

知的能力検査

- 知的評価はそれ単独で行われるものではなく，パーソナリティ全体の評価として実施されるべきである．たとえばWechsler児童用知能検査（WISC）の下位項目得点パターンや「強みや

脆弱性」は，学習障害児の特性理解や支援に役立つものであるし，極低出生体重児に認められる下位項目の特徴で，必要とされる支援を見立てることができる．
- 脆弱な領域を，強みの領域を用いて対処行動を援助する個別指導計画を作成する際の基本的検査となる．

■情緒的機能や性格検査
質問紙法
- 子どもに使用される質問紙は，子ども本人が記述するものもあるが，保護者が評価するものが多い．子どもの性格や学校・家庭・社会生活での適応状態などが評価されるが，YG性格検査は子ども自身の自己イメージが，親子関係診断テストは，子どもからみた保護者像（親自身の自己評価と一致していることは少ない）が診断される．
- 実証的に作られたCBCLなどのチェックリストや評価尺度が「社会情緒的な機能」のアセスメントに使用されることが多いのに対して，質問紙の心理テストは，子どもにある程度意識化されている面が把握される．

投影法
- 投影法の「刺激」，「課題」は曖昧で多義的・未分化なものであることから，被検者のニーズ，興味，葛藤，対処様式やパーソナリティ構造が推測できるとされている．
- 子どもは何らかの問題や症状を呈していても，その原因を自覚したり自分自身が感じていることを言葉で訴えることが困難な場合が多い．そのため子どもの心理テストにおいては，投影法のもつ意味は大きい．
- 子どもにとって描画法はなじみやすいテストであるし，絵画統覚法（TAT，CAT）は「お話づくり」の好きな子どもには導入しやすいテストである．
- Rorschachテストは，近年子どもへの施行も増え，パーソナリティ，情緒や対象行動に関する情報だけでなく，知覚や認知機能について知ることもでき，自閉症スペクトラム障害の外界認知の特性なども報告されるようになっている．

■テストバッテリー
- 心理テストは，子どもの問題や症状の特異性を見立てた後，テ

ストバッテリーを組む.
- テストの選択は,「問題」や子どもの年齢,発達水準,心理テストの妥当性・有用性を考慮しながら,それぞれの心理テストの特性を組み合わせることで,実施される.

参考文献・推薦文献
- 松本真理子,金子一史.子供の臨床心理アセスメント.東京:金剛出版;2011.
- 沼 初枝.臨床心理アセスメントの基礎.京都:ナカニシヤ出版;2009.
- 十束支朗,生地 新,森岡由起子.あたらしい精神保健.東京:医学出版社;2004.

(森岡由起子)

5. 心理テスト
b. 新版 K 式発達検査 2001

- 「新版 K 式発達検査 2001」は，1980 年に京都国際社会福祉センターによって公刊された「新版 K 式発達検査」の改訂版である．この検査の原型は，1951 年に生澤雅夫らによって作成された「K 式乳幼児発達検査」で，当時は，京都市の児童相談所内で障害の診断の資料を提供するために用いられていた．
- その後，標準化され乳幼児期の発達の状態全般を把握する検査へと発展した．

何がわかるか

- 発達状態および遅れの有無を，発達年齢，発達指数（developmental quotient：DQ）によって定量的に測定する．なお，発達指数は（発達年齢／生活年齢）×100 の数式によって算出される．
- 姿勢・運動，認知・適応，言語・社会の 3 領域間の発達の状態，個人内の発達の特徴やばらつきを発達プロフィールで把握する．
- 発達年齢，発達指数と発達プロフィールによって養育・保育や療育の方針を策定するのに役立つ．
- 2001 年版では，施行可能年齢が新生児から成人まで拡大し，発達経過を縦断的に把握できる．

実施法─他の発達検査との比較

- 乳幼児期の主な発達検査としては，「新版 K 式発達検査 2001」のほかには，乳幼児精神発達診断法（津守・稲毛〈編〉：0〜3 歳用，津守・磯部〈編〉：3〜7 歳用），遠城寺式乳幼児分析的発達検査法（4 歳 7 か月まで）がある．

津守式乳幼児精神発達検査

- 津守式乳幼児精神発達検査は，家庭と集団場面で観察された各

年代の子どもの特徴的な行動が質問項目として提示され，それらの行動の有無を主な養育者から聞き取ることによって評価する質問紙検査である．生育歴の問診などと併用して比較的簡便に施行できる．
- 結果は運動・探索・社会・生活習慣・言語の5領域の得点と総得点を，発達輪郭表にあてはめることによって発達状態を把握する．発達指数の算出はできない．
- 本検査は，千葉テストセンター等にて入手できる．

遠城寺式乳幼児分析的発達検査
- 遠城寺式乳幼児分析的発達検査は，主として検査者が子どもの行動を直接観察して評価する．運動・社会性・言語の3分野から質問項目が構成され，移動運動・手の運動，基本的習慣・対人関係，発語・言語理解の6領域ごとに，各年齢における指標行動が発達順に記載された発達評価表を用いて，それらの指標行動の合格・不合格を判定し，通過項目総数によって発達状況を評価する．
- 項目数が比較的少なく短時間で施行でき，各領域の発達状況をプロフィールによって一覧できるのが特徴である．
- 本検査は，千葉テストセンター等にて入手できる．

新版 K 式発達検査 2001 の特徴
- 新版 K 式発達検査 2001 は，前述の2つの発達検査と比較すると次のような特徴をもっている．
  ① 検査項目はすべて検査者が子どもに直接施行するため，発達年齢や発達指数という量的な結果とともに，検査実施時の行動観察によって発達状況を質的に把握できる．
  ② 異なる年齢級に同一の課題を用いる検査項目によって，子どもの行動の発達状態を順序性のある連続的な情報として把握することができる．
  ③ 新生児から成人まで検査年齢が拡大されたため，乳幼児期以降においても継続して使用でき，発達的経過を同一の検査法によって把握できる．
- 本検査は，京都国際社会福祉センターにて入手できる．

得られた結果の理解の仕方
- 結果を記入する検査用紙は生活年齢によって6枚（第1葉〜

第6葉）ある．姿勢・運動，認知・適応，言語・社会の3つの領域に分けられ，発達順に配列された質問項目の通過・不通過がこの用紙上に記載される．

- この検査結果は以下のように整理され，発達の状態が分析される．
  ① それぞれの領域ごとの合計得点から，その領域の発達年齢と発達指数が換算される．
  ② 各領域の得点を合計して，全領域の発達年齢と発達指数が換算される．
  ③ 各項目の通過・不通過によって検査用紙に区切り線を記入でき，その線をつなぐことによって各領域のプロフィールを描くことができる．そのことによって各領域の発達状態と個人内能力差を検査用紙上で視覚的に把握することができる．

参考文献・推薦文献
- 中瀬 惇，西尾 博．新版K式発達検査反応実例集．京都：ナカニシヤ出版；2001．

（中田洋二郎）

▶津守式乳幼児精神発達検査，および遠城寺式乳幼児分析的発達検査 入手先

千葉テストセンター
〒167-0022　東京都杉並区下井草 4-20-18
TEL 03-3399-0194　FAX 03-3399-7028

▶新版K式発達検査2001 入手先

京都国際社会福祉センター
〒612-8027　京都府京都市伏見区桃山町本多上野84
TEL 075-612-1506　FAX 075-621-8264

5. 心理テスト
c. 知能検査—田中ビネー知能検査 Ⅴと日本版 WISC-Ⅳ 知能検査

何がわかるか
- 現在，使用されている主な個別知能検査は Binet 法と Wechsler 法に基づいている．
- Binet 法は，知的な精神活動は一定の方向に持続される**方向性**，目的を達成しようとする**目的性**，自分の反応を適切に調整する**自己批判性**の３つの側面があり，それらの側面の働きを一般的知能として把握する知能検査法である．
- Wechsler 法は，知的な精神活動を分析的にとらえることを目的とし，初期には言語的因子群と動作的因子群を仮定し，現在では最近の知能理論による多因子群によって知能構造を把握しようとする知能検査法である．
- これら２つの知能検査法はどちらも，適用対象の拡大，検査内容の精緻化，時代や社会変化による影響の修正のために，これまでに数度の改訂を行ってきている．そして Binet 法の最新の検査が田中ビネー知能検査 Ⅴ（Tanaka-Binet test-Ⅴ）であり，Wechsler 法のそれが日本版 WISC-Ⅳ 知能検査（Wechsler Intelligence Scale for Children-Ⅳ：WISC-Ⅳ）である．

田中ビネー知能検査 Ⅴ

実施法
使用目的
- 田中ビネー知能検査 Ⅴ は 2003 年に改訂を行い発刊された．適用年齢は２歳０か月〜成人であり，それらの個人の発達状況と知能水準を明らかとし，知的障害の診断や学習の指導に役立たせるために行う．

■実施方法

- 検査項目は1歳～13歳の問題と成人の問題が年齢ごとに用意されており、被検者の年齢に相当する問題から開始し、もしその年齢の問題に合格しない場合は、全問正解の年齢（基底年齢）まで繰り下がって実施し、全問不合格の年齢（上限年齢）まで遡って実施する。
- 本検査は、千葉テストセンター、田研出版などで入手できる。

■得られた結果の理解の仕方

- 13歳までは基底年齢に合格項目数（月数）を加算して精神年齢（mental age：MA）とし、それを生活年齢（chronological age：CA）で除して知能指数（intelligence quotient：IQ）を算出する。14歳以上を対象とした場合、精神年齢は原則として算出せず、生活年齢に応じた換算表を用いて偏差知能指数（deviation IQ：DIQ）を算出する。
- 上記の指数によって、被検者の知能水準を判定する。また以下のような点からも被検者の知能の状態に関する情報を得ることができる。
  ① 基底年齢と上限年齢の幅や不合格問題の内容を分析し、被検者の知的発達や能力の特徴を検討する。
  ② 成人の知能は**結晶性領域・流動性領域・記憶領域・論理推理領域**の4領域に分類され、領域別DIQと総合DIQ、またそのプロフィールによって知能の特徴を把握することができる。

日本版 WISC-IV 知能検査

■実施法

■特徴および使用目的

- WISC-IVは、これまでの言語性IQと動作性IQを廃止し、最新の知能理論から**結晶性能力・知識、短期記憶、流動性能力・推理、視空間能力、処理速度**の5因子に応じた検査項目を採用し、知能全体の把握とともに知能構造の特徴をより緻密に把握することを目的としている。
- 5歳0か月～16歳11か月の子どもを対象とし、それ以下また以上の年齢を対象としてWechsler法知能検査としては、

Wechsler Preschool and Primary Scale of Intelligence (WPPSI) と Wechsler 成人用知能検査 3 版（WAIS-III）がある．

■実施方法

- 検査項目は**言語理解指標**（verbal comprehension index：VCI）に属する類似・単語・理解・知識・語の推理，**ワーキングメモリー指標**（working memory index：WMI）に属する数唱・語音整列・算数，**知覚推理指標**（perceptual reasoning index：PRI）に属する積み木模様・絵の概念・行列推理・絵の完成，**処理速度指標**（processing speed index：PSI）に属する符号・記号探し・絵の抹消の 15 項目がある．
- なお，**全検査 IQ**（full scale intelligence quotient：FSIQ）や 4 つの指標得点を算出する際には，絵の完成・絵の抹消・知識・算数・語の推理の 5 つの下位検査項目を除く 10 項目を用いる．通常はこの 10 の検査項目を実施し全項目を実施する必要はない．
- 本検査は，日本文化科学社にて入手できる．

■得られた結果の理解の仕方

- 検査結果は，各検査の得点（素点）から年齢ごとに標準化された評価点を求め，その得点の加算得点から各指標得点と全検査 IQ を換算する．これらの数値によって被検者の知能水準が判断でき，また各検査の評価点と各指標得点のプロフィールによる視覚的情報，各得点相互の差を有意水準にしたがって比較し，被検者の弱い点と得意な点など知能の特徴が把握できる．
- 検査結果および検査用具は心理検査を行う専門家によって慎重に扱われることが求められる．

（中田洋二郎）

▶田中ビネー知能検査Ⅴ入手先
千葉テストセンター
〒167-0022　東京都杉並区下井草 4-20-18
TEL 03-3399-0194　FAX 03-3399-7028
田研出版
〒170-0004　東京都豊島区大塚 3-1-2 三恵大塚ビル

TEL 03-3915-1771

▶**日本版 WISC-IV 知能検査入手先**
日本文化科学社
〒113-0021　東京都文京区本駒込 6-15-17
TEL 03-3946-3134

5. 心理テスト
d. 描画テスト

- 描画テストは，検査者が被検者に対して，一定の教示のもとに絵を描かせて，絵を描いている時や検査後の被検者の語りも参照しながら，その絵を分析することで，その人（子ども）の心理状態やパーソナリティや世界観などを理解しようとする検査法である．心理テストの分類としては，投影法として位置づけられる．
- 一方，描画テストは，検査法であると同時に，描画が検査者と被検査者のあいだの情緒的交流を媒介する治療手段にもなりうる．描画テストの技法は，ここにあげたもの以外にも多数存在する．

樹木画テスト

何がわかるか
- 1本の木の絵を描かせることで，その人の自分自身や自分の人生についてのイメージ，パーソナリティの特徴などを，理解しようとする方法である．
- バウムテスト（Koch K）は，樹木画テストの一種で，「実のなる木」を描かせる点が特徴で，使用頻度の高い検査である．

実施方法
- 通常A4の白いケント紙とHBの鉛筆を2〜3本と消しゴムを用意して，絵の上手下手をみるものではないこと，写生ではなく自分の思ったように描くこと，ていねいに描くことなどを被検者に伝えたうえで，「木を一本描いて下さい」（バウムテストなら「実のなる木を一本描いて下さい」）と教示して，描かせる．

樹木画の理解の仕方
- 樹木画の評価・分析の仕方として，描かれた樹木画の全体的印

象に基づく全体的評価と，用紙上の木の位置，樹冠，幹の形，枝，葉，実，根の有無や形，線の性質などに基づく形式分析と，描かれた内容に基づく分析とがある．
- 上記のような絵そのものの分析に加えて，その人と検査者の関係のあり方，その人の主訴，描画中や描画後の語りの内容なども勘案して，総合的に検査者なりの理解や解釈が生まれることになる．
- こうした理解の仕方は，多くの描画テストに共通しており，純粋に客観的なものではなく，多分に間主観的なものである．

人物画テスト（DAM，DAP）

何がわかるか
- 人は描く人物画において，描かれる身体部分の構成，身体部分同士の大きさのバランスなどが発達に伴い変化していく．一方，人物画には，その人の人間についてのイメージや自己イメージも反映される．
- また，その子どものおおよその知能水準と発達段階を推測することができる．

実施方法
- 用意するものは，樹木画に準じる．
- Goodenough FL の考案した人物画テスト（draw-a-man test：DAM）では，「男の人（a man）を1人描いて下さい」と教示する．
- Machover K の考案した人物画テスト（draw-a-person test：DAP）では，「人（a person）を1人描いて下さい」と教示し，描いた後に別の白い紙に描いたのと反対の性別の人を描くように教示する．

人物画の理解の仕方
- DAM の場合は，描かれた身体部分の構成や比率などから，おおよその子どもの知能を推測することができる．人物画からパーソナリティの評価を行うこともある．
- DAP は，被検者の自己イメージ，男性（父親）や女性（母親）のイメージなどが推測される．身体部分の強調や省略などから被検者の精神状態が象徴的に理解できることもある．

HTP 法および HTPP 法

何がわかるか

- HTP 法（house-tree-person technique）は Buck JN の考案した方法で，家屋，樹木，人物を描かせることで，その人の対人関係のあり方や自己イメージ，パーソナリティの特徴などが評価できる．
- 人物を男性と女性に分けて描かせる HTPP 法（house-tree-person-person technique）も HTP 法と同様であるが，この方法では，さらに性別や親についてのイメージも評価できる．

実施方法

- HTPP 法の実施方法について述べる．A4 のケント紙を数枚，HB の鉛筆を 2～3 本，消しゴムを用意し，被検者に描画についての一般的な説明を伝えた後，最初の用紙を横にして渡して「この紙に家を描いて下さい」と教示する．
- 描き終えたら，次の紙は縦にして与えて「木を一本描いて下さい」と教示する．
- 3 枚目も縦にして渡して「人を 1 人描いて下さい．顔だけでなく全身を描いて下さい」と教示し，描き終えたら，その人物の性別を聞き，4 枚目の紙を渡して反対の性別の人を 1 人描くように教示する．

HTPP 法の理解の仕方

- 4 枚の描画の全体的評価を行い，被検者の成熟度や身体イメージ，自己や外界の認知の仕方をおおまかに評価する．
- 形式分析として，描画の順序，絵の大きさ，位置，筆圧，影，対称性，省略やゆがみなどを評価する．
- 家屋画は，被検者の家庭状況や家族関係の認知が反映されやすい．
- 樹木画は，基本的な自己像を反映していると考えられる．
- 人物画は，自己像と同時に人間一般についての認知の仕方も反映している．

風景構成法

何がわかるか
- 10のアイテムを順に指定して,全体として風景となるように描かせることで,その人の世界とのかかわり方,防衛のあり方,構成力などを把握する.
- 治療的な手段にもなり,状態のアセスメントにも利用できる.

実施方法
- A4のケント紙を用意し,検査者がその紙に四角い枠を書き込んで,サインペンと一緒に手渡す.そして,「今から私の言うものを,一つひとつ枠の中に描き込んで,全体が一つの風景になるようにして下さい」と教示し,10のアイテムを描いてもらう.アイテムは,川,山,田,道,家,木,人,花,動物,石の順に指定する.
- ひととおり描いた後は,「足りないと思うもの,描き足したいものがあったら自由に描き足して下さい」と教示する.
- 全アイテムを描き終えたら,クレヨンで彩色してもらい,その後,その絵について語り合う.

風景構成法の理解の仕方
- 描かれた風景全体と被検者のその絵についての語りなどを参考にして,構成力,安定性,世界との距離感などについての印象を記述し,さらに各アイテムの評価なども行う.
- 風景構成法は,多様で複雑な情報が提供される検査であり,適切な理解を行うためには,訓練と精神療法をはじめとする一定の臨床経験が必要であり,簡潔に述べることは難しい.

参考文献・推薦文献
- 高橋正春,高橋依子.樹木画テスト.京都:北大路書房;2011.
- 高橋依子.描画テスト.京都:北大路書房;2011.
- 家族画研究会.臨床描画研究Ⅰ 描画テストの読み方.東京:金剛出版;1986.
- 山中康裕(編著).中井久夫著作集別巻 (1)H・Nakai風景構成法.東京:岩崎学術出版;1984.

(森岡由起子,沢 哲司)

5. 心理テスト
e. 文章完成法, P-F スタディ, CAT

文章完成法

何がわかるか

- 単語や未完成の短文を刺激語として,それに続く文章を記入するという方法である.刺激語については,把握したい側面について検査者が適宜作成して実施することができる.わが国で広く用いられているのは精研式文章完成法テストである.
- 解釈の中心は「直感的・了解的方法」が重視されることが多いが,精研式ではそれに加えて,パーソナリティとして知的側面,情意的側面,指向的側面,力動的側面から理解したり,構成的文章完成法検査(K-SCT)では分類の軸を組み合わせた数量的分析が可能である.
- 「私の母は……」「家族は私を……」「学校では……」「私の友人は……」など,対人関係や自己イメージなどを理解することが可能であり,医療領域,福祉領域や学校領域などさまざまな領域に応じた形でアレンジされて使用されている.
- Rorschach 法に比べ構造化されていること,質問紙に比べ自由度が高いことから,「紙上面接」とも呼ばれ半構造化された面接技法としても用いることが可能である.

実施法・検査の入手法

- 個別もしくは集団実施.実施方法は「書きかけの言葉を見て,頭に浮かんだことを続けて書き,文章を完成させてください」という教示である.
- 検査の入手法
  ① 精研式文章完成法テスト:金子書房に申請.
  ② K-SCT 文章完成法検査:千葉テストセンターに申請.

得られた結果の理解の仕方

- 分析・解釈については，精研式では知的側面，情意的側面，指向的側面と力動的側面の4つの側面および身体・家族・社会の3要因から分析する．またK-SCTでは肯定–否定と外向–内向の2軸に分け，さらに詳細な記号化によって客観的解釈ができるようになっている．
- K-SCTは数値化による分析が可能であるものの，知能検査のように標準化されたものではなく，やはり投影法としての個人内の力動的解釈や自己イメージ，対人イメージなどを理解することに優れた検査であるといえる．

P–Fスタディ（絵画欲求不満テスト）

何がわかるか

- 2人もしくは複数の人物が描かれ，欲求不満を喚起させる場面において当該人物の言葉の吹き出しが空白になっており，そこにどのように返事をするかを記入するものである．
- 24場面あり，欲求不満の方向（自責，他責，無責）と対処様式（障害優位，自己防衛，要求固執）の組み合わせから解釈される．

実施法・検査の入手法

- 個別もしくは集団実施．「空白になっている吹き出しにこの人は何と答えるかを記入してください」というものである．場面は24場面ある．
- 検査の入手法：三京房に申請．

得られた結果の理解の仕方

- 24場面のそれぞれをアグレッション（主張性という広い意味でのアグレッション）の型として障害優位型・自我防衛型・要求固執型の3つに分類し，アグレッションの方向を他責的・自責的・無責的の3分類する．この組み合わせによる9つの因子と2つの特殊因子の計11因子が基本となって解釈される．これによって欲求不満場面での反応の特徴を理解する．

CAT（Children's Apperception Test：児童絵画統覚検査）

何がわかるか

- 主題のあいまいな絵を提示して，自由に物語をつくらせ（過去・現在・未来を含む物語），その物語を分析することにより性格を把握する投影法である TAT（Thematic Apperception Test：主題統覚検査）の幼児・児童版である．
- 図版の登場人物がすべて動物であることが特徴で，創始者のBellack による「子どもは動物を使用したほうが容易に自分を登場人物に同一視する」という仮説に基づく．わが国では，戸川行男ら（1955）が日本版として創始した「リスのチロちゃん」が登場する日本版 CAT が有名であり，5 歳から 10 歳までに適用できるとされている．
- 分析・解釈については，Murray の欲求-圧力理論に基づくが，物語を数値化することの難しさから標準的な分析方法は確立されておらず，検査者の「直感的理解」が重視される．
- 子どもの語りのなかから，子どもを取り巻くさまざまな人間関係や環境を理解するための重要な情報を得ることができるものである．

実施法・検査の入手法

- 個別実施．教示は早大版の場合「これから絵をみてリスのチロちゃんの話をつくりましょう」と導入し，最初にどれがチロちゃんかを尋ね，チロちゃんが何をしているのか，そして TAT 同様に過去と未来を話してもらうのが一般的な方法である．
- 検査入手法：早大版 CAT．金子書房に申請．

得られた結果の理解の仕方

- 解釈の基本は，欲求，内的状態，圧力，解決行動の様式と行動の結末が内容分析の主な因子であり，それに沿って解釈される．
- 早大版では，計 17 枚の図版に複数のリスがさまざまな様相で登場しており，どのリスをチロちゃんにしたかという情報のみでも被検児の家族関係や置かれた状況などを理解することができるという利点がある．

I. 診察の仕方・診断評価法

参考文献・推薦文献

文章完成法
- 佐野勝男ほか．精研式文章完成法テスト解説―小・中学生用．東京：金子書房；1961．
- 槇田　仁．パーソナリティの診断Ⅰ・Ⅱ．東京：金子書房；1995．

P-F スタディ
- 秦　一士．新訂 P-F スタディの理論と実際．京都：北大路書房；2007．

CAT（児童絵画統覚検査）
- 戸川行男（編）．幼児・児童絵画統覚検査解説．東京：金子書房；2010．

心理検査に関する参考文献および参考情報
- 小川俊樹．第 6 章　研究法④　投影法．齊藤高雄，元永拓郎（編著）．新訂臨床心理学研究法特論．東京：放送大学教育振興会；2012．
- 松本真理子，金子一史（編著）．子どもの臨床心理アセスメント―子ども・家族・学校支援のために．東京：金剛出版；2010．

（松本真理子）

▶**精研式文章完成法テスト，および早大版 CAT 入手先**
金子書房
〒112-0012　東京都文京区大塚 3-3-7
TEL 03-3941-0111　FAX 03-3941-0163

▶**K-SCT 文章完成法検査入手先**
千葉テストセンター
〒167-0022　東京都杉並区下井草 4-20-18
TEL 03-3399-0194　FAX 03-3399-7028

▶**P-F スタディ（絵画欲求不満テスト）入手先**
三京房
〒605-0971　京都府京都市東山区今熊野ナギノ森町 11
TEL 075-561-0071

5. 心理テスト
f. Rorschach テスト

何がわかるか

- 1921年，ヘルマン・ロールシャッハ（Hermann Rorschach）が創始した投影法である．投影法とは自由度の高いあいまいな刺激や言葉を提示して，被検者の自由な反応からパーソナリティを理解する方法である．

- Rorschachテストに用いる刺激は10枚のインクのしみのような図版であり，それに対して「何に見えるか」と問い，なぜそのように見えたのかを説明してもらうものである．刺激はきわめて多義性の高い，「何にでも見えうる」インクのしみであり，投影法のなかでも自由度が高い刺激といえる．また反応も「自由に見えたものを答える」という，自由度の高い反応が産出される．

- したがって，分析としては「標準的反応」からのずれによる認知的側面の分析，「個性的反応」からの感情，対人関係の分析やあるいは分析的象徴解釈による分析方法などがある．

- Rorschachテストは「心理検査法」としての位置づけと同時に，「半構造化面接」としての位置づけもある．すなわち，外界から投げかけられた自由度の高い刺激に対して，何を連想し，どのように刺激とかかわるのか，ということが「反応」を通して語られると考えることができる．そして，その語りが内省的心理療法や力動的心理療法としての治療効果をもたらすと考えられる．

- Rorschachは，図版を発表後，分析方法の完成前に急逝したために，世界中でさまざまな分析法が発展した．現代ではヨーロッパ圏，特にフランス，イギリスを中心とした精神分析的解釈を中心とする分析とアメリカを中心とした実証的Rorschachテストを目指す包括システム（Comprehensive

System）による分析が大きな流れとなっている．
- 日本では，片口法，名大法，阪大法と慶大法が世界の主な分析方法をもとにして独自に開発されている．現在では，片口法，包括システム，名大法，阪大法が比較的使用頻度の高い分析方法といえる．
- Rorschach テストから「わかること」はパーソナリティの多層的，多面的理解ということになる．すなわち，意識から無意識レベルの理解，それに伴う病態水準の理解，認知・感情・対人関係・自己表象などのパーソナリティ理解が可能である．

実施法・検査の入手法

- 分析方法により実施方法も若干異なるが，ここでは大まかな実施の流れを紹介する．
- 実施は個別実施．用意するものは，静かな環境の個室，Rorschach 図版，記録用紙（分析方法により用紙は異なる），ストップウォッチ，筆記用具である．

①自由反応段階

- 10 枚の図版を図版Ⅰから順に提示し，「何に見えるか，見えたものはすべて答えてもらう」段階である．一般的な教示は「これから 10 枚の図版を見せます．図版にはインクを落として偶然できたしみのような模様があります．これが何に見えるか答えてください」というものである．
- 各図版を提示してから最初の反応が産出されるまでの時間（初発反応時間）と「もう見えません」と図版を検査者に返すまでの時間を計測する．ただし包括システムでは時間計測は行わない．

②質疑段階

- 自由反応段階終了後に，産出された反応が，どの領域に見えたのか，なぜのように見えたのかを図版Ⅰから順を追って明確化する段階である．

③限界吟味段階

- 臨床事例などにおいて，たとえば平凡反応（popular）が認められなかった場合に，その反応を見ることができるのかどうかを確認するために必要に応じて行う質問段階である．

■④イメージ図版

- 最後に，いちばん好きな図版，嫌いな図版や父親・母親・兄弟・自己イメージ図版などを選択してもらうものである．

- ロールシャッハ図版の入手法：日本文化科学社に申請．
- 記録用紙の入手法
  ① 片口式／RORSCHACH DATA SHEET (K-Ⅷ)：金子書房に申請．
  ② 名大式／名大式ブランクシート：名教書に申請．

得られた結果の理解の仕方

- 反応は，いずれの分析方法においても共通する形式分析の柱として，反応領域（どこに見たのか），決定因（なぜそのように見たのか），反応内容（何を見たのか），形態水準（知覚の正確さ），平凡（公共）反応（分析法により異なるが3人もしくは6人に1人が答える反応）について記号化され，そこから認知的側面，感情，対人関係，自己表象などについて解釈するものである．

- 包括システムでは，記号化から導き出された変数は認知的側面（情報処理，媒介過程，思考），感情，統制とストレス耐性，自己認知，対人認知の7つのクラスターに集約され，クラスターごとに解釈される．

- 名大法では上記のほかに，反応内容に付加された感情を記号化する「感情カテゴリー」と，反応だけでなく，検査中の態度や「本当はよくわからないのですが……」など，反応にならない発言も分析の対象とする「思考・言語カテゴリー」という独自の分析方法がある．

- また図版Ⅰから順にⅩまで全体の流れのなかで反応をみていく継列分析（Sequence Analysis）という方法もある．この場合は，分析システムによっても異なるが，多くは力動的視点を重視し，反応内容そのものも重視されることになる．特に名大法では，「人々が投げかけた反応のひとつひとつが，いかばかりその人びとの生きざまと，重くかつ強く結びついているのであろうか（村上，1977）」として Rorschach 法の現象学的接近を重視した村上の流れを汲んだ継列分析が特徴である．

参考文献・推薦文献

片口法
- 片口安史（監）．ロールシャッハ・テストの学習—片口法スコアリング入門．東京：金子書房；1998．
- 片口安史．改訂 新・心理診断法．東京：金子書房；1987．

包括システム
- Exner JE. A Rorschach Workbook for the Comprehensive System, 5th edition. Asheville：Rorschach Workshop；2000／中村紀子ほか（監訳）．ロールシャッハ・テスト ワークブック，第5版．東京：金剛出版；2003．
- 高橋雅春ほか．ロールシャッハ・テスト解釈法．東京：金剛出版；2007．

名大法
- 名古屋ロールシャッハ研究会．ロールシャッハ法解説—名古屋大学式技法，2011年改訂版．名古屋：名古屋ロールシャッハ研究会（名教書で取り扱い）；2011．

その他の参考文献
- Rorschach H. Psychodiagnostik：Methodik und Ergebnisse einse Wahrnhmungsdiagnostischen Experiments (Deutenlassenn von Zufallsformen). Bern：Bircher；1921／鈴木睦夫（訳）．新・完訳精神診断学．東京：金子書房；1999．
- 松本真理子，森田美弥子（監）．子どものロールシャッハ反応—形態水準と反応内容．東京：金剛出版；2009．
- 松本真理子ほか（編）．児童・青年期に活きるロールシャッハ法．東京：金子書房；2013．
- 村上英治ほか．ロールシャッハの現象学—分裂病者の世界．東京：東京大学出版会；1977．
- 上芝均博．改訂増補 臨床ロールシャッハ解釈の実際．東京：悠書館；2007．

（松本真理子）

▶ロールシャッハ図版入手先

日本文化科学社
〒113-0021　東京都文京区本駒込6-15-17
TEL 03-3946-3134

▶片口式／RORSCHACH DATA SHEET（K-Ⅷ）入手先

金子書房
〒112-0012　東京都文京区大塚3-3-7
TEL 03-3941-0111　FAX 03-3941-0163

▶名大式／名大式ブランクシート入手先

名教書
〒467-0068　愛知県名古屋市瑞穂区内方町1-4
TEL 052-841-6365

6. 認知機能検査
a. 認知機能検査の必要なとき，その選び方

これだけは心得ておきたいポイント
認知機能検査実施に関する概観
- 本書にて「心理テスト」は別に項目立てされており，Rorschachテストや描画検査と並んで，知能検査も含まれている．「知能」とは，複数の認知機能の統合された能力であり，そのような観点からすれば知能検査も認知機能検査の一つとして考えるべきではあろう．
- しかしあえて別に分けられていることが，まさに本項目における「認知機能検査」が必要とされる状況を指し示している．すなわち「知能検査」では測定することができないような認知機能を測定したいときに，特定の認知機能検査を実施することとなる．
- ある患者を診る際に，起きている現象を知能検査の結果だけで十分に説明できるのであればそこで終了となる．しかし十分に説明できない場合は，症状に応じて次に妥当と思われる検査を実施し，それでも説明できないとなれば，またさらに詳細な認知機能を測定する検査を実施していく（臨床的問題を，特定の認知機能の問題と推測していくことが当然必要になってくる）．そういった学問探求的な要素を多分に含んだ形で，認知機能検査の計画は立てられていくこととなる．

認知機能検査の種類
- 実際に候補となる検査としては，神経心理学でさまざま議論されている検査全般ということになるであろう．
- 初期の神経心理学は失語症学（失語・失読・失書などの研究において行われてきた正誤判定を求めるような検査での評価が中心であった）を中心に発展してきた学問であった．
- しかし，近年になると従来の機能だけでなく，性格や意欲，社

会行動といった社会脳機能についてまでも，その神経生物学的基盤を含めた研究が行われるようになってきている．

児童・思春期精神医学領域での実践

- 成人の高次脳機能障害を専門に診ている機関に比べ，児童・思春期精神科の領域では，明らかな異常部位が存在し，その部位に一致した神経症状が問題になるといった症例に対応することは少ない．よって前述したような探究的なものになるよりはむしろ，幅広い包括的な認知機能検査を実施し，その結果からその児の能力の長所と短所を明確にし，そのうえで介入・支援の計画を立てていくという実践がほとんどではないだろうか．
- 児童と青年における神経心理学的評価を考慮するうえで重要と考えられている領域は，① 全体的な認知機能，② 運動機能，③ 知覚，④ 視覚運動統合，⑤ 言語，⑥ 学習と記憶，⑦ 学力，⑧ 遂行機能，である[1]．

社会脳機能について

- 心の理論やミラーニューロンシステムの発見以降，社会的認知能力に関する研究がさかんに実施されるようになってきている．
- 自閉症スペクトラム障害における心の理論メカニズムの獲得困難仮説[2]は，児童・思春期精神科領域においてエポック・メイキングなものといえ，サリー・アン課題などは児童・思春期領域の初歩的な社会脳機能検査といえよう．

遂行機能について

- 遂行機能の下位領域には，注意の統制／注意の制御，抑制の制御，ワーキングメモリー，プランニング，認知の柔軟性／概念の変更，反応の準備／運動性出力の体制化，体制化能力，干渉への抵抗，感情の制御などがある[1]．
- 個別の検査であげるならば，Wisconsin Card Sorting Test（ウィスコンシン・カード分類課題）や Stroop Color and Word Test（ストループ色－単語課題），Tower of London（ロンドン塔課題），Trail Making Test，Continuous Performance Test（持続処理課題）などが，しばしば児童・思春期の臨床場面では用いられている．

参考文献・推薦文献

1) Wiener JM, Dulcan MK. The American Psychiatric Publishing Textbook of Child and Adolescent Psychiatry, 3rd edition. Washington DC：American Psychiatric Association；2004／齊藤万比古, 生地 新（総監訳）. 児童青年精神医学大事典. 東京：西村書店；2012. pp138-152.
2) Baron-Cohen S, et al. Does the autistic child have a "theory of mind"? Cognition 1985；21：37-46.
• Spreen O, Strauss E. A Compendium of Neuropsychological Tests, 2nd edition. New York：Oxford Univ Press；1998／秋元波留夫（監）. 神経心理学検査法, 第2版. 東京：創造出版；2004.

（小平雅基）

6. 認知機能検査
b. DN-CAS

何がわかるか
- 人間の認知機能はプランニング（**p**lanning），注意（**a**ttention），同時処理（**s**imultaneous），そして継次処理（**s**uccessive）の4つの過程に基づくという"PASS"理論をDasとNaglieriが提唱した．同理論を具体化した評価システムがDN-CAS (Das-Naglieri Cognitive Assessment System) である．
- 学習障害や注意欠如・多動性障害（ADHD）など発達障害児の認知的な偏りを評価することができる．
- 認知機能の強い面と弱い面を知ることで，有効な治療教育的アプローチ選択の参考資料となり，指導・治療的介入に結びつけることができる．

実施法・検査の入手法
対象
- 5歳0か月〜17歳11か月までの幼児期から思春期に実施可能．

実施法
- DN-CASには標準実施と簡易実施の2通りの方法がある．いずれも，PASSの4尺度を測定することができる．各PASS尺度は，標準実施ではおのおの3つの下位検査で，簡易実施ではおのおの2つの下位検査で測定する．
- 下位検査の粗点の算出には，正答数や誤答数，所要時間が用いられる．粗点は，平均10，標準偏差3から成る評価点に換算される．各PASS尺度の下位検査の評価点合計は，平均100，標準偏差15から成る標準得点に換算される．そして下位検査評価点合計から全検査標準得点が得られる．
- 検査の実施は，適切な環境下，標準的な実施・採点と解釈を行

える専門性を備えている検査者が行わなければならない．実施マニュアルに記載されている教示法に従い，標準的な実施順序を守って検査を進める．
- 下位検査の種類により内容は異なるが，中止条件や制限時間が設けられており，検査者はいつ子どもに次の問題に移るよう促すかの判断に習熟しておく必要がある．
- プランニングのすべての下位検査では，子どもが解答するために用いた方略について，検査者が観察する機会を設けている．初めに使った方略を続けて使ったか，複数の方略を用いたのか，などをみる．
- 方略には，このように検査者の観察を通して得られる「観察された方略」と，プランニングの各下位検査の問題を終えた後に，子どもにどのように問題を解決したかを報告するよう求めて得られる「報告された方略」の2種類がある．「方略を評価するためのチェックリスト」により，子どもが用いた方略が，検査結果にどう反映されているかを把握できることに加えて，子どもに報告を求めることは自身を振り返る力をつけていくことにもつながり，指導場面でも活用できる情報となりうる．

検査セットの入手法
- 日本語版 DN-CAS は日本文化科学社から，検査ブック等の検査用具，検査手引き等が発行・販売されている．

得られた結果の理解の仕方

知能水準
- 全検査標準得点は認知機能全体の指標となり，全検査尺度と呼ばれる．本尺度は平均 100，標準偏差 15 から成る基準をもち，個人の知的機能全体の水準の指標である．
- 全検査標準得点と PASS 標準得点の結果を知能水準の分類に対応させることによって，得られた結果が説明しやすくなり，解釈が容易になる．標準得点 130 以上は，知能水準の分類では「非常に優れている」，120～129 は「優れている」，110～119 は「平均の上」，90 から 109 は「平均」，80～89 は「平均の下」，70～79 は「平均より低い」，69 以下は「非常に低い」と理解される．

■ PASS標準得点間の差の検討

- PASS標準得点の平均値を求めて,平均値と各PASS標準得点の差が有意であるか,「実施・採点マニュアル」の表Dを参照し,判定する.PASS理論に基づいて,PASS標準得点間の差を解釈し,診断や指導に適用する.
- たとえば,同時処理が相対的に弱いと判定された場合,ブロックで模様を作る,数字のパターンを見出す,一つひとつの文字を単語のまとまりとしてとらえて理解する,に困難を抱えている可能性があり,三次元の物体を組み立てる練習をさせることや,絵と言葉をマッチング・分類させるゲームに取り組むような指導が考えられる.

■ 各PASS尺度での下位検査評価点の差の検討

- 4つのPASS尺度のそれぞれについて,子どもの下位検査評価点の平均を求め,各下位検査評価点と評価点平均との差が有意であるか,「実施・採点マニュアル」の表Eを参照し,判定する.

■ 時間経過による変化

- 「実施・採点マニュアル」の表Fを参照し,1回目と2回目の標準得点を比較して,2つの得点間に統計的な有意差があるかを確かめる.1回目の得点から期待される範囲の外にある場合に,予測を超えた変化が生じたことを示している.

参考文献・推薦図書

- Naglieri JA, Das JP(原著),前川久男ほか(日本語版作成).日本語版 DN-CAS 理論と解釈のためのハンドブック.東京:日本文化科学社;2007.
- Naglieri JA(原著),前川久男ほか(訳).エッセンシャルズ DN-CAS による心理アセスメント.東京:日本文化科学社;2010.
- Kirby JR, Williams NH(原著).田中道治ほか(編訳).学習問題への認知的アプローチ.京都:北大路書房;2011.

(小林朋佳,稲垣真澄)

▶ 日本語版 DN-CAS 入手先

日本文化科学社
〒113-0021　東京都文京区本駒込 6-15-17
TEL 03-3946-3134

6. 認知機能検査
c. Wisconsin Card Sorting Test (WCST)

何がわかるか

- Wisconsin Card Sorting Test (WCST) は,戦略的計画,系統立てて探すこと,認知セットを移動させるために環境的フィードバックを働かせる能力,目的指向的行動,および衝動的反応を調節する能力が要求されるという点で,実行機能の尺度であると考えられている[1].
- WCST は,精神科領域で最もよく用いられている実行機能検査の一つである.

実施法・検査の入手法

- 赤,緑,黄,青の1～4個の三角形,星型,十字型,丸から成る図形のカード(刺激カード)を示し,被検者が適当と思った刺激カードの下方に反応カードを1枚ずつ重ねていく(図1).被検者の手がかりとなるのは,色,数,形の3つの概念であり,反応カードがどの概念カテゴリーに属するのかを自分自身で類推し,選択することになる.
- 検査者は,被検者の選択に対して,正解もしくは誤りのみを伝える.被検者は,検査者からの正否の返答を手がかりとして,検査者の考えている分類カテゴリーを推測して4枚の刺激カードのいずれかを選択していく.
- 検査者は,被検者の連続正答が決められた回数に達成したら,被検者に予告なしに分類カテゴリーを変更する.これを一定回数続ける.
- 反応カード数と,規定の連続正答数,達成カテゴリー数(「得られた結果の理解の仕方」にて説明)は,バージョンによって異なっている.Heaton が検査の方法と採点の手順を標準化し,公式に出版したバージョン[2] では,反応カード128枚であるのに対して,慶應バージョン WCST (KWCST)[3] では

刺激カード4枚

形　数　合致概念なし　色

反応カード

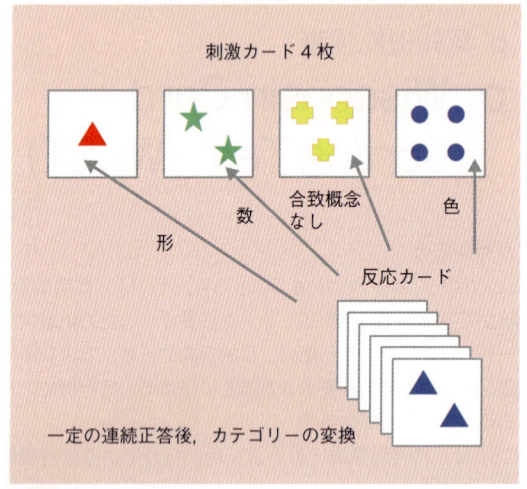

一定の連続正答後，カテゴリーの変換

図1 WCSTの実施イメージ

48枚となっている．
- 検査の入手法に関しては，千葉テストセンター（http://www.chibatc.co.jp/catalogue/04/4/48.html）で購入可能であり，ほかにもコンピュータバージョンをダウンロードできるサイトも存在している．

得られた結果の理解の仕方

- 「達成カテゴリー数」，「第1カテゴリー達成までに使用された反応カード数」，「Nelson型の保続性の誤り」，「Milner型の保続性の誤り」，「セットの維持困難」，「全誤反応数」といった指標がある[3,4]．
- 最も基本的な指標は「達成カテゴリー数」であり，一定枚数の連続正答が達成された分類カテゴリーの数を示している．これは概念の形成および転換の程度を示す指標と考えられている．
- 他の指標に関しても，実にさまざまな疾患でさまざまな検討が行われている．

参考文献・推薦文献
1) Spreen O, Strauss E. A Compendium of Neuropsychological Tests,

2nd edition. New York：Oxford Univ Press；1998／秋元波留夫（監）．神経心理学検査法，第2版．東京：創造出版；2004.
2) Heaton RK, et al. Wisconsin Card Sorting Test（WCST）Manual Revised and Expanded. Odessa, FL：Psychological Assessment Resources；1993.
3) 鹿島晴雄，加藤元一郎．Wisconsin card sorting test（KeioVersion）（KWCST）．脳と精神の医学 1995；6：209-216.
4) 永田陽子，五十嵐一枝．小児における新修正 Wisconsin Card Sorting Test の検討―その1―小学生健常児の結果について．小児の精神と神経 1992；32：123-131.

（小平雅基）

▶Wisconsin Card Sorting Test（WCST）検査入手先
千葉テストセンター
〒167-0022　東京都杉並区下井草 4-20-18
TEL 03-3399-0194　FAX 03-3399-7028

6. 認知機能検査
d. 標準注意検査法 (CAT)

何がわかるか

- 標準注意検査法（Clinical Assesment for Attention：CAT）は，表1[1]に示す7つの注意に関連する検査から成っている.
- ① Span は短期記憶の代表的な検査であり，単純な注意の範囲や強度を検討するものである．数唱は聴覚性の情報から何桁の数字まで記憶できるかを検討しており，視覚性スパンは視覚的に示される順序をいくつまで記憶できるかを検討している.
- ② 抹消検出検査は選択性注意に関する検査であり，視覚性抹消課題は図形，数字，仮名という3つのモダリティを用いて視覚性注意の選択性を検査している．聴覚性検出課題は，5つの語音から1つの語音だけ選択するという課題で聴覚性注意の選択性を検査している.
- ③ SDMT（Symbol Digit Modalities Test），④ 記憶更新検査，⑤ PASAT（Paced Auditory Serial Addition Test），⑥ 上中下検査は，注意の分配・変換能力，注意の制御能力が大きく関係しており，ワーキングメモリーの中枢実行系機能が反映されると考えられている.
- ⑦ CPT（Continuous Performance Test）は持続性注意を検討する検査であり，単純に数字の7が出現したら反応する反応時間（Simple Reaction Time：SRT）課題と，1～10の数字が出現するなかで7にだけ反応するX課題，3の直後の7にだけ反応するAX課題から成っている.
- よってCATをひとおり実施することで，さまざまな注意に関連する機能を測定することが可能となっている.

実施法・検査の入手法

- 実施法に関しては，『標準注意検査法・標準意欲評価法』のマニュアル[2]に従えば，滞りなく実施することができる．検査

6. 認知機能検査／d. 標準注意検査法（CAT）

表1 標準注意検査法に含まれるサブテストおよびサブスケール

① Span
　1）Digit Span（数唱）
　2）Tapping Span（視覚性スパン）
② Cancellation and Detection Test（抹消検出検査）
　1）Visual Cancellation Task（視覚性抹消課題）
　2）Auditory Detection Task（聴覚性検出課題）
③ Symbol Digit Modalities Test（SDMT）
④ Memory Updating Test（記憶更新検査）
⑤ Paced Auditory Serial Addition Test（PASAT）
⑥ Position Stroop Test（上中下検査）
⑦ Continuous Performance Test（CPT）

（加藤元一郎．高次脳機能研究 2006[1]）より）

にあたっては，CD-ROM を聞くことができる設備と，CPT を実施するための PC が必要となっている．当然であるが随所に繊細かつさまざまな注意力を求められるため，可能な限り刺激の少ない検査環境が必要と考える．

- 検査結果については，20代から70代までの健常例のプロフィールが評価用紙と別に含まれており，そのプロフィール用紙に結果をプロットすると，機能低下をしている項目を視覚的に判断できるようになっている．
- 入手方法は，新興医学出版社（http://shinkoh-igaku.jp/kigu/catcas.html）から購入できる．

得られた結果の理解の仕方

- 20代以降の症例に関しては標準化がなされており，どの項目で成績低下がみられるか一目瞭然に判断できるようになっている．
- しかし10代以前に関してはいまだ標準化されていない．よって児童・思春期症例の場合は，検査結果からそれぞれの注意機能について論じることは，現時点ではできない．そのため，早期の標準化作業が望まれているところである．

参考文献・推薦文献
1）加藤元一郎；注意・意欲評価法作製小委員会．標準注意検査法

（CAT）と標準意欲評価法（CAS）の開発とその経過．高次脳機能研究 2006；26：310-319.
2) 日本高次脳機能障害学会（旧 日本失語症学会）Brain Function Test 委員会．標準注意検査法・標準意欲評価法．東京：新興医学出版社；2006.

（小平雅基）

▶**標準注意検査法（CAT）入手先**
新興医学出版社
〒113-0033　東京都文京区本郷 6-26-8
TEL 03-3816-2853　FAX 03-3816-2895

7. 確定診断
a. 診断・評価結果から確定診断へ（フォーミュレーション）

これだけは心得ておきたいポイント

確定診断とフォーミュレーションの枠組み

いずれも子どもの心の診療のコアとなるスキルであり，以下の枠組みのもとに行われる．

- エビデンスに基づく包括的な診断：多軸診断システムの利用
- 個別化したフォーミュレーション：bio・psycho・socialモデルによる作業仮説の形成

面接の手続き

子どもと家族が安心できる自然な流れに沿うことが望ましいが，包括的な診断とフォーミュレーションに至るための手続きがある．

- 系統的な情報収集：複数の情報源の利用と5つの質問
- 問題の明確化と機能分析による仮説形成：4つのPに基づく関連要因の分析と社会生活機能の障害の査定

協働関係

診断とフォーミュレーションは，妥当性を確認しながら進められる開かれた相互交渉過程である．当事者や多職種との対話の枠組みとスキルが求められる．

- 作業仮説と当事者の説明モデルを統合してフォーミュレーションを作成
- 当事者や多職種に向けたフォーミュレーションの説明・提示と妥当性の検証

診断評価の結果から確定診断へ

診断のもつ機能

- 見通しを立て治療の選択肢を与えるための診断，専門家同士の共通言語としての診断，当事者に説明するための診断，さらには社会福祉サービスのために関係諸機関での手続きに必要な診

表1 ICD-10とDSM-IVの多軸診断の例

ICD-10	DSM-IV	記述される状態
1	I	精神障害（注意欠如・多動性障害）
2	I	特異的発達障害（読字障害）
3	II	知的水準（境界域－平均レベル）
4	III	一般身体疾患（低出生体重・視力障害）
5	IV	心理社会的および環境的問題（学校でのいじめ）
6	V	適応機能の全体的評定（中等度の社会障害）

断などがあげられる.

- 現在の診断システムは共通言語としての科学的一貫性を重視するために操作的な診断基準が採用されており，心的外傷後ストレス障害（PTSD）など一部を除き原因よりも現症から診断が確定される．このため診断名だけでは，個別の社会的機能にみあった障害の説明や当事者の問題理解には役立たない場合がある．

- ICD-10やDSM-IVなどの診断基準では多軸診断システムを採用し，複雑な精神医学的問題の包括的な定式化を試みている．診断評価の結果はいずれかの軸に位置づけられる（表1）.

- フォーミュレーションはこのような精神医学的診断のもつ機能の限界をふまえ，原因や説明モデルを含む介入のための作業仮説の形成を目的とする．臨床的問題をbio・psycho・socialあるいは個人・家族・学校・地域など，複数のレベルで複数の理論を援用して多元的に把握する.

診断基準を構成する症候群

- 内在化症状，外在化症状，発達の遅れ，社会的関係の困難さの4つの領域の症状の組み合わせから成る．このため，症状に関する情報は本人，家族，教師など複数の情報源から確認する.

- 臨床的妥当性に関して，症状が子どもの年齢と発達からみて不適切か，社会生活の複数の領域と場面において苦痛や機能障害を生じ，一定期間以上持続しているかを確認する.

- フォーミュレーションに向けた問題の明確化のための5つの基本的な問いがある．症状（どのような問題か），影響（どの程度の苦痛や障害をきたしているか），危険因子（どの因子が

問題を起こし，持続させているのか），長所（介入に際してどのような長所・強さがあるか），説明モデル（家族はどのような信念や期待を抱いてきているか）に関連する情報を系統的に収集する．特に当事者の意気阻喪を防ぐ意味でも個別の長所を足場とした診断の告知説明が重要である．

- フォーミュレーションでは，問題が生じた原因と過程のアセスメントを行う．精神医学的問題のほとんどは単一の病因では説明できない．そのかわりに問題に関連するリスクファクター，すなわち4つのPと呼ばれる，素因（predisposing），誘発因子（precipitating），持続因子（perpetuating），保護因子（protecting）に関するエビデンスがあり，それらの組み合わせやつながりから個別のストーリーとして説明できる．
- さらに，生活機能の障害の視点も重要である．確定された診断がもたらす障害を固定的にとらえず，個人や周囲の環境の心理社会的側面に工夫や介入をすることで生活機能が改善する可能性に注目し，個別化した見通しを立てる．

■診断と病因のエビデンス

- エビデンスは更新され続けている．診断評価から導き出したフォーミュレーションも作業仮説として，臨床的妥当性（モデルのあてはまり）の検証を要する．
- 子どもにかかわる家族や教育，福祉，保健の専門家も問題についてそれぞれ異なる説明モデルを適用している場合がある．社会経済状況や文化的慣習や伝統的価値観など地域の社会文化的背景（スティグマなど）も説明モデルや支援の受け皿の形成に深くかかわっており，専門家として教育的対話を重ね統合を図る．

参考文献・推薦文献
- Havighurst SS, Downey L. Clinical reasoning for child and adolescent mental health practitioners：The mindful formulation. Clin Child Psychol Psychiatry 2009；14：251-271.
- マイケル・ブルック，フランク・W・ボンド（編著），下山晴彦（編訳）．認知行動療法ケースフォーミュレーション入門．東京：金剛出版；2006.

（山下　洋）

7. 確定診断
b. 確定診断の家族への伝達

これだけは心得ておきたいポイント
- 家族の自責感,苦悩に配慮する[1].
- 希望を処方する[2].
- わかりやすく,肯定的な表現を心がける[3].

確定診断の家族への伝達について
- 家族に確定診断を伝える目的は2つある.一つは,家族の不要な自責感や苦悩を除くことである.「診断名」という精神医学的な輪郭を与えることは,目の前の苦痛を家族の責任から切り離し,自尊心を回復させる作業となる.もう一つは,家族に希望を処方することである.確定診断に基づいた子どもの問題への客観的な理解,適切な対応と将来の見通しが,家族の未来への希望につながるものでありたい.
- 臨床家の言葉は自分たちが思う以上に難解かつ否定的に響くと肝に銘じよう.家族の理解の仕方や情報の受け取り方はさまざまである.それぞれの特性に合わせて,家族が納得できるわかりやすい日常語を用い,肯定的な表現で話すよう心がけたい.
- 家族の関心の多くは臨床家が伝えたい内容とは異なるが,どんな些細な質問も医学的根拠をもって丁寧に答えたい.
- 子どもの臨床では診断即治療とならないことも多い.伝えた診断が将来の治療への橋渡しとなるよう配慮されたい.
- 家族が臨床家に問題の核心を理解してもらえたと感じているか,将来への希望をもって診察室を後にしたかについて,臨床家は常に意識したいものである.

参考文献・推薦文献
1) 笠原 嘉.精神科における予診・初診・初期治療.東京:星和書店;2007. pp120-127.

2) 中井久夫．こんなとき私はどうしてきたか．東京：医学書院；2007．pp8-20．
3) 髙橋 脩．発達障害の現場から．こころの科学 2002；105：52-58．

（石塚佳奈子，本城秀次）

I. 診察の仕方・診断評価法

7. 確定診断
c. 子ども本人への障害告知

これだけは心得ておきたいポイント
- 子どものレベルに合わせて理解できるように診たてを説明する.
- あらかじめ保護者と相談して説明する内容を話し合う.
- 状態説明にするか診断名を含めて説明するかを決めておく.
- 見通しを伝える.

告知に際し大切なこと

子どもの理解度に合わせて診たてを説明する
- 子どもへの説明は単に操作的基準でつけた診断名を告げることではなく,主治医がこれまで生きてきた歴史をふまえて現在の症状をどのように理解し,子どもの苦悩にどれほど共感し,いかに診たて,どのような見通しをもっているかを伝えることである.
- 平易なことばで説明し,説明することで子どもが安心できるように治療と結びつかなければならない.

状態説明と診断名告知
- 子どもへの診断説明は,症状ないし状態の説明にとどめる場合と診断名を含めて説明する場合とがあり,どちらにするかは年齢,知的発達,精神状態によって異なる.子どもが診断名を告げられたときにどのように受け容れられるかを想像すると,病名告知には慎重になる場合もある.
- いずれにせよ保護者とあらかじめ,どのように説明するかを話し合っておくとよい.
- いずれの障害であっても,小学4年生頃までは状態説明のみにしておくほうが適当である.
- 子どもの立場からは,自分が困っている問題が解消すればよいので,子どもが主として悩んでいる症状に焦点を当て,その原

因,程度,見通し,薬物療法を含めた対処法を説明する.
- 薬物療法を提案するときには,薬剤名,効果,副作用,検査などについて説明する必要がある[1].

引用文献・推薦文献
1) 高橋 脩.診断説明(診断告知).飯田順三(編).脳とこころのプライマリケア4 子どもの発達と行動.東京:シナジー社;2010. pp95-104.

(飯田順三)

II. 精神医学的治療・支援法

II. 精神医学的治療・支援法

1. 子どもの精神医学的治療・支援の組み立て

精神医学的治療・支援の概要
- 子どもに対する精神医学的な治療・支援は，技法という水準にとどまらず，他分野の専門機関との連携という水準からしても，複数の治療・支援法が有機的に組み合わせられることで成立する，総合性あるいは包括性にその特性がある．
- 個々のケースに合わせて組み合わされたテーラーメイドな治療・支援システムの内容は，子どもの年齢，問題の種類，明確になった精神障害の種類，家族形態を含む家族機能の水準，学校の姿勢などを変数とする総合的な評価に基づいて行われなければならない．
- 治療・支援技法の組み合わせは，治療開始から終結まで一貫して固定されたものではなく，治療の展開に従って付加されたり，収束したりしながら変化していくものである．

治療・支援法組み立てのための諸要因
- 治療・支援は各ケースの病態とその環境を包括的にとらえ，子どもを「全体」として描き出した診断フォーミュレーションを前提に組み立てられるべきである．
- この診断フォーミュレーションはケースの精神障害発症に関与した以下のような諸要因のそれぞれに対する評価を含んでいなければならない．
    ① 生物学的要因の関与：てんかん発作や発達障害などの脳機能障害，脳の形態異常，先天性および後天性の中枢神経障害などの評価
    ② 養育の関与：虐待や DV (domestic violence) などの逆境的養育環境，親の精神障害，両親の離婚，死別などや，子ども側の愛着障害の存在などの評価
    ③ 子どもの人格傾向およびストレス対処法の質と量：依存性，

回避性，外罰性，内罰性，強迫性，衝動性，攻撃性，受動攻撃性，演技性，境界性，自己愛性，スキゾイド性などの評価
④ 養育環境を除いた外的環境からのストレス：いじめや犯罪被害，あるいはその目撃，災害の被災経験などの評価
⑤ 治療・支援の維持に関与する要因：経済状態を含む家族機能および家族形態の安定性，治療必要性に対する親の理解，本人の治療動機など治療・支援維持に必要不可欠な要因についての評価

何を組み合わせるか

- 前述の5種類の評価点に応じた治療・支援技法の代表的なものを下記にあげる．
  ① 生物学的病理への介入：心身の休養，睡眠環境の整備，均整の取れた食事の提供など，そして薬物療法（適応外使用の場合を含めて薬物療法は必要性とリスク・ベネフィットについて十分吟味したうえで実施すること）
  ② 養育環境の問題への介入：親への心理教育，親ガイダンス，ペアレント・トレーニング，親子相互交流療法（Parent-Child Interaction Therapy：PCIT），家族療法，入院治療への導入，児童相談所などの児童福祉機関の関与など
  ③ 子どもの情緒・行動の問題，あるいは人格形成過程への介入：心理教育，遊戯療法，認知行動療法（CBT），行動療法，対人関係療法，力動的精神療法，ソーシャル・スキル・トレーニング（SST），入院治療による環境療法など
  ④ 環境ストレスへの介入：学校・教室環境の調整，仲間集団に対する教育的介入の支援（学校の努力への協力），親と教育機関との連携への支援，親あるいは教育機関と警察との連携への支援，入院治療など
  ⑤ 治療・支援の恒常性・継続性維持を目指す介入：入院治療を含む適切に組み立てられた治療的環境の維持，地域機関による連携システムを通じたフォローアップ体制構築（複数の地域機関による切れ目のない支援）

どのように組み合わせるか

- 治療・支援法の組み合わせはどのような目標を目指し治療・支

援を提供するのかという課題にほかならない．以下に示すa～cの3領域の目標を意識し，そのそれぞれに何が必要か，そしてそれはいつ必要かを判断しつつ，前述したような諸技法から，おのおのの作用点を考慮し組み合わせるということになる．

- a～cの3目標のための治療・支援をバランス良く組み合わせて提供するが，多くの場合，aおよびbの2つの目標へ向けた治療・支援が先行し，ある程度それらが改善してきた頃からcの目標に向けた治療・支援が始まる．

  a. 環境的支持機能の再建（子どもを支える環境の整備）：このために前述の②と④の介入法から適宜選択し，家族環境および学校環境の物理的，心理的両面からの環境の調整，整備を行う．これは単に問題出現の原因の一つになっている問題点の修正というだけではなく，子どもの回復と社会への復帰を支える資源となれる両者の側面を引き出し，育むことを目標としている．

  b. 精神障害固有の症状や問題の改善：このための直接的治療・支援法は前述の①と③の領域の諸技法であり，子どもの状態像に応じて複数の技法を組み合わせることになる．いうまでもなく，②と④など環境の改善を図り，指示と保護の恒常性を打ち立てる介入に支えられてはじめてこの目標に近づくことができる．

  c. 学校や仲間関係との再会（挫折した水準と同年代集団の日常とをつなぐこと）：①から⑤までのすべての領域の技法を駆使して，子どもが能動的に同年代の社会と文化に再合流するまでを支え，2つの次元をつなぐことを目指す．特に⑤の治療・支援の体制を十分に維持し，恒常性を確立することがこの目的に近づくための王道である．

参考文献・推薦文献
- 齊藤万比古（編著）．子どもの心の診療シリーズ1 子どもの心の診療入門．東京：中山書店；2009．

〔齊藤万比古〕

2. サイコセラピー
a. 子どものサイコセラピー適用の考え方

子どものサイコセラピーの概要
- 子どもの心理的な支援としてサイコセラピー(心理療法,精神療法と呼ばれる場合もある)がある.サイコセラピーは,直接に子どもを介入対象として行うもの,親あるいは家族を対象とするもの,そして親子の相互交流そのものを対象とするものに分かれる.

第一の領域である子どもを対象とするサイコセラピー
- 子どもと治療者が一対一の関係を結んで取り組んでいく個人精神療法と,子どもの集団を対象とする集団精神療法がある.
- 個人精神療法としては子どもの無意識的な葛藤と防衛,そして転移(重要な対象との感情体験の治療者への投影)に注目する力動的精神療法,内的な願望やそれをめぐる葛藤を象徴的な表現を通じて表し取り組んでいくプレイセラピー(遊戯療法),思考や行動の修正に直接働きかける認知行動療法(CBT),行動修正を段階的に目指す行動療法,社会的行動の獲得を支援するソーシャル・スキル・トレーニング(SST),そして学校および家庭生活の具体的な課題に対するコーチングなどが行われている.

第二の領域である親あるいは家族を対象とするサイコセラピー
- 一般的なものとして親ガイダンスや心理教育があり,特殊なものとしては当事者の子どもを含めた家族全体を総合的なシステムとして取り扱う家族療法も行われている.

第三の領域である親子の相互交流を直接対象とするサイコセラピー
- 愛着形成と子どもの行動修正法の獲得を目指し,夫婦療法や子どもの個人サイコセラピー,そして親と子の交流様式に直接介入する技法などを組み合わせて行われる.

- 構造化された母子相互交流の現場におけるリアルタイムのコーチング的介入技法の代表的なものに親子相互交流療法（PCIT）がある．

サイコセラピーの対象となる主な障害

- サイコセラピーは，心理学的ならびに精神医学的な観点から子どもとその家族の心を支え，情緒と行動の問題や精神疾患の改善に取り組む子ども，ならびに親の動機の開発と維持，問題とその背景にある心理的葛藤を克服しようとする能動的な取り組みに向けた協働，合理的な自己効力感や自尊心の回復，そして子どもの同一性と人格形成をめぐる葛藤に対する一貫した支持などを目指し，当事者である子どもと親と，そして治療者とで取り組む共同の営みである．その意味で，子どものあらゆる心の問題や疾患はサイコセラピーの対象ととらえることが正しいといえる．
- アメリカ児童青年精神医学会（AACAP）が1998年に公表した声明[1]では，サイコセラピーを治療技術と限定せず，児童青年精神科医のあらゆる診療活動のなかに一貫して存在する視点であり，姿勢であり，思想であること，さらに精神医学的治療関係における患児と治療者のあいだに生じている関係性を理解するための技能であるという大切な視点を提供してくれた．
- 留意すべきは，子どもの問題や疾患によりどのサイコセラピー技法が適切であり，それをどのタイミングで導入することが望ましいかという判断が重要であり，各技法の基本概念を理解し，適応疾患や適応年代などを十分把握することが求められているという点である．

サイコセラピーと呼ぶための条件

- 当事者と治療者が出会い，話をすればそれがサイコセラピーかというと，決してそうではない．また，宗教あるいは思想の分野における狂信的な理論に基づいた洗脳やマインドコントロールがサイコセラピーではないこともいうまでもない．
- 同じように，臨床での医師の診察はいずれもサイコセラピー的な面接であるかというと，必ずしもそうとはいえない．自らの臨床家としての面接法が，自己満足的で偏狭な，あるいは偏ったものとならないためにも，サイコセラピーが医療的治療技法

として満たすべきいくつかの条件があることを心得ておきたい.
- ここでは Roth & Fonagy の定義[2]をあげておきたい.
  ① 治療者-患者関係が存在すること.
  ② 対人関係の文脈（個人，集団，家族など）をもっていること.
  ③ 治療が治療者の活動を導くモデルに従って実施されるという意味での，訓練と専門性の概念が存在すること.
- これは，AACAP が公表した上記の声明の土台となるサイコセラピーに関する検討委員会の報告書[3]が依拠したサイコセラピーの定義で，患者と治療者の関係の展開を通じて，実際的で多様な対人関係と，それに関連する情動や思考を治療対象としてその修正に取り組んでいく患者と治療者の共同の営みであるとサイコセラピーを規定しているものと理解できる.
- 同時に，治療者としてのもつべき機能に関するモデルが理論として存在し，それに基づく修練の体系が存在していることとされており，独りよがりな面接法をサイコセラピーと呼ぶことへの警告となっている.

サイコセラピー技法の選択

- 治療・支援法の技法の選択とは，どんな目標を目指し治療・支援を提供するのかという課題にほかならない．一般的に，サイコセラピーの各技法が目指すのは以下のような目標のいずれかではないだろうか.
  ① ありのままの子どもを支えること（たとえば支持的精神療法）
  ② 現実的・具体的な対処法を検討し教示すること（たとえば心理教育やコーチング）
  ③ 内的願望とそれをめぐる葛藤の象徴的表現（たとえば遊戯療法）
  ④ 内的葛藤と防衛に関する認知の発展（たとえば力動的精神療法）
  ⑤ 感情と行動と思考の相互関係に関する認知の修正（たとえば認知行動療法）
  ⑥ 家族機能の改善と修正（たとえば家族療法）

- 理想をいうなら，どの技法を採用すべきかは，精神疾患に伴う症状や問題の種類と重症度，子どもの年齢と能力水準，養育環境を含む環境上の諸問題などの総合的な評価に基づいて，どのような目標を組み合わせることが望ましいかを決定できればおのずから決まってくるのであるが，現実には治療者がどのサイコセラピー技法の専門性をもつかによって大きく規定されることになる．
- ①〜⑥の目標は必ずしも例にあげたような技法との一対一の対応をしているのではなく，各技法は複数の目標を追求しながら，そこに到達する経路や技法に独自性をもつものなのである．
- 遊戯療法を例にあげれば，遊戯療法は③こそが中心的な目標であるといえるが，その開始直後には治療への適応を支援するために治療構造の枠組みを教示する局面（①）がしばしばあり，さらにその徹底捜査段階を通過していく過程で④を意識した介入や，⑤を獲得するための介入を行う局面が訪れるのである．
- また，広汎性発達障害を対象とするサイコセラピーでは①，②を中心的な目標におきながら，⑤を目指して協働していくのが普通である．
- 最後に強調しておきたいことは，子どもの精神疾患に対するサイコセラピーの適用は常に子ども本人への支援だけでなく，家族，とりわけ親への支援を組み合わせたものでなければならないという点である．親をおいてきぼりにした子どもの心の回復はありえないと心得るべきであろう．

参考文献・推薦文献

1) American Academy of Child and Adolescent Psychiatry. Psychotherapy as a Core Competence of Child and Adolescent Psychiatrist. In：Home Page of AACAP. 1998.
http://www.aacap.org/cs/root/policy_statements/psychotherapy_as_a_core_competence_of_child_and_adolescent_psychiatrist
2) Roth A, Fonagy P. What Works for Whom？：A Critical Review of Psychotherapy Research. New York：Guilford Press；1996.
3) American Academy of Child and Adolescent Psychiatry. Final Report of the Task Force on Psychotherapy. In：Home Page of

AACAP. 1998.
http://www.aacap.org/cs/root/member_information/practice_information/final_report_of_the_task_force_on_psychotherapy
- 齊藤万比古（編著）．子どもの心の診療シリーズ1 子どもの心の診療入門．東京：中山書店；2009.

（齊藤万比古）

2. サイコセラピー
b. 乳幼児–母親間の愛着形成をめぐる治療

乳幼児–親心理療法 (infant-parent psychotherapy)

治療法の概要
- 親子の関係性障害は，親が自身の幼少期における未解決の葛藤を，子どもとのあいだで再演することで生じる．その前提に立ち，親がその状況を理解し，未解決の葛藤を子どもへ投影せずに考えられるようになることを治療目標とする．

治療の対象となる主な障害
- 親子の関係性障害．

実施法
- 乳幼児–親の場面に治療者が同席し，短期的な危機介入（一過性の育児危機に対する介入）や，発達のガイダンス（子どもへのかかわり方を助言），支持的療法（養育のたいへんさを受け止める）などを行う．

技法の習得法
- Cramer，Lieberman らの論文や治療に関する記載をもとに実践する．

専門家からのアドバイス
- 虐待等のハイリスク群では，初期に家庭訪問など具体的に支援し，安定した治療者–患者関係を提供することで，親の内的作業モデルを修正することも有効である（修正アタッチメント体験）．

COS プログラム (Circle of Security Program)

治療法の概要
- アタッチメント理論に基づき，乳幼児をもつ親へのビデオを用

2. サイコセラピー／b. 乳幼児-母親間の愛着形成をめぐる治療

いた介入プログラムである．

治療の対象となる主な障害
- 子どもと親の関係性に対する支援に有効である．

実施法
① 介入前評価：ストレンジ・シチュエーション法による行動観察，COSインタビューにより，親の防衛などの見立てを行う．
② セッションの構成：標準的には6組の子どもと親に対して，毎週1回75～90分，合計20セッション（子どもはアセスメント時のみ参加）を実施する．
③ 内容：アタッチメントに関する心理教育や，子どもと親のビデオ場面をアタッチメントの視点で振り返り，子どもの欲求や気持ちを推測していく．

技法の習得法
- 原則的には，10日間のトレーニングに参加後，開発者のスーパービジョンを受ける．簡便法として，4日間のトレーニングに参加後，短期間（標準的には8週間），柔軟な人数のグループに実施できる方法として，既成のDVDを用いるCOS親教育プログラムも開発されている．

専門家からのアドバイス
- 関係性治療と心理教育の両方の特徴をもち，親自身の感情的反応や防衛，それが子どもに及ぼしている影響について振り返る内容となっている．

PCIT（Parent-Child Interaction Therapy）

治療法の概要
- ライブコーチングを大きな特徴とし，トランシーバーを用いて，部屋の外にいる治療者が，直接親に子どもへの対応を指導する．

治療の対象となる主な障害
- 反応性愛着障害，反抗挑戦性障害，発達障害，など．

実施法
① 対象年齢：2～7歳（場合により12歳まで可能）．

② セッションの構成:原則毎週1回,1回約60〜90分,合計15〜20回.
③ 内容:前半は子どもと親との関係強化を目的とした子ども指向相互交流(CDI),後半は子どもの行動管理を目的とした親指向相互交流(PDI).

技法の習得法

- PCIT-Japanが主催するワークショップ(5日間)に参加し,トレーナー資格を取得する.

専門家からのアドバイス

- 親が子どものリードに従って遊ぶ前半のCDIが,子どもと親の関係性の改善に有効である.親が子どもの問題行動に関してECBI(Eyberg Child Behavior Inventory)を記入するほか,治療者は,親のスキルを得点化するなど,評価尺度も明確である.

参考文献・推薦文献

- 青木 豊.乳幼児-養育者の関係性―精神療法とアタッチメント.東京:福村出版;2012.
- 数井みゆき,遠藤利彦.アタッチメントと臨床領域.京都:ミネルヴァ書房;2007.
- 数井みゆき.アタッチメントの実践と応用―医療・福祉・教育・司法現場からの報告.東京:誠信書房;2012.
- Thomas R, Zimmer-Gembeck MJ. Accumulating evidence for parent-child interaction therapy in the prevention of child maltreatment. Child Dev 2011;82:177-182.

(小平かやの)

2. サイコセラピー
c. プレイセラピー（遊戯療法）

治療法の概要
- 児童期（学童期）の子どもを主な対象とする心理療法で遊具や非言語的表現を媒介に子どもが抱える心の問題の表現を促し理解することにより解決を図る．1910年代に，内的葛藤の言語化がまだ困難な年代の子どもを対象とし，精神分析治療を実施する際に遊びを言葉に代わるものとして技法を修正した児童分析・プレイテクニックを端緒としている．
- その後，遊びそのものがもつ象徴的な意味や治療的な機能，子どもと治療者の関係に着目し，プレイセラピー（play therapy：PT〈遊戯療法〉）として理論化と実践が行われた．
- 現在は，治療対象あるいはその問題により焦点化し解決を指向するなどの技法の修正を含みながら，カウンセリング理論を背景とする立場と精神分析理論・自我心理学理論を基盤とする立場が両極ともいうべき位置にある．

治療の対象となる主な障害
- 心理的原因による情緒・行動上の問題．
- 発達障害をもつ子ども・精神病水準の病理をもつ子どものPTでは「制限（limit settings）」など技法の修正が必要となる．
- 発達障害をもつ子どもなどを対象とするPTでは，低下した自己評価の回復など二次障害の改善や軽減が主な目的とされる．

実施法
- 子どもの問題・症状に対するPTの適否，子ども自身の特徴（認知能力とその特徴，自我機能の強さや脆弱さの評価を含む），少なくとも6か月程度の長期間の定期的な通院・通所を実施できるかどうかも含めた子どもを支える環境の機能，などについてのアセスメントに基づきPTを計画する．
- 子どもの年齢や問題を考慮してPTを行う部屋と遊具を用意す

る．専用のプレイルームは必須条件ではないが，ある程度の広さと設備をもった同一の空間と時間，そして治療者を確保することが PT の治療的恒常性の基盤となる．
- 背景とする理論により PT への導入やその後の治療者からの働きかけ方，子どもが展開する遊びの意味の読み取り方などは異なる．
- PT のなかで治療者は，子どもが内的空想も含み，日頃感じていることがらや感情を不安なく言語的・非言語的に自由に表現できるプロセスを支え，表現されたものの意味を一緒に考える他者として存在することを心がける．
- 最初のセッションには，しばしば，子どもが抱えている問題や子ども自身の対処方法，その後の治療の方向などが凝縮して表現されるので，PT 開始前の見立てと照合し検討する．
- 治療初期には，治療を信頼するにつれ，日常的な機能と子どもが抱える葛藤が表現される．
- 治療の展開に沿って，子どもは自分自身の問題のテーマとかかわるより深い水準の内的空想を象徴化し，遊びのなかで表現するようになる．治療者は遊びとして表現されるものの意味を注意深く考えながら，子どもが徐々に自分自身の心の動きに自ら気づき対処することができるようになることを促すための介入を適宜行う．
- 問題や葛藤の解決あるいは軽減のみならず，日常的な機能としてもその水準が変化し，内面的な作業よりもむしろ年齢相応な現実に目が向けられるような時期を迎えることが，PT としての終結の時期となる．

技法の習得法

- PT は子どもとの遊びへの「関与しながらの観察」であり，治療者は子どもの言語的・非言語的な表現の意味を考えるための準拠枠として子どもの心身の発達に関する理論を学ぶ．
- サイコセラピーの基本的な介入方法について学び，PT の対象となる子どもの年代や問題に合わせ必要に応じて治療的な枠組みのなかでの柔軟さを保つことを心がける．
- PT のプロセス全体のストーリーを読むことは終結の時期を迎えた後に可能になることであるといえるが，各セッションの意

味をその時期の問題として考えてみることを積み重ねることがより的確な介入のありかたを示してくれるものとなる．

専門家からのアドバイス
- 子どもと「遊ぶこと」は大人である治療者にとって，時には容易で時には非常に難しいこととなる．子どもが言語的・非言語的に繰り広げる遊びを治療的に意味のある「遊ぶこと」とするにはWinnicottと子どもたちのやりとりから教えられるものが大きいと筆者は考えている．

参考文献・推薦文献
- 広中正美．遊戯療法と子どもの心的世界．東京：金剛出版；2002．
- Winnicott DW. Psycho-analytic Explorations. Winnicott C, et al (eds). London：Harvard Univ Press；1989. pp291-375／牛島定信（監訳）．精神分析的探求 3．東京：岩崎学術出版；1998．pp63-166．
- 吉田弘道，伊藤研一．遊戯療法—二つのアプローチ．東京：福村出版；2010．

（佐藤至子）

2. サイコセラピー
d. 認知行動療法

治療法の概要
- 認知行動療法（cognitive behavioral therapy：CBT）では，精神的な問題を身体，認知，感情，行動の4側面に分けて理解する．
- 現在起こっている問題に目を向け，問題解決を主眼として具体的な治療計画を立てる．
- 患者との協働的関係のなかで，具体的な目標設定を行い，遂行に役立つ課題を実施する．
- 出来事に対する解釈のあり方が，その後の感情，身体，行動の反応を決めると考える．
- 解釈の偏りや癖が悪循環をつくる．その悪循環を同定し，好循環に変える作業をする．
- 結果を変えられる問題には行動活性化，変えられない問題には認知再構成を実施する．
- 行動的介入にはスキルの構築，回避状況への曝露，認知問題には認知課題を用意する．

治療の対象となる主な障害
- うつ病：子どものうつは大人と違う場合があるが，行動的介入が有効である．
- 不安障害：パニック障害，社交不安，心的外傷後ストレス障害，強迫性障害などに対し，曝露療法と認知再構成が奏功している．
- 行動問題：ひきこもり，摂食障害　怒りのマネージメント，注意欠如・多動性障害（ADHD）など．

実施法
- 患者と良い治療関係づくりを行う．家族，学校関係者との関係づくりも重要である．

2. サイコセラピー／d. 認知行動療法

表1 子ども対象の CBT で用いられる主な介入法

認知的介入	行動的介入
自己モニタリング	系統的脱感作
自己教示訓練	曝露訓練
思考記録表	リラクゼーション訓練（筋肉弛緩法，呼吸法）
問題解決技法訓練	社会スキル訓練
思考停止訓練	社交問題解決法
ソクラテス式問答法	スケジューリング
	コミュニケーションスキル訓練

- 患者に認知行動モデルを示す（絵を用いるなどわかりやすい形での情報提供が必須）．
- 患者の生活のなかの悪循環をモニター用紙，週間活動表などを用いて気づいてもらう．
- 具体的な目標（長期と短期）を立て，ステップ分けした細かな遂行計画を立案する．
- 面接内で話されたことを持ち帰り課題として生活のなかで実行できるように工夫する．
- 子どもの場合，SST（社会生活技能訓練）やコミュニケーションスキルの構築は重要である．その他は表1を参照．

技法の習得法

- 研修，ワークショップなどに参加し，CBT の基本的なアイデアを学習する．
- 普段から物事を4つの部分に分けるなど，CBT の見方に慣れるようにする．
- 簡単な言葉を使って心理教育をし，きちんとフィードバックをもらう練習をする．
- 会話力，表現力，想像力，応用力の向上のため，心理学，医学以外の分野にも親しむ．
- 独学ではなく，必ずスーパーバイザーに指導を受けるようにする．
- 同僚，多職種などとのケース検討会を催し，他の専門家の意見も取り入れる．

専門家からのアドバイス

- 認知行動療法は患者との関係が基盤となる精神療法であり，会話が基本である．
- モノローグにならないように，会話のできる関係づくりをする努力をする．そのためにも，患者の感情を読み取る力とコミュニケーション力のアップを図りたい．
- 子どもは小さい大人ではないことを認識すること．そして，子どもを相手にするのであれば特にユーモアのセンスを磨きたいところである．

参考文献・推薦文献
- ジェシー・ライトほか（著），大野　裕（訳）．認知行動療法トレーニングブック．東京：医学書院；2007．
- ジュディス・ベック（著），伊藤絵美ほか（訳）．認知療法実践ガイド―基礎から応用まで．東京：星和書店；2004．
- 堀越　勝，野村俊明．精神療法の基本―支持から認知行動療法まで．東京：医学書院；2012．
- 石川信一．子どもの不安と抑うつに対する認知行動療法―理論と実践．東京：金子書房；2013．
- 佐藤正二ほか．学校でできる認知行動療法―子どもの抑うつ予防プログラム．東京：日本評論社；2013．

（堀越　勝）

2. サイコセラピー
e. 行動療法
—曝露法を中心に

治療法の概要
- 行動療法（behavior therapy）は，患者や家族が困っている問題を習慣的な行動としてとらえ，それに対して生活しやすくする行動の仕方を「学習」することによって治療していく心理療法である．
- 行動療法の「学習」に関する理論は複数あり，それぞれから多数の治療技法が生まれている．本項では，行動療法の代表的な治療技法の一つとして曝露法について述べる．
- 曝露法は，神経症性不安を生じさせている刺激に持続的に直面して不安状況を再体験していくことで，その状況を不安でなく体験できるようにしていく治療技法を総称したものである．
- これは，条件づけられた不安反応はそれを引き起こす刺激に持続的に直面することにより減弱される habituation（馴化）という原理を臨床に応用したものである．

治療の対象となる主な障害
- 曝露法はいろいろな不安障害に適用されている．それぞれの疾患の特徴に応じて他の治療技法と組み合わせて用いられることが多い．
  ① 強迫性障害：曝露法と反応妨害法の組み合わせ（すなわち曝露反応妨害法）
  ② 広場恐怖を併発したパニック障害：回避している外的な状況や身体感覚への曝露と認知再構成法と呼吸法などの不安対処法との組み合わせ
  ③ 心的外傷後ストレス障害（PTSD）：イメージを用いた曝露法や認知再構成法
  ④ 社交不安障害：不安状況への曝露と，認知再構成法，社会技術訓練の組み合わせ

実施法

- 曝露法を施行する場合，集中的に強い刺激状況に直面させることもあるが，ほとんどの場合は患者が実行しやすいように，これから直面していく刺激状況を不安の強さの順に並べた不安階層表を作成して，それに応じて比較的弱い刺激状況から強い刺激状況へと段階的に直面させていく方法が用いられている．
- 現物や現実の状況へ直面させる曝露法（in vivo exposure）のほうが治療効果や効率が高いためによく用いられているが，PTSD や観念が中心である強迫性障害など，in vivo の曝露が困難である場合ではイメージを用いた曝露法も用いられている．
- 曝露法の進め方としては，基本的には，初めは治療者が強くサポートしながら患者に曝露の課題を実施してもらい，徐々に患者が主体的に治療を行うように進めていくことが多い．
- ただし，比較的軽症の場合などでは，患者が症状のしくみや治療の方法を十分に理解できれば，初めから患者のセルフコントロールによる曝露が行えることも少なくない．

技法の習得法

- まず，書物や文献などを読んで治療法の概略を理解すべきである．完成された治療プログラムやマニュアルだけでなく，詳細な治療経過が記述されている症例報告を読むことも大切である．
- 実際の治療は，できれば上級治療者からスーパーヴィジョンを受けることが理想的である．少なくとも独善的にならないように，治療スタッフや同僚などに治療経過を報告して客観的な意見を聴くことが望ましい．
- ケースカンファレンスや研修会などにも，自分の頭で考えながら参加すると身につきやすいと思われる．

専門家からのアドバイス

- 曝露法は，いやなことを無理やりさせる治療法ではないことを肝に銘じておくべきである．
- どのようなしくみで症状が維持，悪化されているのかという行動分析を明らかにしたり，「本当はこんなことを恐れたり，避

けたり，（強迫行為を）したりする必要がない」というような症状の不合理性の自覚を深めるようなアプローチが不可欠である．
- そして，患者が生活しやすくなるという大きな目標に向けて，具体的に治療を組み立てて動機づけを高めることが大切である．

参考文献・推薦文献
- Emmelkamp PMG. Anxiety Disorders：A Practitioner's Guide. New Jersey：Wiley；1992.
- 飯倉康郎．精神科臨床における行動療法―強迫性障害とその関連領域．東京：岩崎学術出版社；2010.
- 飯倉康郎ほか．強迫性障害治療のための身につける行動療法．東京：岩崎学術出版社；2012.
- 山上敏子．行動療法2．東京：岩崎学術出版社；1997.

（飯倉康郎）

2. サイコセラピー
f. ソーシャルスキルトレーニング（SST）

治療法の概要
- 心理社会的治療である行動療法の一つであるが，成功体験を積むことにより認知面の修正（「どうせできない」→「こうすればできる」）も期待できる．
- 学校においては，ソーシャルスキル教育という観点から，通級指導教室や通常の学級において実施されたり，NPO 支援団体や療育機関などでも発達障害児に実施されだしている．
- SST のセッションだけでなく，日常生活での成功体験が効果を高め，維持するために重要であり，セッションで学習・練習した内容を実生活のなかで実践できるように，家庭や学校との連携が欠かせない．

治療の対象となる主な障害
- 注意欠如・多動性障害（ADHD），自閉症スペクトラム障害（ASD）など発達障害が対象となる．ただし，対人関係能力に焦点を当てた SST では基本的な生活能力は自立できていることが望ましい．
- 対象となる子どもの年齢は小学生から中学生くらいまでであるが，幼児でも遊びを主体にするなどの工夫をすれば適用可能である．

実施法
実施形態
- 通常は発達障害児と仕事でかかわる専門職で，SST の経験のあるリーダーが，コリーダー（進行補助，児へのフイードバックなど）や他のスタッフ（個別支援など）とともに行う．ルールのある構造化された環境で，個々のがんばりに応じてポイントが得られていくように実施する．
- 1 回のセッションは 90〜120 分程度．学習セッションは，前

回宿題の報告(賞賛)→導入(なぜこのスキルが必要か)→バッドモデル(ありがちな失敗例の提示)→改善ポイントの話し合い→グッドモデル(児によるロールプレイ)→フィードバック(うまくできているところの賞賛)→まとめ(ワークシート記載)→次回までの宿題提示(生活場面で習ったスキルをチャレンジ)という流れが必要である.

- 専門機関で実施する際には,日常生活に近い場面設定の工夫として,遊びセッションや活動の時間でその日習ったスキルを実践して成功体験をもてるようにするか,ロールプレイにゲーム性を取り入れたりするとよい[1,2].
- 宿題達成のハードルが高いことをふまえ,保護者に対してセッション内容の説明と宿題達成への協力を得ていくことは大切である.

実施内容

- 参加児の年齢や発達特性に応じた標的スキルによるが,主張性(ことばで自分の気持ちや意見を言う),協力,怒りのコントロール(あるいはストレスマネージメント),さらに表情や場面の認知などASD等の特性に応じた内容,ならびに進行の工夫を行うことが多い.

技法の習得法

- 参考図書やDVDなどをもとにともかくやってみる.SST普及協会[3]などによる研修会に参加することも推奨される.
- セッション前後にスタッフ間でミーティングを行い,運営ならびに個々の児への配慮点,到達目標などを話し合うことで,常にSST内容の吟味とスタッフ自身のスキルアップを進めていく.

専門家からのアドバイス

- 参加児自身に「参加したい」,「こんなスキルを身につけたい」という動機づけが必要であり,そう思えるようなセッション運営の工夫,特に楽しさと達成感が重要である.
- 二次的にセルフエスティームの下がっている児が多いことから,「がんばったこと,できたことをほめられる」と安心してチャレンジ,あるいは失敗できるグループづくりを心がける.
- 生活のなかで能力を発揮しづらい発達障害児にとって,社会性

をSSTで身につけていくこと,さらに日常生活での達成感によってセルフエスティームを高めていくことが,その後の長期経過に良い影響を与えることを親や教師に伝えていきながら連携していくことも大切である.

参考文献・推薦文献
1) 岩坂英巳,高橋弘幸.ADHDへのソーシャルスキルトレーニング.精神科治療学 2010;25:911-918.
2) 山下祐史朗,向笠章子.ADHDをもつ子どものための支援プログラム―くるめサマートリートメントプログラムの実際.東京:遠見書房;2010.
3) SST普及協会.
   http://www.jasst.net/

（岩坂英巳）

2. サイコセラピー
g. 支持的精神療法

治療法の概要

- 厳密な定義は存在しないが，一般的には，患者との対話を中心に，傾聴，受容，共感をもとに患者をより深く理解し，治療者の理解を患者に言語的・非言語的に伝え，そのような姿勢を通じて患者の自我機能を強化し，結果的に現実への適応を促進する治療法である．
- 以上の臨床的態度は，専門的な精神療法の基本になるべきものであり，すべての臨床家に備わっているべきである．

治療の対象となる主な障害

- 対象として限定される障害はない．
- 支持的精神療法は原因に対する治療法ではなく対症療法的な役割であるため，自我機能がより脆弱な病態の重い患者に適用される，という考え方もあるが，病態だけが適用の判断基準にはならない．患者をめぐるさまざまな臨床的条件を勘案して総合的に判断するべきである．

実施法

- 治療者と患者との1対1の対話のなかで実践される治療法であり，特に実施法というべきものはない．支持的精神療法は精神分析的な解釈や転移を扱うことはせず，治療の目標に深い洞察を設定しないとされている．
- しかし治療者−患者関係のなかで，受容と共感だけに終始することは現実的にはありえないことであり，支持的な姿勢をとりつつも患者の問題点を指摘し，指示的に接することも時に必要なことはいうまでもない．重要なことは，面接のなかで患者が治療者から理解され受け入れられていることを実感することである．

技法の習得法

- ほとんどの精神療法に共通することであるが，まず治療者が自分自身の性格や生育歴を整理し，それなりに理解することが重要である．それは精神療法を習得していく過程と並行して進めていく課題であり，ある意味で到達目標であるということもできる．
- 具体的には，まず可能であれば習熟した精神科医（心理療法家）の治療場面に陪席することが望ましい．同時に自分で実践しながら，定期的なスーパーヴィジョンを受けることを強く勧める．

専門家からのアドバイス

- 繰り返しになるが，支持的精神療法は精神療法の基本であり，誰にも備わっているべき臨床的態度である．
- 一方，治療者が患者を無条件に全面的に受け入れるという事態はまったく治療的ではないため，受容と共感という姿勢を誤解してはならない．同様に患者が面接を通して過度に退行し，治療者に依存することも避けるべきである．患者の自立が損なわれるからである．
- 患者の病態にもよるが，治療者からの適切な支持を通して患者に適切な退行，依存が生じ，同時に理解されているという安心感を得ることができ，それが患者の洞察や適応の改善につながっていくことが大切なのである．

参考文献・推薦文献
- 青木省三．改めて支持的精神療法を考える．精神経誌 2005；107：495-499．

（松本英夫）

2. サイコセラピー
h. 力動的精神療法

治療法の概要
- 母子関係,性愛をめぐる葛藤,同一性の確立等を軸とする精神分析的発達理解に基づく.
- 患者の自由な語りを聞きながら中心的な葛藤パターンを把握する.
- 患者が直面している発達上の課題や困難について理解を患者と共有していく.
- 患者がセラピストへ向けている感情(転移)についてのセラピストの理解を伝える.
- 転移の理解を通じて患者が幼い人間関係のパターンや葛藤から抜け出すことを支援する.
- 以上の治療プロセスが進むと,葛藤に関連する症状が解消し,その人の発達が促進される.

治療の対象となる主な障害
- 対人関係上の問題や精神発達上の挫折や停滞が関連している精神障害や状態:分離不安障害,社交恐怖,摂食障害,境界性パーソナリティ障害,自己愛性パーソナリティ障害,統合失調質パーソナリティ障害,不登校状態.
- 無意識の葛藤や過去のトラウマ体験が発症に関与していると考えられる精神障害:転換性障害,疼痛性障害,解離性障害,特定の恐怖症,児童虐待の被害者.
- 上記の疾患や状態のすべてが治療対象になるのではなく,それらの障害の背景に情緒発達上の問題や無意識の問題が関与していると考えられる場合に有効と考えられる.

実施法
- 通常は,週1回以上の頻度で,同じ曜日の同じ時間に面接時間を設定する.

- 最初の1〜4回は,「あなた自身のことをもう少し知りたいので,あなたについて自由にお話して下さい」というような教示をして,診断面接(アセスメント面接)を行う.
- 診断面接から,発達上の問題や葛藤パターン,さらにパーソナリティの機能水準を把握し,力動的精神療法の適否を判断する.
- 必要に応じて,心理検査(Rorschachテストや描画テストなど投影法が中心となる)も施行するか,セラピスト以外の人に施行を依頼する.
- 診断面接や心理検査に基づいて,その人の抱えている心理的問題についてのセラピスト側の理解と治療についての見通しを伝える(力動的フォーミュレーション).
- 力動的精神療法が適切と思われる場合は,面接を続けることについて改めて了解を得る.
- 基本的には,その時に頭に浮かぶことについて話してもらう.
- セラピストは,基本的には,その人の言葉に耳を傾け続けながら,時々,疑問点について質問し,あるいは,その人の気持ちや葛藤について理解したことを伝える.
- 患者がセラピストに向けて抱いている感情(転移)が,直接あるいはほのめかす形で表現されるときには,その感情についてのセラピストの理解を伝える(転移解釈).
- 通常は指示や助言を控えるが,必要性が高いときには,精神分析的発達理解に基づいて,親子関係や友達関係,将来の進路などについて,患者に助言を行う.
- 青年期の場合,話を聞く以外に,絵を描いてもらうなど非言語的表現を取り入れてもよい.
- 青年期の場合,セラピストか同僚による親面接を行ったほうがよい.親面接では,親に青年の発達に関する理解を伝え,親として適切な対応の仕方を助言する.

技法の習得法

- 力動的精神療法の習得のためには,座学形式の系統的なセミナー,書籍による学習のほかに,ケースカンファレンスへの定期的な参加や,自分が担当する精神療法について個人スーパービジョンを受ける必要がある.

- 系統的な講義やケースカンファレンスは北海道から九州まで各地で行われている．
- 個人スーパービジョンを受けるためには，自分で信頼できそうなスーパーバイザーを探し，個人交渉で依頼するか，スーパーバイザーを紹介する研修グループに入会するか，どちらかの方法が考えられる．

専門家からのアドバイス

- 関心のある方は，学会のケースセミナーや近隣のケースカンファレンスに参加してみることをお奨めする．医師の場合は，医師の人数が多いカンファレンスがなじみやすいであろう．
- 力動的精神療法は，とっつきは悪いかもしれないが，1人の患者の発達や病理について包括的で深い理解を得ることができる方法論であり，日常の診療の質の向上にも役立つものなので，興味をもった人には，ぜひ学んでいただきたい．

参考文献・推薦文献
- Chethik M. Techniques of Child Therapy：Psychodynamic Strategies. New York：Guilford Press；1989／斉藤久美子ほか（訳）．子どもの心理療法―サイコダイナミクスを学ぶ．東京：創元社；1999.
- 土居健郎．方法としての面接―臨床家のために，新訂版．東京：医学書院；1993.
- 成田善弘．精神療法家の仕事―面接と面接者．東京：金剛出版；2003.
- 小倉 清．子どもの臨床．小倉清著作集（1）．東京：岩崎学術出版；2006.

（生地　新）

2. サイコセラピー
i. 集団精神療法

治療法の概要
- グループを用いて行う治療活動のうち，スポーツや創作活動といったグループ活動はグループ・ワークと呼ばれ，これに対して集団精神療法は，① 言葉を媒介とした相互作用の場で，② メンバー間（患者-患者，患者-治療者）の関係の発展・変化が治療過程にみられ，③ グループの大きさは4〜30人程度といった特徴がある．
- より高度の専門的な治療理論（サイコドラマ，精神分析的，認知行動療法的なものなど）が用いられている．

治療の対象となる主な障害
- 集団精神療法の治療対象に絶対的禁忌はない．ただし，以下に示すような配慮は必要である．
  ① 素行障害，薬物乱用の子どもは，非行のない子どもと一緒にすることは避けたほうがよい．
  ② 急性精神病状態，極端な退行状態にいる子ども，「自己愛的」と分類される子ども，他者の言動を被害的に関係づける傾向の目立つ子どもは，当初は参加を見合わせ，その後の状態像の変化により参加の意義を検討することになる．
  ③ 注意欠如・多動性障害（ADHD）などの衝動統制の未熟な子どもにとって集団療法は望ましい治療法であるが，彼らの衝動性，自己中心性，落ちつきのなさなどからグループを乱したり，逆に他のメンバーから疎外され孤立する状態が生じやすい．そのため，治療者はグループ全体の受容力やグループの発達段階とのバランスを考慮したり，意図的に子どもを組み合わせたり，グループに慣れるまで治療者が傍らで付き添うといった対応が必要になってくる．

2. サイコセラピー／i. 集団精神療法

実施法

- 主に学齢以前の子どもを対象としたプレイを中心とした集団療法，小学生から中学生を対象としたゲームやスポーツ，創作活動などを中心とした活動集団療法（activity group therapy：AGT）を行う．
- 言葉を媒介にした集団精神療法は主に中学後半から高校以降の子どもが対象になり，両グループの移行段階にある子どもには活動-面接集団療法（activity-interview group therapy：AIGT）を行う．

技法の習得法

- 集団精神療法を学ぶためには，
  ① 集団精神療法に参加して体験すること，治療者として集団精神療法を行うこと
  ② 一緒に集団精神療法をする人を見つけること
  ③ メンバーの選択に細やかな配慮をすること（スタッフを手助けしてくれるようなメンバーを数人加えておくこと）
  ④ 表出された感情に率直に答えること
  ⑤ 行った集団精神療法を振り返ってみることやスーパービジョンを受けること

  が必要になる[1]．

- 筆者は，外来診療の合間にすごせる場（「たまり場」）を子どもに提供した経験がある．構造が緩やかな「たまり場」であっても，子どもの自然な回復力を刺激して，効果を生みだしたことを経験したことは，筆者に集団精神療法への興味を呼び起こし，また「たまり場」というグループを信頼できるという感覚をもたらしてくれたと考えている．

専門家からのアドバイス

- 鈴木[2]は，集団精神療法を実際に行う基本原則として，① バウンダリー（boundary）を守ること，② 集団療法では何を言ってもよいという保証が必要であること，③ 集団の圧力を強くしないこと，言い換えるとメンバーの多様な価値を取り入れ，吟味しながら，個人的な行動，発言を重視し育てるような柔軟性が必要であることをあげている．
- 集団精神療法は決してグループを操る方法ではなく，グループ

を盛りあげ活発なグループをつくる方法でもない．前述したグループを信頼できるということは，グループに参加している子どもやスタッフのメンバー一人ひとりを信頼するという意味ではなく，グループが問題を解決していく力をもっており，そのグループが問題を解決していくプロセスを信頼できるということである[3]．

- また，子どもを対象にした集団精神療法は，停止あるいは回避していた同年代集団との再会の機会，そしてかつて挫折の苦い思いを与えた仲間集団体験や学校体験のやり直しの機会を提供し，思春期の発達課題である親，特に母親から適切な距離をおくために必須のエネルギーを与えてくれ，他者との折り合いをつける経験を与えてくれる意義があると考えられる．

参考文献・推薦文献
1) 渡部京太，森岡由起子．集団療法．山崎晃資ほか（編著）．現代児童青年精神医学，改訂第2版．大阪：永井書店；2012．pp597-602．
2) 鈴木純一．集団精神療法の実践．近藤喬一，鈴木純一（編）．集団精神療法ハンドブック．東京：金剛出版；1999．pp143-160．
3) 相田信男．実践・精神分析的精神療法―個人療法そして集団療法．東京：金剛出版；2006．

（渡部京太）

2. サイコセラピー
j. 親ガイダンス・心理教育

治療法の概要
- 心理教育とは病気や障害についての適切な知識（診断名，考えられる原因，予後や経過，必要な治療）と求められる対応を親や本人に伝えることである．
- 親ガイダンスとは，心理教育のなかでも親がどのようにかかわるか，どのように理解するかに特化した教育的アプローチだといえる．
- 子ども自身や親が自分の置かれている状態を理解することは，変化してもらうための第一歩となる．そのため，重要な治療の一要素であり，ただ知識を提供するだけではなく，その体験理解を含めたかかわりが求められる．
- 個別面接の形式で行う場合もあれば，集団の形式をとる方法もある．

治療の対象となる主な障害
- 原則としてすべての精神疾患・障害において必要である．

実施法
- 子どもや親を対象に，各種心理検査や問診を通して情報を収集し，診断と現在の症状やその発生要因，維持要因を明らかにする．
- 今の状態と今後の予測について，非専門家でもわかりやすい言葉で伝える．
- 治療の選択肢をそのメリット・デメリットと合わせて伝える．その過程で親自身が子どもとのかかわり方を見直していけるように促す．
- 子どもへの治療（薬物療法や療育，認知行動療法など）と並行し，親に対してかかわり方のポイントを伝えたり，対応の振り返りを行っていく．

- 集団の場合，同じ障害や病気をもつ者同士（親同士の場合もあれば，子どもたちの場合もある）でグループとなり，ファシリテーターを援助者が務めることが多い．治療者が知識を提供したり，参加者の疑問に答えたり，日々の悩みに対して参加メンバー同士で意見を出し合うことで，不安の軽減と適切な対応スキルの獲得を促す．

技法の習得法

- 各障害の知識を非専門家でもわかりやすいように説明できるようになる必要がある．そのため，子どもでもわかりやすい非専門家向けの著書に目を通すことは有用である．
- わが子が何らかの病気や障害を有していることがわかったときの親の心理状況を理解するとともに，その訴えに耳を傾けながらも，子どもの治療のために何をしていけるといいか，支持的な姿勢と並行して適切な助言を行う技術の獲得が必要である．各種文献から学んだり，実際の臨床から学んでいく．
- 集団で心理教育を行う場合，集団をマネジメントするスキルも求められる．さまざまな集団のグループワークに同席したり参加することや，集団力動について学ぶことが，ファシリテーターとしてのスキルの向上につながる．

専門家からのアドバイス

- 親の不安が高まったり，子どもへのかかわり方がわからず困惑しているときに適切な知識を提供することは，安心を促し，子ども全体を理解するための一歩を踏み出せるようになることがある．
- 一定以上の年齢の子どもであれば，自分が抱えている困難の理由が明らかになることで，自責感が軽減したり，問題に前向きに向き合えるようになったりすることもしばしばある．
- ただ知識を伝えるだけでは，レッテルを貼られたと感じたり，治らないという不安感や絶望感につながることもあるため，その家族にあったタイミングで，適切な言葉を用い，十分な時間をとって，実施することが重要である．

参考文献・推薦文献
- 宮田雄吾（編）．こころの病気がわかる絵本シリーズ．東京：情報セ

ンター出版局;2010.
- 後藤雅博. 家族心理教育から地域精神保健福祉まで―システム・家族・コミュニティを診る. 東京:金剛出版;2012.
- 横井英樹ほか. 発達障害の心理教育. 臨床精神医学 2010;39:809-814.
- 鈴木廣子. 摂食障害の心理教育―患者と家族に伝えるべきこと. 臨床精神医学 2010;39:795-799.
- 後藤雅博. 心理教育の歴史と理論. 臨床精神医学 2001;30:445-450.

〔野中舞子, 金生由紀子〕

2. サイコセラピー
k. ペアレント・トレーニング — ADHD を中心に

治療法の概要
- 心理社会的治療である行動療法の一つであり，国内の注意欠如・多動性障害（ADHD）診断治療ガイドラインをはじめ，諸外国においても発達障害治療の有効な手立てとして推奨されている技法[1,2]である．
- 環境調整，家族支援の要素も含んでおり，日常生活のなかで親が子どもの特性に応じたかかわりができるようになることで，本人の問題行動の軽減，適応行動の増加，セルフエスティームの向上，そして親子関係の改善などが期待される．

治療の対象となる主な障害
- ADHD，自閉症スペクトラム障害など発達障害が対象となる．ただし，言葉でのやりとりができることが条件となる．
- 対象となる子どもの年齢は4〜5歳から小学生まで．中学生でもほめ方などに年齢相応の工夫をすれば適用可能である．
- 参加する親に知的理解の弱さがあったり，グループ内の他者を攻撃する傾向が強い場合は，グループへの参加は困難である．

実施法
実施形態
- 通常は専門性をもち研修を受けたインストラクターが実施する．スタッフとしてもう1人書記（兼サブリーダー）がいるほうがグループ全体を把握しやすい．
- 1回のセッションは90分程度で，「ウォーミングアップ（子どもの良いところ探し）→宿題報告→テーマ学習（必要時ロールプレイ）→質疑応答→次回宿題説明」という流れで行う．
- 標準的な全10回のプログラムの場合は，前半の行動観察（行動の3段階の流れ，3つのタイプ分け）からの一貫した対応，特にほめる習慣をつける時期と後半の指示の出し方，無視（待

2. サイコセラピー / k. ペアレント・トレーニング ― ADHD を中心に

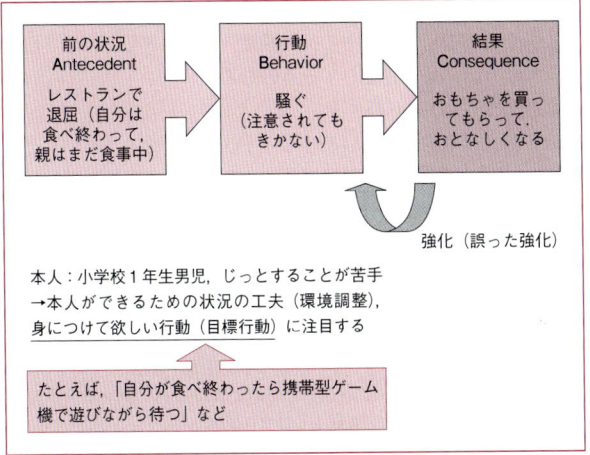

図1 行動の3段階の流れ（ABC）

```
[前の状況 Antecedent] → [行動 Behavior] → [結果 Consequence]
レストランで退屈         騒ぐ              おもちゃを買って
（自分は食べ終わって，   （注意されても    もらって，おとなし
親はまだ食事中）          きかない）        くなる
                                          ↰ 強化（誤った強化）
```

本人：小学校1年生男児，じっとすることが苦手
→本人ができるための状況の工夫（環境調整），身につけて欲しい行動（目標行動）に注目する

たとえば，「自分が食べ終わったら携帯型ゲーム機で遊びながら待つ」など

ってからほめる），そしてトークンやタイムアウトから構成される．

- 短縮版として5，6回で実施する場合は，標準版の前半部分と指示，無視のあたりまでについて，「ほめる」をキーワードに行うとよい．

実施内容

- 行動観察では図1のように，行動の流れを ABC で理解して，本人ができる工夫を環境調整や達成可能な目標行動の設定・ほめることにより，適応行動を増やしていく．
- 行動を「好ましい行動＝ほめて増やす」，「好ましくない行動＝注目を外して減らす」，「許しがたい行動＝タイムアウトでなくす」の3つに分けて一貫した対応を行う．
- 指示を出すときには，「予告（実行可能な約束）→指示（CCQ，穏やかに・近くで・静かに）→ほめる（25％程度できればほめる）」がコツ，必ず近づいて注意をひいて行う．

技法の習得法

- 参考図書で自学することもできるが，本の著者らが行う研修会に医師あるいはコメディカルスタッフなど同僚が参加すること

が望ましい．
- 自分自身が身近な子どもの行動観察，記録，そして指示を出しながら，ほめる練習をしてみるのもよい．

専門家からのアドバイス
- 親子関係が煮詰まっている時に「子どもをほめるように」と漠然と言われても実行は困難である．子どもの行動特性理解と一つひとつの行動エピソードを図1のように理解して，ほめるポイントを一緒に探していくとよい．

参考文献・推薦文献
1) 上林靖子（監），北　道子ほか（編）．発達障害のペアレント・トレーニング実践マニュアル．東京：中央法規；2009．
2) 岩坂英巳ほか．困っている子をほめて育てるペアレント・トレーニングガイドブック．東京：じほう；2012．

（岩坂英巳）

2. サイコセラピー
I. 家族療法

治療法の概要
- 子どもを含む家族は日常的に相互に影響しあって生活している．家族療法は，こうした「相互に影響しあっている」家族関係を変化させることで子どもの示す障害や症状を消去する．

治療の対象となる主な障害
- 問題行動：場面寡黙，夜尿，不登校，家庭内暴力，ひきこもり，自傷行為，非行，薬物乱用など．
- 精神科疾患：摂食障害（特に初期の制限型の拒食症），境界型パーソナリティ障害，反社会性パーソナリティ障害，演技性パーソナリティ障害，強迫性障害（特に家族を巻き込んでの強迫行為），解離性障害，転換性障害，身体表現性障害，過換気症候群，知的障害の心因反応，発達障害（注意欠如・多動性障害〈ADHD〉，Asperger症候群など），心的外傷後ストレス障害（PTSD）など．
- 心身症：アレルギー性疾患，喘息，胃腸障害，糖尿病，肥満など．

実施法
- 同居家族全員を招いての面接をもつことが，家族内での関係性を理解するうえで最も有効である．次に，両親と問題や症状をもった子どもだけの面接でもおおよその関係性は仮定できる．
- 日常臨床では母親と子どもの面接がなされることが多いと思うが，父親がこうした来院にどのような理解を示しているかはぜひ聞く必要がある．このことで最低限治療に必要な父親–母親–子どもという鍵となる三者関係を仮説的（母親の視点からのみの仮説）だが掌握できる．母親だけの来院でも，この父親–母親–子どもの鍵となる関係を聞きとることができるが，この場合は，かなり母親の主観的な視点が入っているので，そのこと

を十分に考慮して仮説をたてるべきである.
- 治療者はこうした仮説をもとに,症状や問題行動に対処しようとして悪循環に陥っている家族関係を変化させるべく介入する.それらには,父親に今まで以上に関与してもらう,母親と子どもの距離をつくる,両親間での子どもの問題への対応の一致を探る,三者間でのコミュニケーションのずれを指摘し改善すべく介入するなどがある.

技法の習得法

- 基本的に,従来の個人に対するサイコセラピーとは異なり,家族個々人の理解よりも,具体的な家族内対人関係をアセスメントし介入する.
- 個人への共感や理解だけでなく,家族間の「関係への共感」(たとえば「お母さんの子どもさんへのご心配を,お父さんは過剰だとお考えなのですね」といったどちらの肩ももつことなく,両親の関係性を理解し,それが子どもの問題解決のためのそれぞれの努力であることに共感と称賛を示す態度で臨む)が重要となる.このためには家族療法に習熟した治療者からロールプレイによる指導を受けるのが初心者にはよいであろう.
- さらに家族面接場面の観察(ワンウェイミラー越しでの観察,記録されたビデオの視聴など)やベテラン治療者との同席家族面接,家族面接を実際に行っているところを指導者にワンウェイミラー越しに見てもらい,インターホンなどを用いてのライブ・スーパービジョンを受けるなどが習得法として推奨される.
- 上記のような機会のない場合は,自分の行っている家族面接のビデオや録音をスーパーバイザーに聞いてもらいながらの指導も可能である.紙面に記録された面接記録での指導も可能であるが,習得は遅くなる.

専門家からのアドバイス

- サイコセラピーの習得は書物からでは困難である.実技での学習以外に習得することはできない.こうした原理からすると家族療法の指導者たちは上述したように実技指導にはきわめて慣れており,比較的短期で習得できると考える.
- 家族療法は多くの理論とその折衷から成るが,臨床指導を受け

つつこれらの基本概念を学ぶと理論の身につくスピードも速くなる．そのうえで自分がどういうスタイルの家族面接を行うかが時間をかけて決まってくるであろう．日本家族研究・家族療法学会には学会認定の家族療法スーパーバイザーがおり，問い合わせてみるのも一案である．

参考文献・推薦文献
- 中村伸一．家族療法の視点．東京：金剛出版；1997．
- 中村伸一．家族・夫婦臨床の実践．東京：金剛出版；2011．
- 日本家族研究・家族療法学会（編）．家族療法テキストブック．東京：金剛出版；2013．

（中村伸一）

3. 薬物療法
a. 子どもの薬物療法適用の考え方

治療法の概要

- 薬物療法とは，向精神薬（psychotropic agents）を用いて症状の緩和，再発予防，進行の抑制などを行う治療行為をいう．適切に薬物療法を併用すれば，精神療法や認知行動療法など，その他の治療効果を促進しうる．
- 向精神薬の多くは，① 基質として受容体に結合し，受容体を刺激（アゴニスト），② 受容体に結合し，基質の受容体への結合を阻害（アンタゴニスト），③ シナプス間隙に存在する神経伝達物質の再取り込みを阻害（トランスポーター阻害）することにより，脳内の神経伝達物質の状態を変化させて臨床効果を発揮する．
- これまでの向精神薬による治療は，精神疾患の病因に基づく根本治療とはなっていない．しかし，多くは病態に基づく治療であり，単なる対症療法ではない．
- とりわけ小児においては，通院や服薬をめぐる治療者や保護者との協働がもたらす精神療法性，症状の緩和と寛解の維持が児の育ちと家族のダイナミクスに与える影響，治療に対するポジティブあるいはネガティブな認識が与える心理的影響など，薬物療法に関連する多側面について認識する必要がある．

治療の対象となる主な障害

- 向精神薬の分類は，その薬剤が用いられる代表的な疾患（たとえば，抗精神病薬），あるいは，その薬剤の薬理学的特性（たとえば，セロトニン再取り込み阻害薬）に基づいており，その薬剤が投与される疾患名とは必ずしも一致しない．
- 日本において適応を取得しているのは，自閉症の易刺激性に対するピモジド，注意欠如・多動性障害（ADHD）に対するメチルフェニデート徐放錠，アトモキセチンのみである．

- その他は，その疾患に対する適応は取得しているが，日本で小児を対象にした臨床試験が実施されておらず，「小児に対する有効性と安全性は確立していない」と添付文書に記された薬物療法，あるいは，日本以外におけるエビデンスに基づいた薬物療法であり，適応外処方となる．
- 向精神薬の分類別でみた代表的な疾患は以下の通りである．
  ① 抗精神病薬：自閉症スペクトラム障害（興奮性，易刺激性），Tourette 障害，双極性障害
  ② 抗不安薬：不安，不眠，Tourette 障害
  ③ 抗うつ薬：不安障害，強迫性障害，うつ病
  ④ 気分安定薬：双極性障害
  ⑤ 睡眠薬：睡眠障害（ただし，小児では脱抑制などの奇異反応が起こりやすい）
  ⑥ ADHD 治療薬：ADHD，自閉症スペクトラム障害の不注意，多動性−衝動性

実施法

- 薬物療法にあたっては，患児および家族に対して十分な説明と同意が求められる．適応外処方である場合には，その旨も説明する．
- 児は，その疾患や発達障害であるから服薬するのではない．服薬を通じて児の生活がどのように変わりうるのか，服薬においてどのような副作用が起こりうるのか，児の生活に根ざしたインフォームド・アセントが求められる．
- 保護者にとっても同様であり，薬剤の効果と副作用，経済的側面だけでなく，児の身体的・心理的発達，ならびに児をとりまく家族にとってどのような影響があるかを含めた説明が求められる．
- 薬剤選択においては，効果と副作用のみならず，薬剤の色，形，剤型，服薬タイミングなど，服薬感を含めた相談が求められる．薬剤の実物大の写真も有用である．
- 薬剤の効果ならびに副作用，特に短期的副作用だけでなく，長期的にみた成長発達への影響を考慮する．

技法の習得法

- 児童青年精神科診療に携わるまでの道のりはさまざまである．

成人精神科臨床での幅広い薬物療法の経験は，小児を対象にした薬物療法においてもおおいに役立つ．ただし，小児は症状の現れ方，薬剤への反応性が異なることに留意する必要がある．
- 小児科診療，あるいは，最初から児童青年精神科診療に携わる場合には，小児において頻度の低い精神疾患の薬物療法は不得手に感じることもあるかもしれない．その場合には，上級医師，他の医師の処方経験なども共有しつつ，薬物療法を実施し，適切なアドバイスを求めるとよい．
- インフォームド・アセントは，薬物療法に付随する付加的なものではなく，精神療法的要素も含めた治療の中心であることに留意し，大切に扱う臨床態度が求められる．

専門家からのアドバイス

- 薬物療法にあたってのインフォームド・アセントは，エビデンスを臨床所見に照らしてその必要性を説明し，患児と家族とともに意思決定するという臨床姿勢さえあれば，経験の蓄積で磨き上げられていく．
- 薬物療法は，できるだけ少量にすることが臨床的に妥当なのではなく，実施しないなら薬物療法を実施しない，実施するなら必要十分に実施する．薬物療法の必要性の根拠を明確に意識し，できるだけシンプルな処方を心がけ，その結果，どのような有効性と副作用，心理的影響があるかを含めて治療にフィードバックする臨床姿勢が肝要である．

参考文献・推薦文献
- ティモシー・E. ウィレンズ（著），岡田　俊（監訳）．わかりやすい子どもの精神科薬物療法ガイドブック．東京：星和書店；2006．

（岡田　俊）

3. 薬物療法
b. 抗精神病薬

治療法の概要
- 抗精神病薬は副作用の観点から第一世代抗精神病薬 (first generation antipsychotics：FGA) が中心である. 日本では現在, リスペリドン, オランザピン, ペロスピロン, ブロナンセリン, クエチアピン, アリピプラゾール, クロザピン, パリペリドン (リスペリドンの活性代謝産物) が使用可能である.
- ただし, 治療抵抗性の統合失調症に使用されるクロザピンは無顆粒球症などの重篤な副作用があるために使用できる施設が限定されている.

治療の対象となる主な障害
- 統合失調症が中心である.
- オランザピンは双極性障害における躁症状およびうつ症状の改善に, アリピプラゾールは双極性障害における躁症状の改善, 既存治療で十分な効果が得られない場合のうつ病・うつ状態, に適応が認められている.
- またいずれの第二世代抗精神病薬 (second generation antipsychotics：SGA) も適応外ではあるが, Tourette障害や, 自閉症スペクトラム障害の衝動性, 自傷行為などに一般的に使用されている.

実施法
- 少量から使用するのが一般的である. 特に子どもでは, 体重増加や耐糖能異常が出現しやすいため注意を要する.

専門家からのアドバイス
- 適応外使用することも実際の臨床場面では多いため, その際には本人と保護者に十分な説明をすることが肝要である.

参考文献・推薦文献
- 樋口輝彦ほか（編）．今日の精神疾患治療指針．東京：医学書院；2012.

（松本英夫）

3. 薬物療法
c. 抗うつ薬

治療法の概要
- これまで海外で行われた児童・青年期のうつ病に対する選択的セロトニン再取り込み阻害薬（SSRI）とプラセボの二重盲験比較試験のなかで，プラセボに比較して有意に反応率が高いと報告されたものはフルオキセチン，シタロプラム，セルトラリンの3剤である．
- アメリカ食品医薬品局（FDA）から児童・青年期のうつ病治療薬として認可されているものはフルオキセチンとエスシタロプラムの2剤である．
- 上記のうち，わが国で使用可能な抗うつ薬はセルトラリンとエスシタロプラムであるが，いずれも子どもにおける有効性と安全性を示す試験は行われていない．使用に際しては，リスクとベネフィットを検討したうえで，適応を慎重に検討する必要がある．

治療の対象となる主な障害
- 大うつ病性障害．
- 不安障害（パニック障害，社交不安障害，強迫性障害，心的外傷後ストレス障害など）．

実施法
- 大うつ病性障害と診断した子どもにおいて，特に中等度以上の重症度の子どもに対して薬物療法を行わざるをえないと判断した場合に行う．
- 最少量のSSRIから始めて1～2週間をかけて漸増していく．抗うつ薬の効果は1～2週間で現れる．ところが副作用は投与直後に出現することが多い．消化器系の副作用に対してあらかじめ消化器用薬や制吐薬の併用を行う．
- 治療期間は，現在のうつ状態が治って本来の状態まで回復する

のに平均約3か月かかる．寛解状態になっても，抗うつ薬の量は減らさないでその後最低でも6か月は服薬を続けるべきと考えられている．その後，2~3か月かけて徐々に抗うつ薬を減量していき，それでも状態が安定していれば服薬を中止し，治療を終結することができる．
- この治療をきちんと行うかどうかが予後を決める重要なポイントである．

技法の習得法

- 初めは指導医のもとで慎重に行う必要がある．
- 当初はうつ病症状評価尺度を用いて，症状の改善度を毎週チェックする必要がある．
- 副作用が出た場合の連絡方法および連絡先をあらかじめきちんと伝えておく．

専門家からのアドバイス

- SSRI の副作用として重要なものは activation syndrome である．これは SSRI の投与初期や用量変更時にみられる中枢刺激症状であり，不安，焦燥感，パニック発作，不眠，易刺激性，敵意，衝動性，アカシジア，軽躁状態，躁状態などの症状がある．
- SSRI を急激に減量中止すると，めまい，嘔気，疲労倦怠感，頭痛，ふらつきなどの退薬症候群（離脱症候群）が出現する場合があるので，慎重な対応が必要である．

参考文献・推薦文献
- 傳田健三．SSRI の児童・青年期患者への投与と安全性．小山　司（編）．SSRI のすべて．東京：先端医学社；2007．
- 傳田健三．児童・青年期の気分障害の臨床的特徴と最新の動向．児童青年精神医学とその近接領域 2008；49：89-100．

〈傳田健三〉

3. 薬物療法
d. 抗不安薬

治療法の概要
- ベンゾジアゼピン系と非ベンゾジアゼピン系抗不安薬に大別される.
- ベンゾジアゼピン系抗不安薬は, 脳内 GABA-A (γ-アミノ酪酸 A) 受容体に結合し, 中枢神経系の活動に抑制的に作用する. 日本では特に多くのベンゾジアゼピン系薬剤が発売されているが, 基本的には作用の強さと作用時間の長さの違いである.
- 非ベンゾジアゼピン系抗不安薬としては, セロトニン作動性薬剤であるタンドスピロンが使用可能である. 本剤は, セロトニン 5-HT (5-ヒドロキシトリプタミン) 1A 自己受容体に部分アゴニストとして作用し, いったん 5-HT の合成および放出を抑制する. タンドスピロンの反復投与により自己受容体が脱感作され, ダウンレギュレーションを起こす. この結果, 5-HT の抑制が解除され, シナプス間隙における 5-HT 量は増加し, 抗うつ効果, 抗不安効果を示す.

治療の対象となる主な障害
- 不安障害に限らず, あらゆる不安に対する対症療法として使用されるほか, ベンゾジアゼピン系抗不安薬を眠前に用いて睡眠の補助にすることがある.
- また, ベンゾジアゼピン系抗不安薬をてんかんや Tourette 障害に対して使用することがある. しかし, わが国において, 小児における有効性と安全性を確認された薬剤はない.

実施法
- 抗不安薬の投与は, 鎮静や眠気により認知機能を低下させ, 学業をはじめとする日常生活の質を低下させる可能性があることから, 最小限の使用に限る.

- 小児では，抗不安薬の投与が奇異反応をもたらし，不安，攻撃性，脱抑制などを呈することがあることから，リスク・ベネフィットのバランスを考慮し，慎重に投与する．
- 作用時間が短時間で，かつ，効果が強いものほど，依存を招きやすい．通常用量のなかでの投与であっても，長期の連用により常用量依存を呈することがある．
- 高用量のベンゾジアゼピン系薬剤は，急激な薬剤の中断で，退薬症状を呈することがあるので緩徐に減量する．退薬症状の出現のために短時間作用型ベンゾジアゼピン系薬剤の減量・中止に苦慮する場合には，いったん長時間作用型ベンゾジアゼピン系薬剤に切り替えてから減量・中止する．
- ベンゾジアゼピン系抗不安薬から非ベンゾジアゼピン系抗不安薬への切り替えでは，ベンゾジアゼピン系抗不安薬の離脱症状が生じやすい．いったん上乗せ併用後に，徐々にベンゾジアゼピン系抗不安薬を中止する．

技法の習得法

- 若手医師から「抗不安薬はさまざまな種類があって，どう使い分けてよいかわからない」と聞かれることがある．しかし，これほどまで多くの抗不安薬が発売されているのは日本の特殊事情であり，背景には漫然と抗不安薬が連用されやすい日本の薬物療法に問題点がある．
- ベンゾジアゼピン系の抗不安薬は，作用の強さと作用時間の長さの違いのみであり，作用機序は同一である．したがって，市販されているすべての抗不安薬を使い分けるのではなく，効果の強さと作用時間の長さの異なる数種類を使いこなすことでよい．
- 不安に対する薬物療法では，抗うつ薬も考慮の対象となる．不安を認めた場合には，それがどのような病理・病態に基づく不安であるのかを明確にし，精神療法や環境調整も含めた包括的対応を行う．

専門家からのアドバイス

- 特に小児では，抗不安薬を不安に対する対症療法として使用するのは，最小限にとどめる．鎮静や眠気による日常生活への悪影響，依存リスク，脱抑制を含めた奇異反応の可能性をふまえ

てリスク・ベネフィットを考慮する.
- しかし,不安そのものは精神科臨床において積極的に対処すべき症候である.その際には,単に不安を症状として対処するのではなく,その背景を明確にして多面的にアプローチする.

参考文献・推薦文献
- ティモシー・E. ウィレンズ(著), 岡田 俊(監訳). わかりやすい子どもの精神科薬物療法ガイドブック. 東京:星和書店;2006.

(岡田 俊)

3. 薬物療法
e. 抗 ADHD 薬

治療法の概要
- 注意欠如・多動性障害（ADHD）に対して薬物療法を開始する前に心理社会的な治療が行われるべきであり，薬物療法開始後も心理社会的治療を併用すべきである．
- 薬物療法を開始する前に客観的に症状評価を行い，薬物療法開始後も定期的に症状評価を行い薬物の有効性を検討する必要がある．
- ADHDに対する薬物はメチルフェニデート徐放剤とアトモキセチンの2種類の薬剤が正式に認可されており，両剤が第一選択薬である．
- メチルフェニデート徐放剤は中枢神経刺激薬であり，ドパミンを調節し，速効性であり朝1回の服用でよい．ただし，効果持続時間は8時間程度であり，依存性について注意が必要である．
- アトモキセチンは選択的ノルアドレナリン再取り込み阻害薬であり，ノルアドレナリンを調節する．1日2回服用する必要があり，効果発現までに4週間程度かかるが，1日中同じ効果を有する．また依存性は認められない．
- 第一選択薬で効果がみられなかった場合，抗うつ薬，抗精神病薬，カルバマゼピンやバルプロ酸などの気分安定薬などが用いられる．
- 成長への影響を考慮して，身長・体重を定期的に測定し，副作用をチェックするために血液検査や心電図検査を行う．

治療の対象となる主な障害
- ADHD患者のうち，6歳未満の幼児には原則として禁忌である．
- アトモキセチンとメチルフェニデート徐放剤は6歳以上の子

どもから成人に至るまで使用が可能である.
- 基本的に GAF（global assessment of functioning）値が 60 以下の場合に薬物療法を検討する.
- 抗うつ薬，抗精神病薬，気分安定薬などは，子どもへの適用に関しては正式に認可されていない薬物であるために，使用する場合にはそのことを含めて十分に説明する必要がある.

実施法

- GAF 値が 60 以下の場合に，心理社会的治療を行ったうえで，不適応な状態が続く際に薬物療法を開始する.
- 薬物療法を開始する前に ADHD-RS（ADHD-rating scale）や QCD（questionnaire children with difficulties）などの評価尺度で症状を評価し，開始後も定期的に症状評価を行う.
- 本人と保護者に副作用を含めて十分な説明を行い同意を得る.
- 薬物療法開始前に血液検査や心電図検査を行い，異常がないことを確認してから処方を開始すべきであり，薬物使用中には定期的に検査を行うことが望ましい.
- 第一選択薬であるメチルフェニデート徐放剤かアトモキセチンのいずれかを使用する．どちらを選択するかは薬剤の特性と患者の症状を考慮して判断する．メチルフェニデート徐放剤はチック障害や Tourette 障害が併存している場合には投与しないほうがよく，てんかんの併存がある場合にも慎重な投与が求められる[1].
- メチルフェニデート徐放剤は朝 1 回 18 mg/日から開始し，症状の推移と副作用の出現について慎重に検討しながら，添付文書の規定に従って増量し，一日投与量は 54 mg を超えてはならない.
- アトモキセチンは 0.5 mg/kg/日より開始し，症状の推移と副作用の出現について慎重に検討しながら，添付文書の規定に従って増量し，一日投与量は 1.8 mg/kg/日を超えてはならない.
- 第一選択薬の一方で効果がみられなかったときに，もう一方の薬剤に変更する.
- 第一選択薬の 2 剤で効果がみられなかった場合に，抗精神病薬，抗うつ薬，気分安定薬の使用を検討する.

引用文献・推薦文献
1) 渡部京太, 齊藤万比古. 薬物療法. 齊藤万比古, 渡部京太（編）. 第3版 注意欠如・多動性障害—ADHD—の診断・治療ガイドライン. 東京：じほう；2008. pp153-159.

（飯田順三）

3. 薬物療法
f. 気分安定薬

治療法の概要

- 気分安定薬は，双極性障害の気分変動を軽減させる，気分変動の再発・再燃を予防する効果のある薬剤を総称する．作用機序は明確でないものも多いが，想定される機序は多様である．
- 炭酸リチウムを除くすべての薬剤（バルプロ酸，カルバマゼピン，ラモトリギンなど）は抗てんかん薬でもある．
- 近年では，オランザピン，クエチアピン，アリピプラゾールなどの新規抗精神病薬にも気分安定化作用があることが知られている．
- 小児においては気分安定薬の有効性を示す十分なエビデンスが少なく，むしろ新規抗精神病薬の有効性を示すエビデンスが多い．

治療の対象となる主な障害

- 双極性障害，あるいは，その関連障害である．
- 小児における双極性障害は，病相の交代が急速で，不機嫌が前景にたつなど，非定型的であることが指摘される．双極性障害については，注意欠如・多動性障害などの発達障害に高率に併存することが指摘される．
- 一方，過剰診断の可能性も指摘されており，DSM-5においては重篤気分調節症（disruptive mood dysregulation disorder：DMDD）という診断概念が導入され，診断の拡大に一定の歯止めをかけようとする動きもある．小児における双極性障害診断の輪郭については議論があることに留意する必要がある．

実施法

- 入念な病歴聴取，現症，その後の臨床経過の把握から，双極性障害の診断を確定することが第一である．
- 気分安定薬の使用にあたっては，効果だけでなく副作用の可能

性があることに留意する必要がある.
- 炭酸リチウムでは,口渇,多尿,腎機能低下,甲状腺機能低下,微細な振戦などの副作用のほか,大量服薬時には致死的になりうるので注意を要する.バルプロ酸は,肥満,高アンモニア血症,意識障害,粗大な振戦,多嚢胞卵巣症.カルバマゼピンでは,不随意運動,意識障害,倦怠,皮疹,Stevens-Johnson 症候群などが生じることがある.ラモトリギンでは,重篤な皮疹,Stevens-Johnson 症候群が生じうるので留意する.
- 気分安定薬を複数併用することも少なくないが,血中濃度は相互に影響しあうこと,特にバルプロ酸使用下でラモトリギンを使用すると急激に血中濃度が高まるので,より慎重な増量が求められる(ラモトリギンの使用にあたっては,用量のプロトコールが作成されているので,それに厳密に従う).

技法の習得法

- 気分安定薬の使用にあたっては,何よりも正確な診断が大切である.
- 気分安定薬は副作用の少なくない薬剤であり,使用も長期にわたることが多い.投与開始後は,効果と副作用,血中濃度のモニタリングに努める.
- 服薬アドヒアランスを保つには,適切な治療関係,インフォームド・アセント,心理教育が求められる.

専門家からのアドバイス

- 小児における双極性障害は,不機嫌や衝動的な言動など治療に難渋する症候を伴いやすい.また,注意欠如・多動性障害などの発達障害を併存しやすいことが知られているが,併存例ではさらに行動化を伴いやすい.これらの症候を認めた場合,その背後にある気分変動を適切に見極め,治療の結果を適切に評価する臨床姿勢が求められる.

参考文献・推薦文献
- ティモシー・E. ウィレンズ(著)岡田 俊(監訳). わかりやすい子どもの精神科薬物療法ガイドブック. 東京:星和書店;2006.

(岡田 俊)

3. 薬物療法
g. 抗てんかん薬

治療法の概要
- 抗てんかん薬は児童精神科領域でも頻用される薬剤であり，その使用に習熟する必要がある．

治療の対象となる主な障害
- 抗てんかん薬が児童精神科臨床のなかで考慮される場合には，主に ① 抗てんかん薬としての使用，② 気分安定薬としての使用，のケースが考えられる

実施法
- てんかんの薬物治療においては，発作型とてんかん症候群の正確な診断に基づき，薬剤の副作用と重篤度を考慮した適切な薬剤選択を行う．なお，詳細は専門書に譲る．
- 気分安定薬としての使用において成人で多くのエビデンスが蓄積されるのとは異なり，小児領域では十分なエビデンスに欠ける．
- 現在，気分安定薬として知られている抗てんかん薬には，バルプロ酸，カルバマゼピン，ラモトリギンなどがある．処方には血中濃度などを参考にしながら，子どもの年齢と体重に合わせた処方薬を調整する必要がある．

技法の習得法
- 本項末にあげたような参考図書や文献を検討しながら，熟練した指導医のもとで習得すべきであろう．

専門家からのアドバイス
- 抗てんかん薬には特有の副作用（カルバマゼピンやラモトリギンの発疹，バルプロ酸の高アンモニア血症など）があるため，専門家はそのことを熟知しておくことが必要である．
- また，抗てんかん薬には多動・衝動性の悪化や情動不安定を副作用として認めるものもあり（フェノバルビタール，レベチラ

セタムなど),注意を要する.

参考文献・推薦文献
- Green WH. Child and Adolescent Clinical Psychopharmacology, 4th edition. Philadelphia：Lippincott Williams & Wilkins；2007.
- 日本神経学会(監),「てんかん治療ガイドライン」作成委員会(編). てんかん治療ガイドライン 2010. 東京：医学書院；2010.

〈岩垂喜貴〉

3. 薬物療法
h. 睡眠障害治療薬

治療法の概要
- 睡眠障害の症状は，不眠，日中の過剰な眠気（過眠），睡眠中の呼吸異常，睡眠と関連した異常感覚・不随意運動，睡眠・覚醒のリズムの異常などである．これらの症状から睡眠障害の有無を判断し治療につなげる．

治療の対象となる主な障害
- 睡眠障害治療薬が必要となる主な疾患は，① 不眠症，② 中枢性過眠症，③ 睡眠関連運動障害，である．

実施法
- 薬物治療を開始する前に睡眠障害の診断を行うことが必要であり，専門機関で polysomnography（PSG）や multiple sleep latency test（MSLT）などの検査が必要となることも多い．
- 睡眠障害治療薬は単剤常用量が原則であり，作用特性（半減期・受容体特性）を考慮して処方を行う．
- 睡眠衛生指導はどのような睡眠障害においても必須である．

技法の習得法
- 本項末にあげたような参考図書や文献を検討しながら，熟練した指導医のもとで習得する．

専門家からのアドバイス
　不眠であっても安易に睡眠障害治療薬を処方するのではなく，身体疾患，精神疾患，常用薬物，環境・生活習慣による不眠の場合には，原因の除去をまず優先する．

参考文献・推薦文献
- Sheldon SH, et al. Principles and Practice of Pediatric Sleep Medicine. Philadelphia：Elsevier Health Sciences；2005.

- 田ヶ谷浩邦, 清水徹男. 特集 睡眠障害の診断・治療ガイドライン. 一般医療機関における睡眠障害スクリーニングガイドライン. 睡眠医療 2008;2:267-270.

（岩垂喜貴）

4. 関連機関との連携
a. 教育機関との連携

連携の対象となる主な障害

- 心の障害に悩む子どもたちにとって、診察室だけが治療、支援の場ではない。ほっとできる家庭生活、理解をもって応援してくれる教育現場など、日々の生活の場所すべてが、子どもたちの安息の地となるべきである。
- その意味で、心の障害に悩む子どもたちが教育機関との連携の対象となる。

連携の取り方

- 教育機関からの勧めで受診された場合と教育機関へ今後のかかわりを依頼する場合がある。子どもにとって益あるかかわりを協働しようという趣旨は同じで、医療情報の共有を前提としている。
- 子ども本人からの承諾と、家族、特に保護者の同意が必要となるため、教育機関と本人・家族の信頼関係を重視する。
- 誰に何を、どこまで伝えてよいか、誰には何を、どこまで伝えないか、も検討する必要がある。承諾を得たうえで、本人と家族の前で、教育機関への手紙を書き内容を読んでもらい、郵送あるいは持参してもらう。

連携の課題

- 筆者は、「連携とは、複数の者（機関）が、対等な立場に位置したうえで、同じ目的をもち、連絡をとりながら、協力し合い、それぞれの者（機関の専門性）の役割を遂行すること」と定義した[1]。
- そして、連携をとるにあたっての課題として、① 対等な立場に位置しにくい、② 同じ目的をもちにくい、③ 連絡を「円満」にとりにくい、④ 協力体制がとりにくい、という4点をあげた[1]。

よりよい連携のためのアドバイス

- 連携は,実際築き上げることが難しい.よりよい連携のコツは以下の通りである.
  ① 互いの職場・職業を知り,互いの専門性を尊重し,役割分担を明確にする
  ② 対話するときは共通言語で話をし,できるだけ専門用語を使わない
  ③ 批判する前に,まず「たいへんですね,ご苦労様」と声をかけて労い,そのうえで保護者と教育機関がより信頼しあえるよう配慮する

参考文献・推薦文献
1) 田中康雄.地域連携システム・親の会・自助組織等.第3版 注意欠如・多動性障害―ADHD―の診断・治療ガイドライン.東京:じほう;2008. pp168-171.

（田中康雄）

4. 関連機関との連携
b. 児童相談所との連携

機関の概要
- 児童相談所は，児童福祉法に基づき，都道府県と政令指定都市に1か所以上の設置が義務付けられている行政機関であり，2006年4月からは中核市にも設置できることとなった．
- 児童相談所の相談種別は，養護相談，保健相談，障害相談，非行相談，育成相談，その他に分類されている．職員構成としては，児童福祉司，児童心理司，医師，保健師などが標準的な配置とされているが，職員の専門性や医師の配置などについては地域差が大きい．
- 従来，児童相談所はあらゆる児童家庭相談に対応してきたが，児童虐待相談の急増により，市町村における児童家庭相談援助や要保護児童対策地域協議会との役割分担が進んでいる．

基本的な機能
- 児童相談所の基本的な機能は，①市町村援助機能，②相談機能，③一時保護機能，④措置機能の4つとされている．このほか，親権の喪失宣告，および未成年後見人選任および解任を家庭裁判所に対して請求することができる民法上の権限を有する（2012年〈平成24年〉4月からは，「親権喪失」に加え，期限付きで親権を制限する「親権停止」の制度が創設され，子ども本人や未成年後見人等も請求できるように改正されている）．
- また，都道府県知事（政令指定都市または児童相談所設置市の市長を含む）から委任された，措置による在宅指導，児童福祉施設への入所措置，指定医療機関や里親への委託措置といった機能をもつほか，「児童虐待の防止等に関する法律」においては出頭要求や立入調査などの権限も規定されていることから，多くの関係機関からは虐待事例に対する迅速かつ強力な介入を

期待される傾向があるが,実際には粘り強く保護者の同意を得ながら援助を進めることのほうが多い.
- 保護者の同意が得られないまま施設入所や里親委託などの処遇を進める場合には,職権による一時保護や児童福祉法第28条の規定に基づいて家庭裁判所の承認を得て措置することになるが,保護者からの強い反発や抗議に苦慮することもまれではない.

(近藤直司)

4. 関連機関との連携
c. 精神保健福祉センター・保健所との連携

機関の概要
- 精神保健福祉センターは，精神保健福祉法に基づいて都道府県と政令指定都市が設置する精神保健の向上および精神障害者の福祉の増進を図るための専門機関で，関係機関に対して技術指導や技術援助も行っている．
- 保健所は，地域保健法に基づいて都道府県，政令指定都市，中核市その他の市または特別区が設置する地域の公衆衛生活動の中心となる機関で，精神保健も含めた専門的な保健サービスを行っている．

対象となる主な障害
- あらゆる精神保健上の問題に対応する．
- 子どもの発達や情緒・行動の問題に関する一次的な相談から，専門的医療に関する相談やリハビリテーションまで，多様なレベルの相談に対応する．

実施法
- 基本的には本人や家族からの相談を受けて必要な助言・指導，関係機関との連携を調整するが，「ひきこもり」や発達障害などについて専門的な相談・診療やデイケアなどを提供しているところもある．専門的なサービスを利用する場合には，主治医からの紹介や連携が必要なことが多い．
- また，医療だけにとどまらず地域の幅広い関係機関との連携や調整のために，これらの機関を活用することもできる．多職種によるカンファレンスや専門職の訪問指導などを導入することで，治療的支援の幅を広げることが可能である．

連携の習得法
- 精神保健福祉および保健サービスの制度について理解を深めることが基本であるが，嘱託医や非常勤相談員として業務に参加

することも，効果的な連携を習得するうえで有用である．

専門家からのアドバイス
- 精神保健活動は保健福祉行政との関連が深い．狭義の治療だけでなく，子どもと家族の支援のためには保健福祉サービスを十分に活用する姿勢が重要である．

参考文献・推薦文献
- 小野善郎．地域における治療・ケア．奥山眞紀子ほか（編）．虐待を受けた子どものケア・治療．東京：診断と治療社；2012．pp208-217．

（小野善郎）

4. 関連機関との連携
d. 子育て支援機関との連携

連携の対象となる主な障害
- 一口に子育て支援機関といってもその幅は広い．ただ，児童相談所や保健福祉機関などは別項で述べているので，本項は発達支援センターや保育園を中心におくこととする．その場合，対象は発達に気がかりな点のある子どもとその保護者，あるいは養育状況に配慮を必要とする保護者となる．

連携の取り方
- 子育て支援機関からの勧めで受診された場合と子育て支援機関へ今後のかかわりを依頼する場合がある．前者の場合は，その勧めが子どもにとって益あるものであったことをまず伝える．後者の場合は，情報の共有を前提としているため，今後子育て支援機関と連絡を取りあってよいか確認し，情報交換を行う．

連携の課題
- 発達支援センターや保育園からの幼児を対象とする場合，保護者が激しく動揺していることがある．善意ある連携であっても，時に保護者を精神的に追い詰めることにもなる．
- あくまでも子育てに前向きになれるような情報を提供しつつ，一緒に保護者と子どもを支えていくよう協働すべきである．
- 昨今の課題は，「発達障害」，「虐待」，「愛着障害」といった言葉だけが横行し，子どもの発達の様子や親子関係が，この言葉で簡単に説明されてしまいやすいことである．

よりよい連携のためのアドバイス
- わが子の成長に日々不安を抱いている保護者にささやかな安心を提供するために，医療と子育て支援機関の職員は互いに支え合う姿を示す．さらに不安がっている保護者に，穏やかに落ち着いて，現状の子育てを褒め労う．
- 医療は，子育て支援機関から得た日々の生活の情報を診察室で

聞き，子どもの思いを想像し翻訳する．障害だからという説明ではなく，生活からその子の思いを共有する．
- 子育て支援機関の職員と保護者といっしょに，その子の「わからなさ」にも直面する．さらにかかわることで，また一つ近づけるという思いを強くする．連携は，希望となって紡がれる．

参考文献・推薦文献
- 田中康雄．発達支援のむこうとこちら．東京：日本評論社；2011．

（田中康雄）

4. 関連機関との連携
e. 警察・刑事司法機関との連携

連携の基本
- 基本は，少年法であり，非行のある少年（男女の区別なく20歳未満の者）に対して「保護処分」を家庭裁判所が行う手続きを定めている．
- 刑事司法機関ごとに，更生保護法，少年院法といった根拠法があり，ぜひ参照したい．

連携の対象者となる非行少年とは
- 犯罪少年：行為時に14歳（刑事責任年齢）以上で罪を犯した少年．
- 触法少年：14歳未満で刑罰法令に触れる行為を行った少年で，児童福祉法上の措置が優先されて，児童相談所や児童自立支援施設が第一に対応する．
- 虞犯少年：保護者の正当な監督に服しない性癖等の事由があり，少年の性格・環境に照らして，将来，犯罪や触法行為を行う虞（おそれ）のある少年．
- そのほか，飲酒・喫煙などを行った「不良行為少年」も警察の補導対象である．

連携法
- 連携先として，警察署には少年相談専門職員・少年補導職員，家庭裁判所には家庭裁判所調査官，保護観察所には保護観察官，少年院には法務教官といった専門職が配置されている．
- 精神科医は，家庭裁判所，少年鑑別所，医療少年院に医官ポストがあり，保護観察所や少年院には臨床心理士・精神保健福祉士等の資格を有する者が増えている．

うまく連携するには
- 「ヤングテレホン」といった電話を含めた一般相談があるのは，警察署と少年鑑別所で，それ以外は各機関に事件係属がないと

連携の手立てがない.

参考文献・推薦文献
- 法務省法務総合研究所（編）. 犯罪白書. 各年版.
- 生島　浩ほか（編著）. 非行臨床の新潮流. 東京：金剛出版；2011.

（生島　浩）

III. 各障害群の診療の仕方

1. 発達障害とその周辺の問題

a. 知的障害（精神遅滞）

障害概念

- 知的障害（精神遅滞）(intellectual disability：ID, mental retardation：MR）は，知的機能の低下（知能障害）と適応能力の問題（日常生活・社会生活における困難）の両方が発達期（通常 18 歳未満）に生じる状態と定義される．知能障害があるだけでは，知的障害とされないことに注意する．
- なお，知的障害は，DSM-5 では「知的能力障害（知的発達症／知的発達障害）」と呼称される．

どう診断するか

- 知的障害の診断は，知的障害であるかどうかの判定と原因疾患の同定の 2 段階から成る．

知的障害の判定

- 知能障害と適応能力の問題の両者の存在を確認することで判定する．

知能障害

① 問診
- 知能の発達評価の参考となるのは，粗大運動の発達と言語発達である．
- 粗大運動の発達は，知能障害の程度が重度なほど遅れる傾向がある．
- 粗大運動発達の遅れでは，始歩の遅れが多い（定型発達児の 90％は 18 か月までに歩く）．
- 言語発達では，始語や二語文の遅れが多い（定型発達児の 90％は 18 か月までに初語が，3 歳までに二語文が出る）．
- 軽度知的障害（知能指数 50～69 が目安）では，半数は言語遅滞を示さないといわれており，注意が必要である．
- 幼児の言語理解力を問診で判断するのは適当ではない（保護

者が適切に判断できていない可能性がある).
② 診察
- 基礎疾患がある場合を除き，身体診察で特徴的な所見が得られることはない．
- 小奇形（一般集団の4％程度にみられる形態異常）を認めることは多いが，単独では診断的意義はない．
- 小奇形が3個以上認められるときは，染色体異常があることもあり，染色体検査を検討する．
③ 検査
- 個別の知能検査が必須であるが，知能検査の実施が困難な場合は発達検査を行う．発達検査も困難な場合は発達質問紙を用いる．
- 知能検査は，Wechsler方式（Wechsler児童用知能検査IV〈Wechsler Intelligence Scale for Childlen-IV：WISC-IV〉）とBinet式（田中-Binet式知能検査）が主なものである．わが国では，医療の場では前者が，児童福祉の場では後者が，それぞれ用いられることが多い．
- 発達検査・発達質問紙とも入手できるものを用いるが，その結果は知能障害評価の参考として用い，知能障害の診断根拠としてはいけない．
④ 判定
- 知能障害の基準は，個別の知能検査における知能指数が，その検査法の平均値より2標準偏差以上低いこととされる（参考：WISCでは70未満）．ただし，知能指数には誤差があることに留意する．

適応能力の問題
- 適応能力に問題があるとは，子どもが生活している時代・社会・文化のなかで年齢相当に期待される活動ができず，大きな支障なく生活を行うためには持続的な支援を必要とする状態を意味する．
- アメリカ知的発達障害協会（AAIDD，2011）は，概念的スキル（言語・学習スキルなど），社会的スキル（対人・社会的行動スキルなど），実用的スキル（生活習慣行動など）の習得や習熟の問題と説明している．

III. 各障害群の診療の仕方

① 問診
- 概念的スキルについては,会話状況(定型発達児では,2歳代で簡単な質問への応答,3歳代で子ども同士の会話が可),文字の読み書き状況(幼児教育ではかなの読み学習は5～6歳で実施)を確認する.
- 社会的スキルについては,子ども同士の遊び(定型発達児では3歳で可),指示に従っての集団行動(定型発達児では4歳で可),簡単な規則の理解(定型発達児では4～5歳で可)などを確認する.
- 実用的スキルについては,食事・排泄・衣服着脱行為の自立度(定型発達児では,食事は3歳代,排泄は4～5歳代,脱衣は3歳代でほぼ可となる),課題や集団活動への自発的取り組み状況(定型発達児の基準はないが,4歳以上では自発的な取り組みがあるのが通常)などを確認する.
- 各スキルに問題がみられる場合,手助けにより達成できるかも確認(家族や教師からの支援があってもできない場合,知的能力の問題による可能性が高くなる).
- 適応能力は,子どもの動機づけにより強く影響されることに注意する.

② 診察
- 適応能力を診察で評価するのは困難であり,問診中心の評価となる.

③ 検査
- 適応能力の評価として使用可能な検査には,新版 S-M 社会生活能力検査と ASA 旭出式社会適応スキル検査がある.前者は,身辺自立・移動・作業・意志交換・集団参加・自己統制領域の能力を,後者は,言語・日常生活・社会生活・対人関係の各スキルを,それぞれ評価する質問紙である.発行が,前者は 1980 年,後者は 2012 年であり,前者の検査は現在では参考として用いるのがよい.

④ 判定
- 日常生活における支援の必要性の有無と程度から臨床的に判定する.

■原因疾患の同定

- 問診，身体診察と一般的な血液検査・頭部検査で異常がない場合，原因疾患が隠れていることはまれである．

■鑑別診断

- 知的障害がないのに知的障害と同様の状態がみられるものとして，自閉症，受容-表出混合性言語障害，重度難聴，重度のネグレクト状況などがあげられる．

どう治療するか

■治療の概要

- 知的障害への対応は，療育と教育が中心となる．薬物療法を中心とする医学的治療は，原因疾患，併存疾患，合併する精神障害などがある場合に行われる．

■心理社会的治療

- 保護者や教師など，子どもの周囲の人の対処能力の向上：知的障害に関する知識と対処方法に関する説明や助言など．
- 親子の愛着形成の支援：子どもの言動の意味や子どもとの接し方の助言，および保護者の気持ちの傾聴とねぎらい．
- 不適切な対応状況があった場合，その改善：子どもの行動の意味の説明と適切な対処行動を助言．

■薬物療法

- 治療可能な原因疾患，併存・合併疾患がある場合は，原因療法を行う．
- 上記以外は，行動障害などに対する対症療法となり，向精神薬が用いられることが多い．

■その他治療上注意すべき点

- 療育機関，保育所・幼稚園，学校との連携を必要に応じて行う．
- 攻撃的言動が頻回のときは，家庭での不適切な対応（過剰な叱責や虐待）か，教育機関における不適切な対応（過度な要求水準）を考える．
- 思春期以降の不安定状態の出現時は，気分障害も念頭におく．Down症においては，青年期における退行現象にも注意する．

専門家からのアドバイス

- 知的障害の子どもの家族への支援は，知的障害という育てにく

さのある子どもを悩みながら育てる保護者への子育て支援という視点が大切である.
- 保護者への継続的支援は,親子の適切な関係性を支え,子どもの健全な人格形成を支えることとなる.このことこそ,直接に療育や教育にかかわらない医療ができる最も重要な役割である.

参考文献・推薦文献
- The AAIDD Ad Hoc Committee on Terminology and Classification. Intellectual Disability : Definition, Classification and Systems of Supports, 11th edition. Washington DC : American Association on Intellectual and Developmental Disabilities ; 2012／太田俊己ほか(訳). 知的障害―定義,分類および支援体制,第 11 版. 東京:日本知的障害福祉連盟;2013.
- 斎藤優子,宮本信也. 青年期ダウン症候群における『退行』現象. 小児の精神と神経 2000;40(1):5-10.
- American Psychiatric Association. Diagnostic and Statistical Manual of Mental Disorders, 4th edition. Text Revision. Washington DC : American Psychiatric Association ; 2000. pp41-49.

〔宮本信也〕

1. 発達障害とその周辺の問題
b. 自閉症スペクトラム障害

障害概念

DSM-IV-TR から DSM-5 への変更点

- DSM-5[1)] では，それまでの DSM-IV-TR[2)] と比較して 自閉症スペクトラム障害（autism spectrum disorder：ASD）の診断基準が大幅に変更された．そして DSM-IV-TR までは「社会性」，「コミュニケーション」，「こだわり」の3領域で診断されていたのが，「コミュニケーションと社会性」（DSM-5 の用語では「対人的相互交流」）と「こだわり」（DSM-5 の用語では「限局された反復的な行動や興味，活動」）の2領域で診断されるようになった．つまり，DSM-IV-TR までの対人交流障害とコミュニケーション障害が一つの領域にまとめられた．
- さらに感覚の問題は今までは診断基準に含まれてこなかったが，「こだわり」の領域に感覚過敏/鈍麻というこれまで診断基準に含められていなかった項目が取り入れられた．
- その他の主な変更点は「広汎性発達障害」という用語が廃止され，「Asperger 障害」が使われなくなったことである．

DSM-5 における自閉症スペクトラム障害の診断基準

- 対人的相互交流：対人・情緒的な相互性の障害，非言語的コミュニケーション行動の障害，発達水準に相応し，仲間関係を築くことやごっこ遊びの障害．
- 反復行動：限局された反復的な行動や興味，活動で，以下の少なくとも2つが現在あるいは過去にみられる．すなわち，常同的/反復的な運動，物の使用，あるいは会話，同一性への固執，言語あるいは非言語的行動の儀式的パターン，限局的で固着した興味，感覚の過敏さや鈍感さ，である．
- 上記の2症状の両方が存在する，あるいは存在したことが明

らかな場合に診断される．対人的相互交流の障害のみが認められる場合には社会的コミュニケーション症と診断されることになる．
- 児童期早期に明らかになる（しかし，周囲からの社会的要求が能力の限界を超えるまでは完全に明らかとはならないかもしれない）．
- 症状全体で日常生活の機能を制限する．
- これらの障害が知的障害や全般的な発達の遅れでは説明できない．

どう診断するか
- ASD の診断は発達歴と行動観察から行う．

発達歴の把握
- 発達障害を疑った場合には，親から発達期の情報を聴取することが大切である．発達歴を聴取するためには定型発達と ASD に関する知識が必要である．
- 体系的に子どもの情報を集積し診断や支援に活かすための診断・評価ツールは PARS-TR[3]，ADI-R[4]，DISCO[5] などがある．
- PRAS-TR は比較的短時間で聴取可能な簡便なツールである．PARS-TR の幼児期ピークの項目は「視線が合わない」，「友達とごっこ遊びをしない」など34項目あり，各項目を0点（所見なし），1点（多少目立つ），2点（目立つ）の3件法で評定し合計点を算出する．9点以上で自閉症スペクトラムが強く示唆される．
- 詳細に聴取する必要がある場合には ADI-R，DISCO などの半構造化面接を用いる．

現在症の把握
- 知的能力が高い子どもや障害特性が目立たない子どもの場合は，診察室の行動観察や子どものインタビューのみでは診断に必要な情報が得られないことがある．
- 現在症を把握するためには DSM の診断基準を念頭において聴取・行動観察することが基本である．現在の状態を親から聴取するのにも PARS-TR が使用できる．直接観察尺度のツールとしては CARS[6] がある．

- CARS-2 は直接観察によって ASD を評価するためのツールで、知的障害のある自閉症と高機能の ASD の評価をするために2つのバージョンがある。15領域について得点をつけ、総合点で ASD かどうかを診断する。
- PARS-TR では現在の状態の評定に「年齢相応の友達関係がない」、「恥ずかしさを感じていないようにみえる」など24項目の問診が設定され、幼児期ピークと同様に家族などに問診する。20点以上で ASD が強く示唆される。PARS-TR で把握されるのは比較的典型的なケースで、微妙なケースについてはより詳細な問診や行動観察が必要である。

スクリーニングツール
- スクリーニングツールとしては、Social Communication Questionnaire (SCQ)[7]、Social Responsiveness Scale (SRS)[8] などの質問紙が参考になる。
- このようなツールを使うと自閉症スペクトラム障害の診断に必要な情報を系統的に得ることができる。しかしながら、最終診断は子どもの直接観察を含めたすべての情報を活用して、経験のある臨床家が臨床的に判断することが必要である。

どう治療するか

治療の概要
- ASD の治療は個別のアセスメントに基づいて個々の子どもに適合した環境設定を行うことである。ここでいう環境設定とは大人との接し方、言葉のかけ方、子どもとの遊び方、学習課題の設定、家庭や学校の構造などのすべてを含む。個々の子どもにとって無理のない、理解しやすい環境を設定する。

心理社会的治療
- 構造化と認知行動療法が基本的な手法である。治療の原則としては SPELL アプローチが参考になる。SPELL とはイギリス自閉症協会 (National Autistic Society : NAS) が提唱している支援理念である。これは structure (構造)、positive (肯定的)、empathy (共感)、low arousal (穏やか)、links (つながり) の5つであり、NAS の支援のフレームワークといえる。
- NAS は7つの自閉症学校をはじめとして幼児から成人までを

対象にした多くの支援機関を運営しているが，NASの運営する支援機関はすべてこのSPELLという共通の理念に基づいて運営されている．SPELLはASDにはASD特有の特性と支援ニーズがあるという認識から出発している．

■薬物療法
- 自閉症の基本特性である対人的相互交流と反復的常同行動は薬物療法の対象にはならない．
- 自傷，他害，パニックなどのいわゆる問題行動に対しては，まず子どものストレス要因を取り除くなど環境調整を試みることが必要である．そのうえで，不安や興奮を改善するために少量のリスペリドンやエビリファイが効果をあげることもある．いずれも適応外使用である．
- ① 注意欠如・多動性障害（ADHD）の合併，② 不眠，③ 気分障害や不安性障害，強迫性障害の合併がみられる場合には，合併した症状をターゲットに薬物療法を行うことも考慮する．

■その他治療上注意すべき点
- 適切に診断を下すことが治療・支援の第一歩になる．一度，ASDを「正常」と誤診すると，適切な支援を提供することが長期にわたって困難になるので注意が必要である．
- 学校や保育園での情報は診断にも支援プランを考案する際にも欠かせない．ASDは学校などの社会的場面で障害特性が明らかになるのが特徴であり，診察室での1対1場面の行動のみで判断してはならない．
- 発達障害者支援センターの機能は地域によってまちまちであり，1都道府県に1か所しかないのが通常であるので，多くを求めることはできない．

専門家からのアドバイス

- 親へのアドバイスはできるだけ具体的に伝える必要がある．「スキンシップを増やす」，「目を見て話す」，「言葉かけを増やす」，「愛情をかける」などの一般的な助言は効果がないばかりか，親を傷つけることがあることに注意を要する．
- 本人への対応は，子どもにとって余分な刺激の少ないわかりやすい環境設定のもとで，子どもの興味・関心を活かした能力にあった活動を設定することが重要である．また，自閉症特性は

急には変化しないことを前提に，子どもを急速に変化させようとせず穏やかに対応することが重要である．
- さらに知っておくと役立つこととして，以下のような点にも注意を払うべきである．
  ① 思春期以降の場合には性的な事柄への羞恥心の乏しいことが多い．
  ② 自らよく話す場合にも，話すほどには，こちらの言語をよく理解していないことがある．
  ③ 抽象的で曖昧な話し方や相手に内省を促すような対応は混乱を招きやすい．

参考文献・推薦文献

1) American Psychiatric Association. Diagnostic and Statistical Manual of Mental Disorders, 5th edition. Arlington, VA：APA；2013.
2) American Psychiatric Association. Diagnostic and Statistical Manual of Mental Disorders, 4th edition, Text Revision. Washington DC：APA；2000／髙橋三郎ほか（訳）．DSM-IV-TR 精神疾患の診断・統計マニュアル．東京：医学書院；2002.
3) 発達障害支援のための評価研究会．PARS-TR．東京：スペクトラム出版；2013.
4) ADI-R 日本語版研究会（監訳），土屋賢治ほか（マニュアル監修）．ADI-R 日本語版．東京：金子書房；2013.
5) Wing L. Diagnostic Interview for Social and Communication Disorders, 11th revision. Bromley, Kent：The Center for Social and Communication Disorders；2005／内山登紀夫ほか（訳）．DISCO 第11版，日本語版．東京：スペクトラム出版；2007.
6) Schopler E, et al. Childhood Autism Rating Scale, 2nd edition (CARS2). San Antonio, TX：Pearson；2012.
7) Rutter M ほか（著），黒田美保ほか（監訳）．SCQ 日本語版．東京：金子書房；2003.
8) 神尾陽子ほか．対人応答性尺度（Social Responsiveness Scale；SRS）日本語版の妥当性検証―広汎性発達障害日本自閉症協会評定尺度（PDD-Autism Society Japan Rating Scales；PARS）との比較．精神医学 2009；51：1101-1109.

（内山登紀夫）

1. 発達障害とその周辺の問題
c. 注意欠如・多動性障害

障害概念
- 注意欠如・多動性障害（attention deficit / hyperactivity disorder：ADHD）は不注意，多動性，衝動性といった行動上の特性によって特徴づけられる発達障害である．ADHDはさまざまな生物学的要因を基盤に，養育に関連した心理的要因や環境要因，さらに行動統制を要求される現在の生活環境などが複雑に絡み合って症状が惹起あるいは悪循環するといわれる．有病率は，学童期で3〜7％であり，性差は病型により異なるが，2：1から9：1で男性優勢とされる．
- DSM-5にて，ADHDは神経発達障害群のカテゴリーに分類され，①注意を持続することができない，課題や活動を順序立てることが困難といった不注意，②じっとしていられない，順番を待つことができないといった多動性・衝動性を中心症状とし，これらの症状が12歳未満に2つ以上の状況においてみられる場合に診断される．中心症状の程度により，混合型，不注意優勢型，多動性・衝動性優勢型の3つに分類される．
- ADHDの中心症状，特に多動性については，青年期から成人期にかけて目立たなくなる傾向がいわれる．このこともあり，DSM-5にて17歳以上のADHDの診断基準は，小児より診断閾値は低くなっている．

どう診断するか
- ADHDの診断・評価は，診断面接，医学的検査，心理検査の実施という過程を経て総合的に判断すべきである．

■問診のポイント
- 問診では，主訴を念頭におき，DSM-5に沿って病歴聴取を行い必要な情報を整理する必要があり，できればADHDの臨床面接フォーム[1]やADHDの併存障害診断・評価用オプショ

ン・フォーム[1]），または精神疾患簡易構造化面接法（小児・青年用〈M.I.N.I.KID〉）を用いることが望ましい．
- ADHD 児に対する診察のみでは情報が限定的となるため，親などの家族から発達期や現在の状態について聴取する必要がある．また，連絡帳，通知表，テストの結果などは過去の状態の参考になる．

■用いるべき質問紙

① **ADHD 評価スケール（ADHD-RS）**：ADHD-RS は，18 項目から成り，家庭版と学校版があり，診断基準にも組み込まれている 2 つ以上の状況での子どもの行動を評価できる．

② **子どもの日常生活チェックリスト（QCD）**：20 項目から成り，子どもが日常生活においてどのような困難を有しているかが定量的に把握できる．

- 評価スケールを用いるうえで注意すべきは，ADHD-RS が高値であるというだけで ADHD と診断しないことである．また，評価スケールは治療効果の判定に有益であり，治療経過中に定期的に実施すべきである．
- その他，子どもの行動チェックリスト（親用），子どもの行動チェックリスト（教師用），反抗挑戦性評価尺度なども有用である．

■行うべき検査

① 身体的検査

- 薬物療法に先行する身体状態の把握や発達・成長評価のために，血圧，脈拍，心電図，身長，体重といった医学的検査は必須である．
- 頭部単純 MRI や頭部 CT などの神経画像検査，脳波，甲状腺ホルモンなどの内分泌検査は身体疾患を鑑別する観点から重要である．

② 心理検査

- 診断のみならず治療・支援を考えるうえでも貴重な情報となるため，Wechsler 児童用知能検査（WISC）に代表される知能検査は必ず行うべきである．
- また，描画テストも情緒的側面を評価でき有用である．その他，PF スタディ，文章完成テスト，Rorschach テスト，K-

ABC心理・教育アセスメントバッテリーなども必要に応じて行う.

■他の疾患との鑑別

- 身体疾患の鑑別としては,甲状腺機能亢進症,てんかん,脳腫瘍などの小児科的疾患があげられ,除外は必須である.
- 広汎性発達障害(自閉症スペクトラム障害)との鑑別,併存診断が重要である(DSM-IV-TRでは併存診断は認められていなかったが,DSM-5では併存診断は認められている).
- また,適応障害,気分障害,強迫性障害などの情緒障害や学習障害,知的障害の鑑別診断,併存診断が重要である.
- 行動障害では,破壊的行動障害(素行障害,反抗挑戦性障害)の併存の有無は重要であり,また被虐待児にみられるADHD様の症状にも十分な注意が必要である.

どう治療するか

■治療の概要

- ADHDに対して根本的な治療は現時点では存在していない.そのため,ADHDの治療は,ADHD児が引き起こすさまざまな問題への対応や予防という観点が中心となる.
- 心理社会的治療・支援と,不注意や多動性・衝動性の改善を目的とする薬物治療が主として行われるが,心理社会的治療・支援を先行して開始すべきである.

■心理社会的治療

- 心理社会的治療・支援として,精神・心理療法,親ガイダンス,学校などとの連携による環境調整を基本として行い,状況に応じてペアレントトレーニングやソーシャルスキルトレーニングを考慮する.
① **ソーシャルスキルトレーニング(SST)**:ADHD児の多くは年齢相応のソーシャルスキルをもっていないため,トレーニングを積み重ねることで人とのかかわり方を学習する.
② **ペアレントトレーニング**[2]:ADHDの子どもをもつ保護者が,行動療法の理論に基づいて,より適切な子育ての方法を学び,身につけるためのトレーニングである.

■薬物療法

- 抗ADHD薬としては,徐放性メチルフェニデート,アトモキ

セチンが承認されており,いずれかの薬剤を単独で用い,効果不十分な際にはもう一方の薬剤を単独で用いる.ただし,チック障害,てんかんが併存する場合にはアトモキセチンを使用するほうがよい.

- 薬物療法を開始する目安として,DSM-IV-TRにおいて使用されていた機能の全体的評価(GAF)尺度が50以下の場合に開始することが望ましい.

① 徐放性メチルフェニデート(コンサータ®)

- 処方の注意事項:副作用としては睡眠障害と食欲抑制が多いが,多くの場合軽度であり,また食欲抑制は経過とともに改善することが多い.成長抑制の報告もあるが,最終的には標準にまで改善するとの報告が多い.
- 処方例:18 mgを初回用量,18〜45 mgを維持用量とし,1日1回朝経口投与する.増量が必要な場合は,1週間以上あけて9 mgまたは18 mgの増量を行う.ただし,54 mgを超えないこと.

② アトモキセチン(ストラテラ®)

- 処方の注意事項:副作用としては食欲不振や嘔気などの消化器症状や傾眠が多いが,多くの場合は軽度であり,経過とともに改善することが多い.
- 処方例:1日0.5 mg/kgから開始し,その後0.8 mg/kgとし,さらに1.2 mg/kgまで増量した後,1.2〜1.8 mg/kgを維持量とし,1日2回に分けて経口投与する.増量が必要な場合は1週間以上あけて行う.ただし,1.8 mg/kgまたは120 mgのいずれかを超えないこと.

■その他治療上注意すべき点

- 注意すべきは,ADHDでみられる多動や衝動性といった中心症状の改善ばかりに注意を向けるのではなく,いわれのない批判や説教,叱責を長期間受け続けることによる自己評価あるいは自尊感情の低下などを最小限に抑え,子どもが本来もっている能力を十分に発揮できるように心がけることである.

専門家からのアドバイス

- 「できるのにやらない」のではなく,「やろうとしてもサポートがないとできない」のであり,ADHD児がさまざまな困難さ

をもっていることを忘れてはいけない．そのため，日常生活のなかで，周囲がADHD児の特徴を理解したうえで，一つひとつの行動を丁寧に観察し，適切な支援を行っていくことが大切である．
- 適切な支援や治療を行うには，適切な診断が前提となる．そのため，ADHDやその併存疾患の診断を正しく行うことが重要である．

参考文献・推薦文献
1) 齊藤万比古，渡部京太（編）．注意欠如・多動性障害-ADHD-の診断・治療ガイドライン．東京：じほう；2008.
2) 岩坂英巳ほか（編）．AD/HDのペアレント・トレーニングガイドブック—家庭と医療機関・学校をつなぐ架け橋．東京：じほう；2004.

（山室和彦，飯田順三）

1. 発達障害とその周辺の問題
d. 学習障害

障害概念

- 学習障害 (LD) の定義には大きく分けて2つある. 一つは, 文部科学省が定義した教育用語としてのLD (learning disabilities) で, もう一つはアメリカ精神医学会の "Diagnostic and Statistical Manual of Mental Disorders, 5th edition (DSM-5)"[1] に基づく医学用語としてのLD (Specific Learning Disorder) である. なお, 『国際疾病分類第10版 (ICD-10)』では, 学習障害という用語ではなく, 「F81 学力の特異的発達障害 (specific developmental disorders of scholastic skills)」として, 特異的読字障害, 特異的綴字「書字」障害や特異的算数能力障害等に分けて定義されている[2].

- 医学的診断基準 (DSM-5)[1] に基づいた specific learning disorder (限局性学習症) のうち, 疾患概念として確立されているものに「発達性読み書き障害 (developmental dyslexia)」がある. これは, 知的障害や聴・視覚障害がなく, 家庭環境や教育機会にも阻害要因がないにもかかわらず, 読み書きの発達が特異的に障害される状態である.

- 発達性読み書き障害は, 単語を正しく読めない, すばやく読めないという特徴を示し, 単語認識における正確性かつ (または) 流暢性の困難がある. すなわち, 英語のスペリング (綴り) や日本語の仮名や漢字といった文字記号の音声化の拙劣さを特徴としている.

どう診断するか

- 発達歴, 養育歴, 教育歴, 家族歴, 病歴等を詳細に聴取し, 診察を行い, 神経学的所見を確認する.
- 全般的知能を評価する.

- 発達性読み書き障害の場合は,読み書き能力に関する標準化検査成績が年齢,就学,知的水準から期待されるより十分に低い場合に診断される.
- 日本語話者用の標準化検査は十分に確立されていない.『小学生の読み書きスクリーニング検査』[3] や『特異的発達障害診断・治療のための実践ガイドライン』[4] を参照されたい.
- 知的障害による学業不振,感覚器や神経学的異常による学習困難,教育の機会など周囲の環境に起因するもの,神経変性疾患に伴う退行によるもの,注意欠如・多動性障害(ADHD)や精神疾患とは明確に鑑別される.

どう治療するか

治療の概要

- 読字障害の治療では,下記の指導が中心となる.
  ① decoding の指導(特殊音節を含めた文字を自動化して読む訓練)
  ② 単語や文節のまとまり読み(chunking)の指導
  ③ 視覚的イメージを媒介した読字指導
  ④ 語彙力を高める指導

心理社会的治療

- 学習障害がある場合は中退率が高く,進学率が低いことが知られ,精神的ストレス増加やメンタルヘルスの低下,失業率の上昇,低所得をもたらす報告がある.
- 障害に応じた心理社会的支援が,生涯にわたり,学校や職場において考慮されなければならない.

薬物療法

- 本障害に対する薬物療法は原則,存在しない.
- ADHD との併存例は ADHD 症状に対する薬物療法を必要に応じて行う.

その他治療上注意すべき点

- 学習障害は,読字,算数,または書字表出など,ある特定の分野の習得に著しい困難を示す状態であり,しばしば互いに合併する.学校など教育現場との連携は治療介入上重要である.

専門家からのアドバイス

- 子どもの認知特性のため,通常の学習法では,習得が困難であ

ることが多い．各種神経心理検査により認知機能の強い面と弱い面を把握し，個別に治療教育的プログラムを組み立て，有効な指導を根気よく続けることが重要である．
- 読字障害があると，本を読むことを避ける場合が多い．読書の機会が少ないと語彙が増えにくく，理解力・読解力も低下しやすい．授業内容を理解できず，登校を嫌がることもある．学習機会が減ると学業全般の不振に陥ることもある．
- 支援者は読み聞かせの形などで本や雑誌に楽しく接する機会を設けて，会話を通じて言葉の意味を子どもに教え，語彙や知識を増やしたい．子どもが学習の面白さを味わい，モチベーションを維持し，高められるように，家庭，学校や医療機関の指導現場で工夫し続けることは，支援の重要ポイントである．

参考文献・推薦文献
1) American Psychiatric Association. Neurodevelopmental Disorders. In：Diagnostic and Statistical Manual of Mental Disorders, 5th edition. Arlington, VA：American Psychiatric Publishing；2013. pp66-74.
2) 融　道男ほか（監訳）．ICD-10 精神および行動の障害―臨床記述と診断ガイドライン，新訂版．東京：医学書院；2005.
3) 宇野　彰ほか．小学生の読み書きスクリーニング検査―発達性読み書き障害（発達性 dyslexia）検出のために．東京：インテルナ出版；2006.
4) 稲垣真澄ほか．特異的読字障害診断手順．稲垣真澄（編）．特異的発達障害診断・治療のための実践ガイドライン．東京：診断と治療社；2010.

〈小林朋佳，稲垣真澄〉

1. 発達障害とその周辺の問題
e. 表出性言語障害

障害概念
- 知的発達や言語理解は正常域にあるが、表出言語が年齢相応より著しく遅れている。DSM-5 では、コミュニケーション障害のなかに言語障害の分類があるが、下位分類としての表出性言語障害の表記はない。日本では、診断の概念が統一されていない問題点があるが、ここでは、臨床的な対応の仕方を中心に述べる。

どう診断するか
- 主訴となるのは「言葉の遅れ」である。乳幼児健診では、1歳半で単語を、3歳で2語文を話さないことが目安になる。
- 問診では、発語と言語理解の発達段階を把握する（表1）。表出性言語障害の幼児では、極端な場合は簡単な単語〜2語文しか話せない。
- 発語がなければ、指さしや身振りをよく用いて意志表示する。
- コミュニケーション態度は良く、対人関係は年齢相応で視線は合い、共感性はある。
- 発達の評価は、外来では遠城寺式乳幼児分析的発達検査法が評価に便利である。
- さらに詳しい心理発達検査としては、幼児期には、新版K式発達検査、田中-Binet式知能検査、WPPSI（Wechsler Preschool and Primary Scale of Intelligence）知能検査などを実施する。積み木、はめ板や描画など、動作性課題を通して非言語性発達を評価できる。

どう治療するか
■治療の概要
- 発語以外の知能が正常で、コミュニケーション態度が良好なときは、自然経過で発語の伸びがみられることが多いので、専門

表1 問診のポイント

年齢	言葉の理解について	話し言葉について
1歳〜1歳半	バイバイしますか おいで, ちょうだい, ねんねがわかりますか	ママ, パパ, まんまなど, 意味のある単語を言いますか
1歳半〜2歳	目, 耳, 口はどこと聞くと指さしますか	絵本を見てものの名前を言いますか
2歳代	言葉でいうとわかって行動しますか	2語文は？ お名前は？→姓名で答える
3歳代	色, 大小, 長短, 上下, 2〜3個がわかりますか	3語文は？ 日常の会話ができますか？ 「いつ？」「だれ？」「どうして？」がわかりますか 助詞や接続詞を使い始めていますか
4歳代	用途によるものの指示ができる	幼稚園であったことを話しますか
5〜6歳	左右がわかる ひらがな・数字が読める 日にちや曜日がわかる	相手や話題に合わせて, 筋道を立てて理由なども話しますか

的訓練を急がず環境調整を図る.
- 定期的に発達経過をみて, 幼児期後半になっても表出言語に中等度以上の遅れがあるときには, 言語訓練を開始する.

心理社会的治療

- 発語の遅れがあると, 家族は心配して, 子どもに言葉を言わせることに過度に熱心になったり, 子どもが言いかけると母親が話を引き取って代わりに話してしまうこともある. コミュニケーション能力を育てる大切な時期であるので, 話し言葉は少なくても, 身振りやサインなど交えて伝えようとする子どもの気持ちを受け止め, 理解を示し応えてやるように家族指導をする.
- 治療的介入は, 言語聴覚士が実施する. 発語が少ない初期の段階ではサインやシンボルを用いてコミュニケーション成立を図ることが有効であり, その後, 言語表出の橋渡しとしてひらがななども取り入れて指導していく.

■薬物療法
- 本障害に薬物療法は原則として行わない．

■その他治療上注意すべき点
- 軽度から中等度の聴力障害を鑑別するため，少しでも疑わしければ聴力検査を行う．
- 幼児期に発語が特に遅れているが，他の対人面などの行動特徴がはっきりせず，表出性言語障害として経過をみていると，幼稚園等に行くようになってから集団生活で対人面や行動面の発達のアンバランスが明らかになり，自閉症スペクトラム障害や注意欠如・多動性障害との診断に至ることがある．
- 学童期になれば学習障害を呈することも多い．
- 長期的な経過観察と適時の対応が大切である．

▍専門家からのアドバイス
- 家族に指導するとともに，幼稚園等でも，表出言語の遅れにとらわれずに，先生や友達とよいコミュニケーションがとれるように配慮してもらう．
- 幼稚園等の活動のなかで，対人面の発達の問題に気づかれることが多いので，家族にも幼稚園等での様子をよく把握するように話す．

参考文献・推薦文献
- American Psychiatric Association. Diagnostic and Statistical Manual of Mental Disorders, 5th edition. Washington DC：APA；2013.

（小黒範子）

1. 発達障害とその周辺の問題
f. 吃音症

障害概念
- 吃音症（stuttering）とは，流暢に話せないことによりコミュニケーションの障害をきたし，集団生活や学習上の達成に支障を生じる状態である．DSM-5では，コミュニケーション障害に分類されている．
- 初めのうちは，子ども自身には吃音の自覚がなく，どこでも自由に話す．この時期には，最初の子音や単語の繰り返し，音節の引き伸ばしが現れる．さらに続くと，単語の途切れやブロックが加わり，チック様の身体症状が現れる．
- 吃音を自覚するようになると，さまざまな工夫をして話そうとし，さらに重症化するとどもることを恐れ，話すことを避けたりする．

どう診断するか
- 診察時には，子どもに身近な話題で話しかけ，吃音のパターンを把握する．
- 問診では，吃音の状態，子どもの自覚，家族の対応，生活状況などを尋ねる（表1）．
- 発症する時期は2〜5歳代で，性差では男児に多い．
- 吃音以外に発達の遅れがないか，集団生活の参加状況を確認し，遠城寺式乳幼児発達検査法などを参考に発達のチェックをする．

どう治療するか
治療の概要
- 約半数の吃音症は自然治癒するといわれている．子どもが吃音を意識しすぎて，話すことに自信をなくさないように，早期からの環境調整は大切である．
- 幼児期では，家族に吃音の一般的な経過を説明して不安を軽減

III. 各障害群の診療の仕方

表1 問診のポイント

吃音のパターン	・音の繰り返し（例：と<u>とと</u>もだち，<u>あかあか</u>い） ・音の引き伸ばし（例：ごーはん） ・単語の途切れ，ブロック（例：・・・おみず）
子どもに自覚があるか	・子どもは気にせずに話している ・吃音を意識していても，話す ・吃音を気にして，話すことが減った
その他の症状	・瞬目，舌打ち，開口，首や手足の不自然な動き（チック様の動き）
家族の対応について	・吃音を気にせず，子どもに話させるようにしている ・吃音を治すように，注意している ・ゆっくり話すように言っている ・言い直させる ・口ごもっていると，家族が先に言ってしまう
生活の変化	・就園やクラス替え ・転居，弟妹の誕生等家庭生活の変化
幼稚園・保育園・学校の様子	・吃音を気にせずに，よく話す ・集団生活に慣れるのにたいへんそうである ・行事の練習等が負担なようである ・学習や課題が難しい ・友達とうまく遊べない／かかわれない

させ，子どもが吃音を気にせずに話せるように家族が対応できるならば，専門家への紹介を急ぐ必要はない．

- 吃音により，子どもが会話に苦手意識が強くなり，集団生活での活動が消極的になったり，家族の不安が強くて環境調整が難しいときなどは，言語聴覚士等の指導が受けられる専門施設に紹介する．学童期以降にも続き，発話の困難さが高いときには，言語訓練を続けて行う．

■心理社会的治療

- 言語の問題が吃音だけで，コミュニケーションに問題がなければ，まず，家族指導から始める．家族の対応としては，子どもの話し言葉に干渉せずに，言い直させたりしない．大人がゆっくり話しかけ，子どもの話をゆとりをもって聞くことが望ましい．
- 吃音があっても，子どもが伝えようとする内容を理解するよう

に努め，コミュニケーションの意欲が育つのを妨げないようにする．
- 子どもの生活上，家庭内や集団生活で過度な心理的負担がないか，見直しを勧める．
- 言語聴覚士は言語や社会性の発達も全体的に評価・把握しながら，家族指導するとともに，子どもに対して，流暢性を促進する言語訓練や，遊戯療法などの心理療法等を行う．

薬物療法
- 本障害に薬物療法は原則として行わない．

その他治療上注意すべき点
- 合併症として運動性チック，言語の発達障害がある．
- 口腔器官の運動障害を鑑別する．

専門家からのアドバイス
- 吃音は，成長とともに自然軽快することが多い一方で，長期化するものについては吃音を直接改善する治療法は確立されていない．
- 吃音に注目しすぎず，社会的コミュニケーションの発達を支援するために幼稚園や保育園等とも連携していく．

参考文献・推薦文献
- American Psychiatric Association. Diagnostic and Statistical Manual of Mental Disorders, 5th edition. Washington DC：APA；2013.
- 都筑澄夫．吃音．宇野　彰（編）．ことばとこころの発達の障害．大阪：永井書店；2007．pp142-150.

（小黒範子）

1. 発達障害とその周辺の問題
g. 発達性協調運動障害

障害概念

- 発達性協調運動障害（developmental coordination disorder：DCD）は，暦年齢や知能から期待される水準に比して，運動協調を必要とする日常的な運動技能の遂行が顕著に劣り，そのため学業あるいは日常生活に明らかな支障をきたしているが，脳性麻痺のように明らかな神経学的障害の所見が認められないものをいう．
- DCD は学童の 6％程度にみられるとされ，4：1 で男児に多い．低出生体重児に有意に高率にみられる．
- DSM-5 では，常同運動障害，Tourette 障害，その他のチック障害とともに，神経発達障害群のなかの運動障害に含まれる．
- また，自閉スペクトラム症（autistic spectrum disorder：ASD）との併存診断も認められることになった．

どう診断するか

- スクリーニング尺度としては，Developmental Coordination Disorder Questionnaire（DCD-Q）と Movement Assessment Battery for Children 第 2 版（M-ABC-2）のチェックリストが，国際ガイドライン[1]で推奨されている．前者は日本語版が作成されている．また，感覚統合理論に依拠した，日本版 Miller 幼児発達スクリーニング検査（JMAP）も行われている．
- 診断における標準化された検査としては，先述の M-ABC-2 が推奨されているが，日本版はいまだ作成されていない．感覚統合理論に基づくものとして，JPAN 感覚処理・行為機能検査が行われる．
- 実際の臨床場面では，いわゆる soft neurological signs とし

て，上肢水平挙上保持，手の回内・回外，指の対立，指折り，眼球運動，顔面や舌の模倣，閉眼片脚起立，タンデム歩行，書字や模写などの，円滑さや随伴運動の有無や程度を評価するが，これのみに頼るのではなく，日常生活のなかでの困難さ，それによってもたらされる影響もあわせて，総合的に判断することが必要である．

どう治療するか

- 治療は大別して，課題指向的アプローチとプロセス指向的アプローチに分けられる．
- 課題指向的アプローチは，運動の準備・遂行や制御のどこに問題があるかを分析し，そこへの働きかけを子どもが興味をもって取り組める日常的な課題（たとえば，自転車に乗れるなど）を通して行う．
- プロセス指向的アプローチは，知覚から運動への種々のプロセスに働きかける（感覚統合療法など）．
- 国際ガイドライン[1]では課題指向的アプローチをより推奨している．
- また，運動面への直接的働きかけだけではなく，自己有能感を改善するための心理的アプローチや，身体を動かすことの楽しさを教えていくことも大切であり，そのために時には学校や親に配慮を求めることも必要である[2]．

専門家からのアドバイス

- DCDは，年齢とともに改善すると考えられてきたが，思春期・青年期まで症状が持続することも少なくない．学校の体育や集団遊びで不器用さが目立つと，自己評価の低さにつながり，自己意識や社会性の発達を阻害して心理・社会的予後に影響を及ぼす可能性がある．
- DCDは治療的介入で改善がみられやすい発達障害でもあるので，何らかの治療的介入を可及的早期に行うことが望ましい．
- DCDとADHDは，それぞれその約50％に相手を併存する．両者を併存し言語や学習にも問題を示すものは，DAMP（deficits in attention, motor control and perception）症候群ともいわれ，ASDを高率に併存し，DCDのなかでも特に心理・社会的予後が不良である[3]．したがって，こうした併存

障害をも念頭において,フォローを継続することが重要である.

参考文献・推薦文献
1) Blank R, et al;European Academy for Childhood Disability (EACD). Recommendations on the definition, diagnosis and intervention of developmental coordination disorder (long version). Dev Med Child Neurol 2011;54:54-93.
2) 辻井正次,宮原資英(編著).子どもの不器用さ―その影響と発達的援助.東京:ブレーン出版;1999.
3) Gillberg C. Deficits in attention, motor control and perception:A brief review. Arch Dis Child 2003;88:904-910.

〔平林伸一〕

1. 発達障害とその周辺の問題
h. 発達障害とその二次障害

障害概念

- 「二次障害」とは，もともとは脳性麻痺において使用されていた用語である．何らかの理由により，① 本来ある障害が悪化した状態（麻痺による関節拘縮により運動障害が強くなるなど），② 新たに生じた別の心身の問題（麻痺による胸郭変形により呼吸障害が生じるなど），のどちらかを指して使われていた．
- 一方，発達障害の領域では，「二次障害」という用語は発達障害と関連した心理的ストレス状況を背景として，情緒・行動・精神の問題が生じている状態を意味して使われることが多い．
- 二次障害は，小学校高学年，いわゆる思春期前後以降で表面化するのが普通である．この年代になると，自分自身の発達障害特性と，周囲の人の自分への言動の意味に気がつくようになり，同年代から自分が浮き上がっていると感じ，同世代と価値観を共有することを重視する思春期心性も関係し，心が動揺しやすくなるからである．

どう診断するか

- 発達障害の二次障害として出現する状態は多彩である．不安定な情緒（気分の動揺，焦燥感，過敏性，反発性，自信喪失，意欲低下，自己否定感，自尊心低下など），心身症（単純性肥満，過敏性腸症候群，頻尿，遺尿，遺糞，チック障害，神経性食欲不振症など），行動問題（拒食，反芻，意図的失禁，反抗挑戦性障害，素行障害，不登校，ひきこもりなど），精神障害（急性ストレス障害，適応障害，心的外傷後ストレス障害，不安障害，強迫性障害，気分障害，幻覚や妄想などの精神病状態など）などがみられる．
- 発達障害は，DSM-5 ではチック症を含めて「神経発達症群／

神経発達障害群」のカテゴリーに分類されており，今後，チック症を発達障害の二次障害とみなすことについては検討が必要と思われる．
- なお，ストレス状況が関与する二次障害的な要素と併存症の要素を区別できない場合も少なくない．精神障害では，特にそうした傾向が強い．

■問診
- 被害的言動の有無と内容を確認する．自分と他者の関係がかみ合っていないことに気づいているが，自己にも問題性があることには気づいていない状況が推測される．自己の問題に気づく手前と考えることもできる．
- 自己否定的あるいは「障害」と関連した言動の有無を確認する．自分がみんなとは違っていることに気づき，悩んでいる状態の反映であることが多い．たとえば，自己否定的な言葉(「どうせバカだから」など)，自己破壊的な言葉(「自分なんかどうなってもいい」など)，「障害」や「発達障害」を意味する用語を用いての質問や話題(「障害って何？」など)，障害に関するテレビ放送や本をよく見る，障害に関するテレビ放送があるとチャンネルを変えたり席を立ったりする，といった行動がみられるなど．
- 学習を忌避する言動を確認する．学習が負担になっていることを推測させる，「勉強が嫌だ」などの言葉，宿題をやらない，いろいろ理屈をつけて学習や宿題を避ける，など．
- 級友との対等関係の破綻の有無と程度を確認する．いじめが代表的なものだが，その他，いじめではないがクラスで浮いている，友達が誰もいない，など．
- 教師との関係の問題の有無と程度を確認する．特に，担任の指導方針や行動特性(細かく注意するなど)が子どもに合っているかどうか．担任が替わってから子どもの問題が発生あるいは悪化という経過に留意する．
- 保護者の養育態度の問題の有無と程度を確認する．学習の強制，頻回の注意や叱責，暴言，体罰，放任など．

■検査
- 生じている二次障害により，必要な検査は異なる．

■鑑別診断
- 生じている二次障害により，鑑別診断は異なる．

どう治療するか

■治療の概要
- 生じている二次障害の状態への治療と，子どもの心理の安定化を図る対応を行う．
- 前者は，生じている二次障害の状態に有効と思われる治療を行う．たとえば，心身症であれば症状を緩和する薬物療法と環境調整，強迫性障害であれば向精神薬による薬物療法と環境調整などである．
- 後者は，子どもが自己を理解し受容できるように支える対応となる．

■心理社会的治療

自己理解と自己受容の促進
- 子どもが自身を理解し受け入れられるようになることが，二次障害への対応だけでなく，予防の意味からも重要である．「誰にでも得意不得意がある」という形で，発達障害特性について子どもに説明するとよい．
- 子どもが障害名や診断について尋ねてきたときには，否定したり嘘を言ってはならないが，最初に診断名を子どもに伝えるのは保護者でないほうがよい．保護者は，診断告知を受けた子どもを支える役割が期待されるからである．
- 診断告知に関しては，現在相談している，あるいは以前に相談して診断を受けた医療機関や相談機関で行うのがよいであろう．説明は，受容的，共感的な姿勢で行うことが大切である．

自分が受け入れられているという思いの育成
- 発達障害特性の有無にかかわらず，子どもを丸ごと受け止めるという姿勢を保護者や教師にもってもらうことが重要となる．
- 具体的には，一方的な注意・叱責を控え，子どもの気持ちや行動を言語化し（「自分が非難されたと思って怒って，叩いてしまったのかな」など），子どもの気持ちを聞くことから始め，常識の提示（「叩かないですんだらそのほうがいいよね」など）と適切な行動を子どもに教えるという姿勢がよいであろう．

同年代文化を体験する機会の保障

- 同年代の子どもと一緒に活動できる機会の提供も有用である．自分がみんなから外れていないという思いを子どもが感じられるからである．

■薬物療法

- 生じている二次障害に応じて，必要な薬物療法が行われる．

■その他治療上注意すべき点

- 著しい不穏状態や精神病状態の場合，二次障害としてよりも併存症としての要素が強いことがあるので注意する．
- 併存症が中心の場合，薬物療法の効果がより期待でき，薬物療法への反応によってある程度判断できることもある．

専門家からのアドバイス

- 思春期問題の予防のためには，学童期までに，① 発達課題の適切な体験，② 適応行動の問題への適切な支援，③ 自分が丸ごと受け入れられているという実感，④ 自分の特性に関する適切な知識の習得，がそれぞれ可能となるような周囲の配慮が必要といえる．

参考文献・推薦文献

- 宮本信也（編）．発達障害医学の進歩23集 発達障害における行動・精神面の問題—二次障害から併存精神障害まで．東京：診断と治療社；2011.
- 小栗正幸．発達障害児の思春期と二次障害予防のシナリオ．東京：ぎょうせい；2010.
- 齊藤万比古．発達障害が引き起こす二次障害へのケアとサポート．東京：学習研究社；2009.

（宮本信也）

2. 主として児童期に発症するとされる精神障害
a. 選択性緘黙

障害概念
- 学校などの特定の社会状況では話すことができないが，家庭などの他の状況では話すことができるという，疾患ないし状態像である．
- ICD-10[1] においては "elective mutism" という名称が使用されているが，DSM-IV-TR[2] では "selective mutism" という用語が採用されるようになった．このような変遷については，緘黙という行動に伴う意志的側面を強調する代わりに，生物学的基盤をもった不安の問題に対して焦点を当てようとする傾向がある．
- "voluntaria" や "elective" という言葉には，自己主張，反抗行動といったニュアンスまでもが含まれているが，それに対して "selective" という言葉は，不安を惹起するような状況を選択的に回避する意味で用いられるようになってきている．
- DSM-5[3] では，選択性緘黙は不安障害群のカテゴリーに入り，診断基準の大きな変更はない．

どう診断するか
① 診断では家族からの情報収集が重要であり，特に家族の知らないうちにすでに他の場所で緘黙が出現していること，家族とは会話をできることの2点を確認する．患者本人は，診療場面で会話ができないのがほとんどである．「はい」，「いいえ」などの短い応答や描画やゲームなどの非言語的交流を通じて認知-理解能力の水準を確認したり，ビデオ録画された家庭での会話を見ることによって構音を含めた本来の言語能力を確認できる．
② 選択性緘黙の病因として，不安障害群との共通性を強調するものと発達障害の存在を重視するものがある．

③ 不安障害群が併存している子どもが多く、特に社交不安症が多い。そのほかに分離不安障害、限局性恐怖症、全般性不安障害がみられる。
④ 選択性緘黙の子どもの場合には診察や検査に協力が得られにくいため、知的障害が過小評価されやすいので注意を要する。選択性緘黙の子どもの多くは、言葉の遅れやコミュニケーション障害と関連する会話の異常があった生育史をもっている。Remschmidtら[4]によると47％の患児に言語発達遅滞がみられ、Kristensen[5]は68.5％に何らかの発達の遅れを認めたと報告している。とりわけ、受容-表出混合性言語障害は17.3％、表出性言語障害は11.5％、音韻障害は42.6％に認められたという。言語能力に何らかの劣等性を抱えている子どもが少なくなく、当然、子ども自身も言語能力に対する劣等感をもっていて不安を惹起しやすいと考えられる。
⑤ 大井[6]は、選択性緘黙の本質を対人的コミュニケーションの障害としてとらえ、コミュニケートしようとする意欲の乏しさや歪み、社会化への意欲の程度によってタイプⅠ：社会化欲求型、タイプⅡ：社会化意志薄弱型、タイプⅢ：社会化拒否型の3つのタイプに分類している。このタイプ分類は病態水準の指標ともなり、治療の方針を立てて予後を予測する目安となる。タイプⅠはいわゆる神経症水準、タイプⅡはパーソナリティ障害ととらえることができるが、タイプⅡには自閉症スペクトラム障害（ASD）の症例が含まれていると指摘されている。タイプⅡ、Ⅲは神経症の範疇に収まりきらず、家族要因や発達障害としての要素も重なり、パーソナリティ障害の側面ももつ場合も多く、社会への適応を含めた予後は決して楽観できない。選択性緘黙の子どものなかには統合失調症へと進展していく子どもも少なからず存在する。

どう治療するか

治療の概要

- 緘黙という状態と子どもという年齢特徴から精神療法は非言語的な接近が中心であり、子どもが意欲的に参加できる治療技法を柔軟に選択する必要がある。
- 話せるようになることよりも、まずは言葉に頼らないコミュニ

2. 主として児童期に発症するとされる精神障害／a. 選択性緘黙

表1 Dow らによる選択性緘黙の多元的個別治療計画

1. 不安の軽減を目標にし，話すことを強制しない．普通学級で非言語的ゲームを通して仲間づくりを奨励し，必要ならば家族療法や薬物療法などを併用する
2. 非言語的コミュニケーションの機会を増やす．身ぶりやカードを用いることから始めて，学級を小グループに分け，支持的仲間を見つけやすくする
3. 学校内外の仲間を見つけ，言語を用いない社会的スキルを獲得する
4. 言語的コミュニケーションの増加であり，行動療法や言語療法を用いる

(Dow SP, et al. J Am Acad Child Adolesc Psychiatry 1995[8]) より)

ケーション手段を用いて，緘黙の殻によって疎外されていた対人的コミュニケーションを保証し，子どもの自我の発達を促すことが当面の目標になる[7]．

■心理社会的治療

- 描画や箱庭などは患児の表出を促す意味で利用する価値は高いが，治療者と患児のあいだの相互作用を促進するうえでスクィグル・ゲームを用いるのも有用である．卓球などの身体運動を伴う遊び，トランプやオセロなどのゲーム等が，身体緊張の緩和および非言語的な交流に有効であることが少なくない．筆談ができる場合には有用なコミュニケーションの手段になり，ワープロ機能がついたゲームは利用できる可能性がある．
- 緘黙を長期化させないためには，人間関係の改善と緊張の緩和を中心におく治療法だけでは不十分であり，会話の方向へ押し進める行動療法的技法が必要である．遊戯療法のなかに行動療法的要素を加えていく手法もよく用いられている．もともと言語遅滞がみられることも多いため，オペラント技法を用いた発語訓練や緊張緩和と発語の汎化をねらいとした現実系統的感作法を用いることが多い．
- Dow ら[8] は従来の治療法を統合した学校に基盤をおく多元的個別治療計画を提案している（表1）．

■薬物療法

選択性緘黙に不安障害群を合併している21例（5～14歳）にフルオキセチン（選択的セロトニン再取り込み阻害薬：SSRI）

を投薬して 78 ％に治療効果があったと報告されている[9]．社交不安症といった不安障害を併存している場合に SSRI を試みる価値があるかもしれない．

■その他治療上注意すべき点

- Steinhausen ら[10] は，選択性緘黙の子ども 100 例のうち 54 ％に症状の持続がみられ，経過とともに改善したものは 35 ％にすぎないと報告している．大井ら[6] は 24 例の研究において，2〜7 年の追跡期間では，75 ％が適応不良のままだったと報告している．

- 大村[11] は，選択性緘黙の子どもは思春期になれば自然軽快するとして放置されてしまう危険性を指摘している．たとえ予後のよい神経症水準の症例であっても，長引いてしまうと社会性の発達のうえで不利益を被ることになる．

- 選択性緘黙には発達障害の側面があるもの，パーソナリティ障害，精神病水準の病態まで進展していくものもある．緘黙症状の消長にはこだわらずに長くつきあっていく覚悟が必要である．

専門家からのアドバイス

- 筆者は，選択性緘黙の子どもを対象にグループ・プレイセラピーを行っている．選択性緘黙の子どもだけではなく，その同胞にも参加してもらっている．グループ・プレイセラピーでは，治療スタッフとのかかわりあい，他の子どもとのかかわりあい，健常な同胞とのかかわりあいを観察することができ，病態水準や知的水準を推測することが可能である．

- 選択性緘黙の診療では，緘黙症状の背景に存在する病態水準や知的水準を把握することが重要である．

参考文献・推薦文献

1) World Health Organization（著），融　道男ほか（監訳）．ICD-10 精神および行動の障害―臨床記述と診断ガイドライン．東京：医学書院；1993．

2) American Psychiatric Association. Diagnostic and Statistical Manual of Mental Disorders, 4th edition, Text Revision（DSM-IV-TR）. Washington DC：APA；2000／高橋三郎ほか（訳）．DSM-IV-TR 精神疾患の診断・統計マニュアル．東京：医学書院；2002．

3) American Psychiatric Association. Diagnostic and Statistical

Manual of Mental Disorders, 5th edition (DSM-5). Washington DC：APA；2013.
4) Remschmidt H, et al. A follow-up study of 45 patients with elective mutism. Eur Arch Psychiatry Clin Neurosci 2001；251：284-296.
5) Kristensen H. Selective mutism and comorbidity with developmental disorder/delay, anxiety disorder, elimination disorders. J Am Acad Child Adolesc Psychiatry 2000；39：249-256.
6) 大井正巳．選択緘黙．詳解 子どもと思春期の精神医学．東京：金剛出版；2008．pp520-525.
7) 高岡 健ほか．選択性緘黙．現代児童青年精神医学．東京：永井書店；2002．pp224-227.
8) Dow SP, et al. Practical guidelines for the assessment and treatment of selective mutism. J Am Acad Child Adolesc Psychiatry 1995；34：847-856.
9) Dummit ES 3rd, et al. Fluoxetine treatment of children with selective mutism：An open trial. J Am Acad Child Adolesc Psychiatry 1996；35：615-621.
10) Steinhausen HC, Juzi C. Elective mutism：An analysis of 100 cases. J Am Acad Child Adolesc Psychiatry 1996；35：606-614.
11) 大村 豊．選択緘黙―成人期への影響．精神科治療学 2006；21：249-256.

(渡部京太)

2. 主として児童期に発症するとされる精神障害
b. 分離不安障害

障害概念

■概念
- 分離不安 (separation anxiety) とは,幼児が愛着をもつ人物や家庭から分離されるか,分離されることが予測される場合に感じる不安や恐怖のことである[1]. 分離不安は1歳未満の幼児にとっては普遍的にみられる正常な発達現象である[2].
- 幼稚園や保育園に入園したばかりの幼児が示す分離不安もよくみられるが,一般的には3歳前後には,親は自分のところへ戻ってくることを理解するようになり分離不安は消退する.
- しかし,分離不安による不安が発達水準からみて過剰で生活に支障をきたしている場合は,分離不安障害 (separation anxiety disorder) と診断される[1]. また,子どもは不安を直接表現するのではなく,頭痛,腹痛,吐き気などの身体症状として示すことも多い.
- 分離不安による不安が発達水準からみて過剰かどうかについては,地域の文化や時代により診断に差が生じることも考慮しなければならない.

■病因
- 分離不安を呈する子どもの家庭では,母子関係が緊密であり,家族の結びつきが強く保護的な場合が多い. また,母親が不安障害の場合,子どもの有病率は高くなる[2].
- 発症の誘因としては,愛着のある家族やペットの死や病気,引っ越しなどがある[3].

■疫学
- 分離不安障害の有病率は約4％であり頻度は高いが,小児期から青年期にかけて有病率は減少する[4]. 男女差はない[2].

どう診断するか

- 診断基準としては，ICD-10 または DSM-IV-TR[5] が用いられてきたが，2013 年に DSM-5[1] が公表された．DSM-5 では，これまで小児・青年期の障害に分類されていた分離不安障害を，小児・青年期に限定せず，不安障害群の一項目に位置づけているのが特徴である[1]．
- 分離不安障害では，分離による不安が発達水準からみて過剰であり，愛着をもつ人物や家から分離される場合に以下のような症状がみられる[1]．
  ① 過剰な苦痛を反復経験する．
  ② 愛着をもつ人物の居場所や連絡先を知りたがり，また家に帰りたがる．愛着をもつ人物が事故や病気にみまわれるのではないかとの恐怖にとらわれる．
  ③ 迷子になる恐怖，二度と親に会えなくなる恐怖を訴える．
  ④ 一人で出かけることを嫌がる．
  ⑤ 愛着をもつ人物にまとわりつく．
  ⑥ 就寝時，愛着をもつ人物に自分の側にいるよう訴える．
  ⑦ 夜間，愛着をもつ人物の寝室へ行こうとする．火事や殺人などの悪夢を見る．
  ⑧ 腹痛，頭痛，嘔気，嘔吐などを訴える．
- 鑑別診断としては，自閉症スペクトラム障害，統合失調症等で上記の症状を示すことがあるため，除外診断が必要である[2]．
- その他，評価尺度としては SCAS（Spence 児童用不安尺度），CMAS（児童用不安尺度）等が使用されている．

どう治療するか

治療の概要

- 治療方法には，心理社会的治療と薬物療法があり，併用療法も有効である．

心理社会的治療

認知行動療法（CBT）[6]

- 認知行動療法（cognitive behavior therapy：CBT）は，思春期以降の知的能力があれば実施可能であり有効である．
- 具体的には，少しずつ不安を起こさせる場面を経験させ，そこで不安症状が起こらないことを確認させることで，子どもの行

動修正を図るとともに，心理教育により否定的な認知を改善させていく．
- CBTは治療者との共同作業的な要素が多いため，子どもの治療意欲を喚起しやすい．

遊戯療法[7]
- 一方，思春期以前の子どもにとっては遊戯療法（play therapy）が有効である．遊戯を通して不安を対象化して扱うことが可能となるだけでなく，コミュニケーション能力，情動コントロール能力を高める効果が期待できる．

親のカウンセリングと家族療法[3]
- 親の不安が強い場合，子どもの不安も高まるため，親の不安を軽減することは，子どもの治療にとっても効果的である．
- 治療者は親の過保護，過干渉等を指摘し注意するのではなく，親がなぜそのような態度をとらざるをえなくなったかを，親とともに考えることが大切である．家族間の人間関係の調整を図ることが求められることも多い．
- 親自身が不安障害などの疾患を有している場合は，別の治療者に親の治療を依頼することも必要となる．

■**薬物療法**[4,8-10]
- 選択的セロトニン再取り込み阻害薬（selective serotonin reuptake inhibitor：SSRI）が第一選択薬となる．最初に使用したSSRIの効果が不十分な場合は，他のSSRIへ変更する．
- SSRIの未成年への投与については，服用初期，増量期の賦活化症候群，減量・中止後の中止後発現症状に対する注意が必要である．
- SSRIのうち，セルトラリンと認知行動療法との比較では，両者は同程度に有効であり，さらに両者の併用療法は一方だけよりもより有効性が高いことが報告されている[11]．
- セロトニン・ノルアドレナリン再取り込み阻害薬（serotonin-noradrenaline reuptake inhibitor：SNRI）についてはSSRIと同等の効果が期待されるが，今のところ有効性を示すデータが示されていない．
- 三環系抗うつ薬は循環器への副作用が重篤であり，効果につい

ても評価が分かれているため，現在では第一選択薬とはならない[2]．

- ベンゾジアゼピン系抗不安薬は，不安症状が強い場合，SSRIと併用した短期間の使用が有効である．しかし，長期使用においては十分な有効性は示されていない．SSRIの効果が確認された時点で減量，中止する必要がある．

■その他治療上注意すべき点

- 患者支援の観点からは，子どもの通う学校，幼稚園，保育園の担当者に分離不安障害の特徴を伝え，CBTなどにおいては状況に応じ個別に協力を求めることも必要となる．

専門家からのアドバイス

- 子どもに不安をなくさせようとするよりも，不安とうまく折り合いをつけることができるよう治療に携わることが大切である．そのためには，治療の場を子どもが安心して不安を共有してもらえる場にすることが重要である．これにより，子ども自身が自ら不安を受け止める力を少しずつ育めるようになる[7]．
- また，面接では子どもが最初のうちは話さなくても，治療の主体は親ではなく子ども本人であることを伝えていく必要がある．緊密な親子関係に治療者がゆっくり介入することは，親子の分離促進にも有効である[3]．

参考文献・推薦文献
1) American Psychiatric Association. Diagnostic and Statistical Manual of Mental Disorders, 5th edition；DSM-5. Washington DC, London：American Psychiatric Association；2013. pp189-195.
2) Sadock BJ, Sadock VA. Kaplan & Sadock's Synopsis of Psychiatry：Behavioral Sciences/Clinical Psychiatry, 9th edition. Philadelphia：Lippincott Williams & Wilkins；2003／井上令一，四宮滋子（監訳）．カプラン臨床精神医学テキスト—DSM-IV-TR診断基準の臨床への展開．東京：メディカル・サイエンス・インターナショナル；2004. pp148-152, pp1349-1355.
3) 塩入俊樹，松永寿人（編）．傳田健三（著）．不安障害診療のすべて．東京：医学書院；2013. pp270-277.
4) Silverman WK, Field AP. Anxiety Disorders in Children and Adolescents, 2nd edition. Cambridge：Cambridge Univ Press；2011. p28, pp377-378.
5) American Psychiatric Association. Diagnostic and Statistical

Manual of Mental Disorders, 4th edition, Text Revision；DSM-IV-TR. Washington DC, London：American Psychiatric Association；2000／髙橋三郎ほか（訳）．DSM-IV-TR 精神疾患の診断・統計マニュアル，新訂版．東京：医学書院；2004．pp129-133．

6) Schneider S. Disorder-specific cognitive-behavioral therapy for separation anxiety disorder in young children：A randomized waiting-list-controlled trial. Psychother Psychosom 2011；80：206-215．

7) 上島国利（監），保坂　隆（編）．精神科臨床ニューアプローチ7 児童期精神障害．東京：メジカルビュー社；2005．pp95-100, p143．

8) Reinblatt SP. The pharmacological management of childhood anxiety disorders：A review. Psychopharmacology（Berl）2007；191：67-86．

9) Schatzberg AF. Nemeroff CB. Textbook of Psychopharmacology, 3rd edition. Washington DC, London：American Psychiatric Publishing；2004／兼子　直，尾崎紀夫（総監訳）．精神神経薬理学大事典．東京：西村書店；2009．pp808-809．

10) Walkup JT. Fluvoxamine for the treatment of anxiety disorder in children and adolescents. N Engl J Med 2001；344：1279-1285．

11) Walkup JT. Cognitive behavioral therapy, sertraline, or a combination in childhood anxiety. N Engl J Med 2008；359：2753-2766．

〔須磨一剛〕

2. 主として児童期に発症するとされる精神障害
C. 遺尿症

障害概念
- 遺尿症は,排尿をコントロールできる時期を過ぎても尿漏れを繰り返す状態である.夜間睡眠中の尿漏れを夜尿,昼間の尿漏れを尿失禁として区別し,一般に遺尿症とは夜尿あるいは尿失禁が認められる状態をいう.DSM-5では排泄症群のなかに分類(307.6)されている.
- 夜尿症は,抗利尿ホルモンの分泌不足や膀胱機能(膀胱容量や排尿抑制機能)の発達,睡眠の状況,精神的ストレスなどさまざまな要因が複雑に関与した症候群であり,生来持続している夜尿症を一次性,6か月以上消失した後にみられる夜尿症を二次性と分類している.おおむね9割が一次性であり,男児に多いが,二次性では男女差ははっきりしない.
- 一次性は心身症ではなく,二次性が心身症かというと,そう単純なものでもなく,精神的ストレスにより一次性が遷延する場合もあれば,後天的な病態で二次性になることもある.

どう診断するか
- おおむね5〜6歳を過ぎても尿漏れを繰り返す状態である.
- 起床時尿や夜間尿の浸透圧あるいは比重を測定し,尿濃縮力を把握する.
- 夜尿症は,夜間尿量の多い多尿型と膀胱容量の小さい膀胱型(夜間のみ容量が小さい場合は解離型),その両方を満たす混合型に分類する.
- 小児の尿失禁の多くは,尿意を感じた時にはすでに排尿抑制が困難な状態となっている切迫性尿失禁である.
- 鑑別疾患として,尿路感染症や中枢性・腎性尿崩症,糖尿病,睡眠時無呼吸症候群,てんかん発作等の内科系疾患,二分脊椎や尿道の異所開口,膀胱憩室等の外科系疾患があげられる.

どう治療するか

■治療の概要
- 自然経過で軽快する頻度が年10〜15％（就学児）と比較的高く，経過観察との考え方もあるが，本人への精神的負担を考え，小学校入学以降は治療の対象とする．
- 夜尿日数，夜尿量，一晩の夜尿頻度，夜間尿量，尿意覚醒の有無，尿失禁頻度，尿失禁量，排尿量などを継続して記録してもらい，客観的に評価しながら治療を行う．
- 治療は生活指導，食事指導，薬物療法，アラーム療法，排尿訓練（排尿抑制，排尿中断など）等を単独あるいは組み合わせて行う．

■心理社会的治療
- 遺尿は本人ではどうすることもできない要素を含んでおり，しかったり，罰を与えたりしても何ら解決に結びつかず，かえって子どもに精神的ストレスを生じさせ，余計に遷延させてしまうこともあることを理解してもらう．

■薬物療法
- 抗利尿ホルモン薬，抗コリン薬，三環系抗うつ薬，漢方薬等が使用される．夜尿症では，多尿型および混合型には抗利尿ホルモン薬を，膀胱型には抗コリン薬を使用し，解離型に薬物は使用しない．
- 抗利尿ホルモン薬には点鼻薬と口腔内崩壊錠があり，後者は水なしで経口し，舌下で錠剤を溶かし，溶けてから飲み込む．水中毒が生じる危険があるので過量な水分の摂取には十分注意する．
- 三環系抗うつ薬は尿意覚醒を促進する作用，抗コリン作用，尿量減少作用があり，従来よく使用されていたが，副作用の観点から使用頻度は減少している．
- 漢方薬では，多飲を伴う多尿型には白虎加人参湯が，虚弱で腹痛をよく訴える膀胱型には小建中湯が使用される．
- いずれの薬物でも，効果がみられたときには3か月前後は継続とし，その後に1〜2週間休止して状況を観察し，減量・中止を考える．

■その他治療上注意すべき点

- アラーム療法は解離型を含めた膀胱容量が小さい場合に選択される。水分を感知して警報が鳴る装置を下着や身体に直接装着するタイプのものが使用されることが多い。覚醒排尿させる目的ではなく、排尿抑制訓練である。

専門家からのアドバイス

- 生活指導としての水分摂取の調節は重要である。アルコールを含まない水分の場合、摂取してから尿となるまでに2〜3時間は要するため、就寝前の3〜4時間は水分摂取を控えるように指導し、夕食時の塩分や乳製品を控えるなど、本人に負担のかからない方策を家庭で工夫してもらう。

参考文献・推薦文献
- 日本夜尿症学会. 夜尿症診療のガイドライン.
  http://www.jsen.jp/guideline/

（北山真次）

2. 主として児童期に発症するとされる精神障害

d. 遺糞症

障害概念

- 排便の機能は自律神経系の発達に依存しており、また、小児期の自律神経系は精神的ストレスの影響を受けやすいため、少なくとも発症初期は心身症の側面があるといえる。DSM-5では排泄症群のなかに分類（307.7）されている。
- 便秘型の遺糞症は、意識的あるいは無意識的な排便拒否、生来の便秘傾向などにより、排便がスムーズにいかず便秘になり、また便秘になることにより余計に便が硬くなり排便に伴う苦痛が増大しさらに排便を回避するようになる。
- このような状態が長期化すると、結腸に大量の便塊が停滞し、次第に結腸が拡大し、結腸の圧センサーの働きが悪くなり、便意自体が感じられなくなる。これらが悪循環となり、ついには広がりきった結腸と直腸内の便塊（便塞栓）と腸管壁の隙間から本人の意思とは無関係に大便が漏れ出すようになってしまう。

どう診断するか

- おおむね4～5歳を過ぎてもパンツの中や床の上などしてはいけない場所に繰り返し大便を漏らしてしまう状態である。
- 便秘型と軟便型に区別するが、その大部分は便秘型である。
- 発症につながる原因としては、過度あるいは不適切なトイレットトレーニングや排泄にかかわる不適切な環境などであるが、発達的な要因も少なからず影響している場合が多い。

どう治療するか

治療の概要

- 便秘型の場合、まず塞栓となっている便を取り除かなくてはならない。この手順を経ずに便秘に対する維持療法のみで治療を行うことは無駄に時間を費やすばかりではなく、さらなる症状

- 便塞栓の確認は，肛門指診でも容易ではあるが，経肛門的な手技に対する恐怖心の問題も考慮し，超音波検査やX線にて行うことも多い．
- 便塞栓が確認されれば，経口の緩下薬あるいは浣腸・摘便にて塞栓となっている便を確実に取り除く．浣腸は多めのグリセリンやオリーブオイルにて行われることが多いが，無理やりに浣腸を施行することが治療の継続性に大きく影響する場合もあり，外来診療で無理せずに入院とし，全身麻酔も含めた鎮静下での摘便も考慮すべきである．
- 塞栓となっている便が除去された後は，便秘解消に向けての維持療法を行う．浣腸や緩下薬，漢方薬等を用いて慢性便秘の状態から脱却し，排便を怖がらせないように排便の習慣をつけていく．
- 再発防止のため，治療には1〜2年をかける必要があり，少なくとも初期の3〜4か月は積極的な治療を続けていくことが必須である．

■心理社会的治療
- 遺糞症の病態を丁寧に説明し，治療の流れを理解してもらうことが大切である．その際，本人の努力のみでは解決困難であること，養育者に対する嫌がらせではないということを理解してもらう．
- 本人には，ある程度の期間は要するが治療により改善させることができるということを十分に理解してもらい，不安を解消することが大切である．

■薬物療法
- 維持療法として，緩下薬（酸化マグネシウム 0.05 g/kg/日〈成人量 2 g/日〉分1〜3，ピコスルファートNa 1.5〜5 mg〈液：3〜10滴〉/日分1）の経口投与や浣腸・坐剤等の経直腸投与を行う．
- 漢方薬も有用であり，大建中湯が自然な排便を促すため使いやすく，腹痛の強い症例には，桂枝加芍薬大黄湯が平滑筋の緊張を和らげ効果的である．

■その他治療上注意すべき点
- 生活指導として,海藻類や野菜,果物など繊維を多く含む食物の摂取を促すことも有効である.

専門家からのアドバイス
- 遺糞の後始末はたいへんなことである.つい子どもに対して冷たい態度となり,養育者との関係がうまくいかなくなることも多い.しかったり,罰を与えたりすることは緊張・不安を強くするため逆効果であり,支援的な態度で接することが必要となる.
- 汚れた衣類等を一緒に片づけたりして排便に対する不安や抵抗を減らしていくこと,うまくトイレで排便できた時にはしっかりほめることなどが大切である.

参考文献・推薦文献
- Kuhn BR, et al. Treatment guidelines for primary nonretentive encopresis and stool toileting refusal. Am Fam Physician 1999;59:2171-2178.

(北山真次)

2. 主として児童期に発症するとされる精神障害
e. 反応性愛着障害

障害概念

- 反応性愛着障害（reactive attachment disorder）とは、ひどく病的な養育と関連した、子どもの対人関係や情緒に現れる特徴的な反応様式である。DSM-IV-TRでは、幼児期または小児期早期の反応性愛着障害として、過度に抑制されて警戒的、両価的で矛盾した対人相互反応が優勢な抑制型と、拡散した愛着を示すとされた脱抑制型が含まれていた。

- 診断名に用いられている愛着（attachment）の意味は、Bowlbyの記述した愛着行動の発達と、その後Ainswersらが実証してきた愛着行動のタイプ分類に基づく概念を指しているが、劣悪な養育環境におかれた子どもにみられる対人相互反応を説明しきれないことがわかってきた。特に、脱抑制型として示される行動様式は、十分なケアを与えられない施設養育の子どもたちにしばしばみられる行動として、1940年代にさかのぼって報告されていたものであるが、これを愛着理論に基づく行動として説明することは困難であるという指摘が繰り返されていた。

- そもそも、"拡散した愛着"という記述自体が、語彙的にも矛盾していた。これらの議論に基づいて、DSM-5においては、反応性愛着障害の診断基準から脱抑制型の記述は除かれ、新たに脱抑制型対人交流障害（disinhibited social engagement disorder）の診断基準が示されている。

- つまり、反応性愛着障害の子どもは、苦境において、養育者から安楽、支援、世話、保護を得るべく一貫した力を発揮できず、養育者が提供する慰めや安楽に応答する力が乏しい特徴をもち、養育者とのあいだで陽性の感情を表すことが少ないか欠落し、養育者によって脅威を与えられていないにもかかわら

ず, 恐怖, 寂しさ, いらだちといった陰性感情を示すことができない.
- 一方, 新たな診断名である脱抑制型対人交流障害は, 文化的是認や年齢的なバウンダリーを越えた, よく知らない大人への過度ななれなれしさを特徴とした対人交流の様式を特徴としている.
- さらに, 両障害とも, DSM-5 では「心的外傷およびストレス因関連障害群」の項に分類されており, 症状の成因がより重視されている.

どう診断するか

- 反応性愛着障害と脱抑制型対人交流障害のいずれも, 著しく不適切な養育を背景としている. DSM-5 には, いずれの診断基準にも同様に, 以下の項目のうち少なくとも1つがみられることとあげられている.
  ① 大人の養育者によって満たされるべき安楽, 刺激, 感情のための基本的情緒的ニードをもつことの継続的欠落を呈するような社会的ネグレクトあるいはデプリベーション
  ② 主たる養育者が繰り返し変わり, 安定した愛着の様式を制限される (例:里親の繰り返す交代)
  ③ 選択的愛着の様式をひどく制限されるような通常でない子育て (例:子どもに対する養育者の比率が低い施設)
- さらに, 両診断ともに, 選択的愛着の様式の段階に発達的に達していない子どもになされるべきではなく, 子どもは少なくとも生後9か月の発達年齢に達していなくてはならないとされている. この基準も, DSM-IV の基準では曖昧であった点を修正している.
- また, 反応性愛着障害は, 少なくとも5歳以前に始まっていることが基準に含まれている. 一方, いずれの障害も何歳までみられるかはいまだ不明であるが, 脱抑制型対人交流障害の子どもは, 就学前年代までは注意喚起行動を示し, 言語的身体的に過度の親密さは学童期まで続き, 思春期には無分別に広がる仲間関係がみられると示されている.
- 除外項目としては, DSM-5 における反応性愛着障害の診断基準では自閉スペクトラム症でないことがあげられている. 各診

断において念頭におくべき鑑別診断を以下にあげる.

- 反応性愛着障害の鑑別診断:自閉スペクトラム症,知的障害,うつ病
- 脱抑制型対人交流障害の鑑別診断:注意欠如・多動症(ADHD)

どう治療するか

治療の概要

- 反応性愛着障害と脱抑制型対人交流障害について,効果的介入法はいまだ確立されていない.Myeroffら(1999)により抱っこ法が提唱されたが,対象サンプルの少なさ,診断妥当性の不確実さ,予後データの欠如,他の治療法との比較の欠如などから実証方法に問題があるとされ,治療法としてのエビデンスは得られていない.
- 近年,欧米では,里親養育において安定的な養育環境を与えられた症例のデータが蓄積されつつあるところである.

心理社会的介入

- まず,子どもの状態に気づかれたならば,可及的すみやかに安定した養育環境を与えるべきである.さらに,新たに与えられた環境では,できるだけ長く関係を継続できる養育者によって世話をされるべきである.Zeanahは,劣悪な施設養育におかれて愛着障害の兆候を呈してきた幼い子どもにみられる愛着障害の症状は,里親養育において減少すると報告している.
- しかし,わが国の現状においては,極端に適切さを欠く養育環境におかれて育ってきた子どもに対して,与えることができる安定した生活環境はきわめて限られている.
- 社会的養護を確保したいが,より適切な養育環境を備えている乳児院や児童養護施設(例:小舎制)や里親養育においても,愛着障害の子どもは対応の困難な行動を多く示すので,新たに養育者となる担当職員や里親には相当のスキルが要求される.さらに,その対応を安定的に継続するための支援も相当に必要である.いずれも,わが国の社会的養護に対する支援の資源はきわめて乏しく,支援体制も不整備な段階にある.
- 子どもに対して個別対応可能な環境にあれば,プレイセラピーや,新しい養育者との親子相互交流療法(PCIT)も試みるこ

とは念頭においてよいと思われる．また，言語的に情緒表現することが苦手な子どもには，描画や音楽など，言語とは別の表現方法を与えることも検討されてよいであろう．

■薬物療法
- 本障害に有用な薬物療法は確立していない．

■その他治療上注意すべき点
- 治療開始にあたり，いまだ子どもの安全確保と環境の安定が確立していない場合，児童相談所との連携は不可欠である．
- 治療の継続中にも，環境の安定が脅かされるような事態（例：施設内不適応や里親との不調，新たな養育者の経済的事情などによる養育継続困難など）が生じた場合には，児童相談所に連携を求めるべきである．少なくとも，新たな養育者や治療者が安定した関係を継続できなくなれば，子どもにはさらなる愛着関係の阻害を起こしてしまうことになる．
- どのような介入であれ，治療者や支援者に子どもが向けてくる情緒や行動の反応は，取り扱いが困難であることが予測される．
- 反応性愛着障害の子どもは，なかなか心を開かないことが特徴であるし，抑制されていた陰性感情が現れ始めれば制御困難な表現となるであろう．
- 脱抑制型対人交流障害の場合も，特定の対象への愛着を発達させるためには，根気強くぶれない養育態度と治療関係が必要となる．治療者が安易に子どもに介入すれば，養育者とのあいだでスプリットを生じかねないことにも自覚的であるべきである．
- 治療者は，養育者を支えながら全体をマネージメントあるいはスーパーバイズする役割も求められる．

専門家からのアドバイス
- 虐待を受けたりネグレクトされている子どもは，その最中に愛着障害行動を表すのみならず，むしろ安全を確保されてからも，過度に抑制された情緒パターンを示したり，過度になれなれしい対人交流パターンを呈したりする．治療的介入方法はいまだ確立されていないこの問題ではあるが，たとえば虐待の連鎖という現象をくいとめるためにも介入は必要である．

- 地域資源などの限られた環境ではあるが，子どもが安心して自分の感情を表し，愛着の発達に促進的な養育環境をできる限り十分に与えることを目指して対応することが求められる．

参考文献・推薦文献
- O'Connor TG. 乳幼児の愛着障害. マイケル・ラター，エリック・テイラー（編），長尾圭造，宮本信也（監訳）. 児童青年精神医学. 東京：明石書店；2007. pp901-919.
- Zeanah CH, Smyke AT. Attachment disorders in relation to deprivation. In：Rutter M, et al. Rutter's Child and Adolescent Psychiatry, 5th edition. Oxford：Blackwell；2008. pp906-915.
- ビビアン・プライア，ダーニヤ・グレイサー（著）. 加藤和生（監訳）. 愛着と愛着障害. 京都：北大路書房；2006.
- 青木 豊. 愛着障害. 本間博彰，小野善郎（編）. 子どもの心の診療シリーズ5 子ども虐待と関連する精神障害. 東京：中山書店；2008. pp97-115.

（笠原麻里）

3. 身体表現性障害と摂食障害
a. 身体表現性障害
i. 身体化障害

障害概念

- 身体表現性障害は、十分な医学的説明が見出せない身体症状から成る障害の一群であり、訴えられた身体症状に身体的基盤はないという医師の保証にもかかわらず、繰り返し身体症状を訴え、医学的検索を要求し続けるものである.

- 器質的な病変の裏づけが得られないにもかかわらず、多彩な身体症状を執拗に訴える患者は古代エジプト時代から認められている. 1859年、フランスの精神科医Briquetが詳しく記載し、ヒステリーの一型と考えられていた (Briquet症候群).

- 1980年、DSM-IIIにより身体化障害 (somatization disorder) という用語が初めて用いられるようになった. 現在、DSM-IV-TR[1] および ICD-10 のいずれにも、身体表現性障害 (somatoform disorder) の一部として身体化障害が記載されている. 身体化障害の身体表現性障害のなかにおける位置づけとして、身体化障害では身体症状が多彩であり決して単一ではないことが特徴である.

- 疫学について述べると、一般人口における身体化障害の生涯発生率は、女性が0.2~2%、男性が0.2%である. 女性対男性の比率は5:1であり、顕著な男女差を示す. 身体化障害は、教育歴の乏しい人や経済的貧困層に多い. 身体化障害はDSM-IV-TRにおいては、30歳以前に発症すると定義されているが、一般には10代に発症するとされる.

- DSM-5[2] では身体化障害は削除され、身体症状症 (somatic symptom disorder) に含まれるものと改訂された (表1).

どう診断するか

- DSM-IV-TRでは、身体化障害の診断について、発症年齢が30歳未満であることを必要としている. 身体化障害の経過

表1 DSM-5 身体症状症(Somatic Symptom Disorder 300.82)の診断基準(増子訳)

A. 1つまたはそれ以上の身体症状があり,それは苦悩を与えるか日常生活の重大な障害を引き起こしている
B. 身体症状やそれに伴う健康への心配に関連している過剰な考え,感じ,または行動があり,それは次の少なくとも1つによって明らかである
　1. 不つりあいであり持続的な症状の深刻さについての考え
　2. 健康や症状についての持続的な高度の不安
　3. これらの症状や健康への心配に過剰な時間と労力を費やすこと
C. 1つの身体症状は継続して存在しないかもしれないけれども,症状をもつ状態は持続する(通常6か月以上)

特定せよ:
　主として疼痛を伴う(従来診断は疼痛性障害):この特定はその身体症状が主に疼痛を含む個人のためのものである

特定せよ:
　持続性:持続的な経過とは,重篤な症状,顕著な障害,および長い持続(6か月以上)によって特徴づけられる

現在の重症度を特定せよ:
　軽症:症状のうちただ1つだけが診断基準Bを満足する
　中等症:2つまたはそれ以上の症状が診断基準Bを満足する
　重症:2つまたはそれ以上の症状が診断基準Bを満足するとともに,多数の身体的訴え(または1つの非常に重篤な身体症状)がある

(American Psychiatric Association. Diagnostic and Statistical Manual of Mental Disorders, 5th ed. 2013. p311 より)

中,少なくとも4つの疼痛症状,少なくとも2つの胃腸症状,少なくとも1つの性的症状,少なくとも1つの偽神経学的症状を訴え,その症状はいずれも身体所見・検査所見によって説明できるものではない[1].

- 小児におけるDSM-IV-TRの身体化障害(300.81)はまれである.Campoら[3]は,小児および青年における医学的に説明できない身体症状に関する119の論文をレビューした.その結果,繰り返し起こる医学的に説明できない身体症状は小児期の患者において普遍的にみられ,しばしば他の精神障害を併存していた.しかし,DSM-III-Rの診断基準(DSM-IV-TRと本質的な相違はない)を満足する身体化障害はまれであり,偽

神経学的症状は通常はみられなかった．

- Muraseら[4)]は，わが国における44人の偽神経学的症状（転換性障害）をもつ小児および青年において，DSM-IVの身体化障害の診断基準を満足する例がなかったことを報告している．
- DSM-5では，DSM-IVの厳密すぎて該当する例がまれであった身体化障害の診断基準が改訂されているので，より多数例がDSM-5の身体症状症の診断基準（表1）を満足するものと予想される．

どう治療するか

治療の概要

- 身体化障害の治療原則として，治療への導入の重要性を認識すること，精神療法への導入を急がないこと，長期の治療を必要とする覚悟が最初から必要であること，およびかなり時間がかかることを患者にも事前に説明すべきであることである．

心理社会的治療

- 身体化障害に対しては，心理社会的療法が治療の中心となる．児のかかえる心理社会的負担の過剰が身体化障害の原因であるので，児の負担軽減を目的とした環境調整が必須である．
- 具体的には，家族・学校と共同で負担軽減策を作成する必要がある．課題量の軽減，運動量の軽減などを含む個別的な教育プログラムを立案すべきである．

薬物療法

- 身体化障害に対する薬物療法の本質的な適応はない．身体症状に対する対症療法および併存する精神障害に対する薬物療法が通常行われる．

その他治療上注意すべき点

- 身体化障害を有する患者においては，常に自殺の危険を考慮すべきである．
- 前思春期以後の小児には自殺企図の危険がありうることは，臨床上の重要事項として銘記されるべきである．
- 解離性障害患者において身体化障害を併存することが希死念慮の予測因子になるという報告がある．

専門家からのアドバイス

病因論

- 幼児期の虐待や，心的外傷後ストレス障害（post-traumatic stress disorder：PTSD）が，その後の身体化障害の危険因子であるという報告が蓄積されてきている．DSM-IV-TR における身体化障害に小児期の養育環境が強く関連することは，多くの研究の一致するところである．

- 身体表現性障害全体のなかでの身体化障害の特徴は，身体症状が決して単一でなく，複数であることである．
- 小児期の養育環境が身体化障害の発症に関連している．心理的葛藤の身体化自体は小児においてはありふれた症状である．しかし，小児においては，DSM-IV-TR の診断基準を厳密に満足する身体化障害（300.81）はまれであったが，DSM-5 ではこの点が改訂されて身体症状症（300.82）となり臨床の現実に即したものになった．
- 小児においては，発達障害の併存，環境面では同胞間葛藤（または親への愛情欲求），学業の負担などの固有の問題が身体化障害の背景に存在することが，成人との差異としてあげられる．
- 自殺のリスクは小児であっても考慮されるべきである．

参考文献・推薦文献

1) American Psychiatric Association. Diagnostic and Statistical Manual of Mental Disorders, 4th edition, Text Revision. Washington DC：American Psychiatric Association；2000／髙橋三郎ほか（訳）．DSM-IV-TR 精神疾患の診断・統計マニュアル．東京：医学書院；2002.
2) American Psychiatric Association. Diagnostic and Statistical Manual of Mental Disorders, 5th edition. Washington DC：American Psychiatric Association；2013.
3) Campo JV, Fritsch SL. Somatization in children and adolescents. J Am Acad Child Adolesc Psychiatry 1994；33：1223-1235.
4) Murase S, et al. Polysymptomatic conversion disorder in childhood and adolescence in Japan：Early manifestation or incomplete form of somatization disorder? Psychother Psychosom 2000；69：132-136.

（増子博文）

3. 身体表現性障害と摂食障害
a. 身体表現性障害
ii. 転換性障害

障害概念

- 転換性障害（conversion disorder）とは，「神経学的にその症状を十分には説明できない状況で，随意運動機能，感覚機能等の神経学的症状が認められる状態」である．
- 転換（conversion）は，さまざまな欲求や心理的葛藤が抑圧を介して身体症状に置き換えられることを意味する精神分析用語で，転換機制に基づく症状が転換症状であり，かつてはヒステリーと呼ばれていた症状群がこれにあたる．
- 現代の精神科診断分類上ヒステリーという語は用いられなくなり，身体と心が密接に関連する症状群について，主に身体面に症状が表れるものを転換性障害，意識や人格に症状が表れるものを解離性障害（dissociative disorder）と称するようになった．
- DSM-IV-TR[1]において，転換性障害は身体表現性障害（somatoform disorder）の下位分類として位置づけられており，解離性障害と身体表現性障害は別のカテゴリーであるが，ICD-10[2]では解離性障害と転換性障害は同一カテゴリーとされている．両者の診断分類としての位置づけはいまだ確立されたものとはなっていない．
- なお，DSM-5[3]ではカテゴリー再編と診断基準の変更が行われている．DSM-IV-TRまで用いられてきた「転換性障害」およびその上位概念の「身体表現性障害」という語は，それぞれ「転換性障害（機能性神経症状症）：conversion disorder (functional neurological symptom disorder)」，「身体症状症および関連症群：somatic symptom and related disorders」と変更された．身体症状および関連症群の診断過程において「医学的な説明のつかなさ」が強調されなくなった

表1 DSM-IV-TRにおける転換性障害の診断基準

A. 神経疾患または他の一般身体疾患を示唆する，随意運動機能または感覚機能を損なう1つまたはそれ以上の症状または欠陥
B. 症状または欠陥の始まりまたは悪化に先立って葛藤や他のストレス因子が関連しており，心理的要因が関連していると判断される
C. その症状または欠陥は，(虚偽性障害または詐病のように)意図的に作りだされたり捏造されたりしたものではない
D. その症状または欠陥は，適切な検索を行っても，一般身体疾患によっても，または物質の直接的な作用としても，または文化的に容認される行動または体験としても，十分に説明できない
E. その症状または欠陥は，著しい苦痛，または社会的，職業的，または他の重要な領域の機能における障害を引き起こしている．または，医学的評価を受けるのが妥当である
F. その症状または欠陥は，疼痛または性機能障害に限定されておらず，身体化障害の経過中にのみ起こってはおらず，他の精神疾患ではうまく説明されない

症状または欠陥の病型を特定せよ
・運動性の症状または欠陥を伴うもの
・感覚性の症状または欠陥を伴うもの
・発作またはけいれんを伴うもの
・混合性症状を示すもの

(American Psychiatric Association. DSM-IV-TR. 2000[1]より)

こと，また，転換性障害において心因の特定を求めなくなったことが特記される．

どう診断するか

診断基準

- DSM-IV-TRの診断基準を表1に示す．診断基準に何らかの心理的要因の存在があげられているが，実際にはストレス要因がはっきりしない場合も少なくない．

発症頻度

- 報告によりばらつきがあるが，小児科領域患者10万人中に2.3〜4.2人という報告もある[4]．

症状

- 子どもでは以下のような症状が典型的である．
  ① 偽性発作症状：行動上の突発的な変化であって，てんかん発作に類似しているが，器質的な原因が認められないもの．失禁を伴うことはまれである．

② 運動症状：麻痺，脱力，失声，四肢や全身のけいれん．
  ③ 感覚症状：無感覚，聴覚障害，失明など．
- なお，成人の転換性障害では症状の重篤さにもかかわらず悩んでいる様子をみせない「上機嫌な無関心」と呼ばれる不自然さが特徴的とされるが，子どもの場合これはあたらないとされている[5]．

■診断の過程

- 子どもにこれらの身体症状が出現したとき，まず小児科を受診し診察を受けることになるが，脳炎，脳腫瘍や多発性硬化症，重症筋無力症，物質関連障害（アルコールを含む薬物乱用）などとの鑑別が必要である[6]．
- 過度の検査は症状への固執，身体疾患へのとらわれの強化，医原性の問題（検査でたびたび学校を休むことが不登校の契機になる）などの問題を生じることがあるため，身体的検査は必要最低限にとどめるべきである[7]．ただし，転換性障害と診断された患者のなかの10％以下ではあるが，身体的疾患が証明されたという報告があることに留意する[5]．
- 身体疾患がほぼ除外された場合にはじめて転換性障害の可能性を考え，精神科や心療内科を紹介されることになる．小児科医が見立てを伝える際，「心の病気」という説明を行うことで患者，家族に「弱さ」，「甘え」，「詐病」といった否定的ニュアンスで受け止められたり，見捨てられ感を抱かせたりすることを避けるためにも「原因は心身の両面が関係している可能性がある」という伝え方で，治療関係を保つことが望ましい[6,7]．

どう治療するか

■治療の概要

- 子どもに起こる転換性障害の治療法として確立されたものはないが，心理的アプローチが中心となる．
- 精神的併存症の存在にも留意する必要がある．気分障害（大うつ病），不安障害の合併が多いとされており，併存症の治療は転換性障害自体の改善のためにも不可欠である[5,8]．

■心理社会的治療

- 支持的・洞察的精神療法が主流である．言語化の困難な子どもであれば遊戯療法，箱庭療法なども取り入れていく．

- 心理的ストレスは発症のきっかけであるが，子どもは必ずしも自覚していないことがあり，必要以上の詮索は治療に抵抗感をもたせることがある[6]．
- 症状を起こした要因（発症要因）と長引かせている要因（継続要因）はそれぞれ異なることも多く，実際の治療では継続要因のほうに注目することが有益なことが多い．
- 治療のなかでは「病気であること」にのみ注目や関心が注がれるのではなく，回復への努力や病気以外の生活に注目，関心，評価が注がれることが望ましい[7]．

薬物療法

- 薬物療法として確立されたものはない．不安や抑うつに対症的に薬剤を用いる．

その他治療上注意すべき点

- 症状には環境（家庭，学校）の問題が関連していることが多いため，丹念に状況を聴取し，必要時心理的介入を行っていく．
- 家庭内に精神的・経済的問題が存在する場合や，学習面の遅れ，対人関係の悪化などは症状の継続要因となる．医療機関のみならず，福祉機関や教育機関との連携も必要となる[9]．

専門家からのアドバイス

- 近年の脳機能イメージング研究は，転換性障害患者における脳活動の変化（辺縁系の活動が大きく，運動野や感覚野の活動を抑制している可能性）を報告しており[8, 10]，脳の機能変化をきたした結果，症状が起こるということが明らかになりつつある．従来の「ヒステリー」という語がもつ負のイメージに惑わされることなく，子どもの心身のつらさや困難さに配慮し寄りそう姿勢が大切である．
- 児童・青年期転換性障害の予後は比較的良好である．特に，早期の診断，容易に同定しうるストレッサーの存在，子どもと家族の協力，症状の存在期間が短いこと等が良好な予後と関連しているとされる[5, 8]．早期発見，早期治療のために，小児科医と児童精神科医の緊密な連携が望まれる．

参考文献・推薦文献

1) American Psychiatric Association. Diagnostic and Statistical

Manual of Mental Disorders, 4th edition, Text Revision. Washington DC：American Psychiatric Association；2000.
2) World Health Organization. The ICD-10 Classification of Mental and Behavioral Disorders：Clinical Descriptions and Diagnostic Guidelines. Geneva：WHO；1992.
3) American Psychiatric Association. Diagnostic and Statistical Manual of Mental Disorders, 5th edition. Washington DC：American Psychiatric Association；2013.
4) Krasnik C, Grant C. Conversion disorder：Not a malingering matter. Paediatr Child Health 2012；17（5）：246.
5) 本城秀次．転換性障害．宮本信也，生田憲正（編）．子どもの心の診療シリーズ3 子どもの身体表現性障害と摂食障害．東京：中山書店；2010．pp39-50.
6) 松田孝之，氏家 武．多彩な身体症状の奥にある心の傷―身体表現性障害．小児科診療 2010；73（1）：56-60.
7) 青木省三．思春期の心の臨床．東京：金剛出版；2001．pp162-175.
8) Feinstein A. Conversion disorder：Advances in our understandings. CMAJ 2011；183（8）：915-920.
9) 平川清人，西村良二．児童思春期の転換性（解離性）障害．中根晃ほか（編）．子どもと思春期の精神医学．東京：金剛出版；2010．pp487-493.
10) Blakemore RL, et al. Distinct modulation of event-related potentials during motor preparation in patients with motor conversion disorder. PLOS One 2013；8（4）：e62539.

（金田昌子，吉岡眞吾，本城秀次）

3. 身体表現性障害と摂食障害
a. 身体表現性障害
iii. 疼痛性障害

障害概念
- 疼痛性障害 (pain disorder) の主な訴えは頑固で激しく苦しい痛みであり，本障害は患者の自覚する痛みに対して身体疾患による原因が存在しない，あるいは存在しても完全に説明しきれないことが基本となる．
- 本障害はICD-10[1]の身体表現性障害 (somatoform disorder) に含まれ，その痛みは情緒的な葛藤や心理的社会的問題に関連して生じるとされている．

どう診断するか
- まず身体疾患の除外が最優先される．
- 次いで精神疾患の鑑別が必要となるが，抑うつ気分や他の身体的訴えを伴うことが多いため，うつ病や身体化障害などを念頭におき，問診を行う．
- うつ病では抑うつ気分以外に興味や喜びの喪失，意欲の低下などの存在を確認する．
- 身体化障害でも痛みの訴えはみられるが，痛みの訴えが多彩であり，短期間で訴えの内容が変わりやすく，また他の身体症状もみられる．
- 心理的ストレスや情緒的葛藤が発症や症状の変動に関与していることを確認する必要があるが，初めから確認することは困難なことが多いため，治療の過程においてその話題にふれていくことが重要である．

どう治療するか
治療の概要
- 病態自体が慢性化しやすいこともあり，治療に対して抵抗性である場合が多く，治療法として確立されたものはない．精神療法，薬物療法や環境調整などさまざまな治療法を組み合わせな

がら行っていくことが多い．
- 治療に関する基本的姿勢として「痛みを否定せずに，その痛みによる苦しみを受け止め，理解しよう」という心構えをもちながら接していくことに留意する．

心理社会的治療

- 精神療法：情動面の不安定さの軽減を目的に治療者の眼差しと関心を与えて心理的に支持したり，遊戯療法で，痛みの背後にうっ積している情動のエネルギーのはけ口をつくってあげて，発散させたりすることが肝要である[2]．
- 家族へのアプローチ：親には，単なる痛みではなく，その背後には，不安や憎しみや不満や悲しみなど，心の問題が横たわっていることを理解してもらう．

薬物療法

- 薬物療法は確立されたものはないが，抗うつ薬や抗てんかん薬の一部に効果が期待される．
- 処方例
  ① サインバルタ®（デュロキセチン〈20 mg〉）　1，2カプセル，分1，朝食後，保険適応外
  ② ガバペン®（ガバペンチン〈200 mg〉）　2錠，分2，朝夕食後，保険適応外

専門家からのアドバイス

- 子どもでは，ストレス状況下で一過性に疼痛や身体症状を呈しやすいが，一方，学校内や家族内などのストレスがとれるとすみやかに症状が治まりやすい特徴をもつことを忘れてはならない．

参考文献・推薦文献
1) 融　道男ほか（監訳）．ICD-10 精神および行動の障害―臨床記述と診断ガイドライン．東京：医学書院；1993．pp170-178．
2) 平川清人，西村良二．疼痛性障害．宮本信也，生田憲正（編）．子どもの心の診療シリーズ3 子どもの身体表現性障害と摂食障害．東京：中山書店；2010．pp51-62．

〈平川清人，西村良二〉

3. 身体表現性障害と摂食障害
a. 身体表現性障害
iv. 心気症

障害概念

- 身体症状に対する非現実的な解釈に基づく,重篤な病気にかかることへの恐怖やかかっているという観念へのとらわれが6か月以上持続し,社会的役割を妨げるものとしてDSM-IV-TRでは身体表現性障害のうちの心気症であったが,DSM-5では身体症状症のうちの複合身体症状症となった(ICD-10では心気障害).

どう診断するか

- とらわれは言語的に確かめにくく,自分だけが他の子どもと違うのではないかといった心配という形を取りやすい.面接では,現実生活にどのような支障があるのかを聴き,対人関係の困難を明らかにする.
- 児童期では母子関係,同胞葛藤を,思春期では第二次性徴による体の変化や性的感情にどう反応するか[1]を把握する.

どう治療するか

治療の概要

- ① 良好な治療関係の構築,② 十分な情報収集,③ 家庭・学校・地域を含めた環境調整,④ 発達に応じたフォローアップの4つが必要である.

心理社会的治療

- 学齢期以前では遊戯療法や作業療法を症状に応じて用い,学童期では言語的コミュニケーションの比率を増していき,グループ療法を並行してもよい.思春期では認知行動療法を適用できる.

薬物療法

- 少量の抗不安薬は有用だが,使用は短期間にとどめなければ「問題は薬で解決できる」という安易なメッセージを家族に送

り,「子どもの問題である」として環境要因を無視してしまう.
- 思春期の子どもは自分の力で治したいという気持ちが強いため,薬物療法が自尊心を損なうリスクを伴う[2] 点に留意する.

その他治療上注意すべき点

- 家族に心理教育を行う際に,犯人捜しをするような態度ではなく,ともに患児を見守って行く環境をつくる.低学年では学校との連携で病因が見出されることも多い.

専門家からのアドバイス

- 慢性ストレス状況に対する一つの適応パターンであり,症状は感情の表現手段である.

参考文献・推薦文献
1) 庄田秀志.精神病理現象における身体化の意味またはその防衛的機能.吉松和哉,上島国利(編).臨床精神医学講座第6巻 身体表現性障害・心身症.東京:中山書店;1999. pp37-47.
2) 西村良二.小児期・思春期の転換性障害の治療.精神科治療学 2001;16(増);331-334.

(本田洋子,西村良二)

3. 身体表現性障害と摂食障害
a. 身体表現性障害
v. 身体醜形障害

障害概念

- 身体醜形障害（body dysmorphic disorder：BDD）は，外見に関する想像上の醜悪，欠陥についてのとらわれを主特徴とし，それに伴う苦痛や生活機能上の支障をきたす．近年，美容外科などの受診に固執する中高生もいるが，苦悩を伴わないときは，審美か障害かの線を引くのは難しい．
- BDD の精神病理は揺れている．妄想性障害の近縁と考えられたり，身体表現性障害の心気症に含まれたり，現在は持続反復から強迫スペクトラム障害に位置づけられている．わが国では，醜貌（醜形）恐怖症と呼ばれた時期もあり，対人恐怖症の近縁と考えられてきた．不登校，ひきこもり，自己臭などを伴い，疎外・孤立感で苦悩する症例である．
- BDD は，DSM–5 では「強迫性障害および関連障害群」のカテゴリーに分類される．

どう診断するか

- 子どもは不安や感情によって思考がとらわれ頑なになりやすい．醜形へのとらわれも同様であるが，成人と異なり恒常性はなく，挿話様で症候移動に富む．環境やストレスの外部刺激から影響を受けやすい．若年の摂食障害のやせ希求も，BDD の痩身に限局したとらわれともいえる．
- 精神病圏近縁・前駆状態に現れる「とらわれ」との鑑別は必須である．過敏さや被影響体験で被害的心性に陥りやすい．醜形への ① 妄想的確信，② 洞察の有無，③ 生活機能の低下などの検討や，随伴か二次症状かを診断する際には，各症状の時系列の整理，経過診断が有益である．
- 子どもと青年の BDD の質問法[1] がある．① 容貌を悩みすぎていないか，② 嫌いな部分はどこか，③ 自分自身でも悩みす

ぎを気にしているか,④皆からも悩みすぎと言われるか,⑤あなたの生活はこのことで支障を受けているか,⑥困っているか,⑦家族や友人を巻き込んでいることに悩んでいるか,というのが要旨である.

- ほかに重症度を加えた BDD-YBOCS(エール・ブラウン大学強迫性障害評価尺度の身体醜形障害のための改稿版)[2] がある.

どう治療するか

治療の概要

- 治療には心理社会的治療と薬物治療の両者が必須である.

心理社会的治療

- 心理社会的治療としては以下のものがある.
  ① 心理教育で BDD の特徴と転帰を伝える.
  ② 生活機能支援には,生活圏の脆弱性を掌握し,それらを回避して葛藤軽減に努める.
  ③ 精神療法では支持療法を基本に,生活リズムや体調に留意し,スモールステップに取り組み焦燥や挫折感を防ぐ.
  ④ 認知行動療法では,経時的な各症状の記録表,レジリエンスの対処などの具体的手立てが有用になることが多い.
  ⑤ 醜形症状以外の環境調整,特に家族,近隣や親戚,学校などの社会的資源への包括的支援などが重要である.

薬物療法

- 三環系抗うつ薬(イミプラン,塩酸クロミプラミン),SSRI(セロトニン再取り込み阻害薬),SNRI(セロトニン・ノルアドレナリン再取り込み阻害薬)が使われる.ただし,子どもでは適応外使用である.
- 子どもには典型的な BDD はまれで,不機嫌やいらいらの随伴も多いので慎重に用いる.抗精神病薬の少量服用が効果的な例もある.

専門家からのアドバイス

- BDD という特異な症状に注目しがちだが,BDD 以外の治しやすい症状に着目して緩和していくことが臨床のコツである.
- 子どもは症状への言及も侵襲的になりやすいので,焦って追求しないで,その気持ち汲むことが治療の基本である.

参考文献・推薦文献

1) Phillips KA, Rogers J. Cognitive-behavioral therapy for youth with body dysmorphic disorder: Current status and future directions. Child Adolesc Psychiatr Clin N Am 2011;20:287-304.
2) 山崎知克.身体醜形障害.子どもの心とからだ 2010;19:145-152.
- 竹内直樹.身体醜形障害.宮本信也,生田憲正(編).子どもの心の診療シリーズ3 子どもの身体表現性障害と摂食障害.東京:中山書店;2010. pp73-83.
- Phillips KA. The Broken Mirror:Understanding and Treating Body Dysmorphic Disorder. New York:Oxford Univ Press;1998／松尾信一郎(訳).歪んだ鏡—身体醜形障害の治療.東京:金剛出版;1999.

(竹内直樹)

3. 身体表現性障害と摂食障害
b. 摂食障害
i. 神経性無食欲症

障害概念

- 神経性無食欲症（anorexia nervosa）は食行動異常，体重増加への恐怖，ボディイメージの障害，を主症状とした精神疾患である．アメリカ精神医学会の診断基準であるDSM-IV-TR[1]ではA．正常体重の最低限（85％以下），B．肥満恐怖，C．自分の体の重さまたは体型を感じる感じ方の障害，D．初潮後の女性の場合は無月経，が中核症状として羅列されている．そして，食行動および排出行動のタイプによって，制限型とむちゃ食い排出型の2つの下位分類に分けられる．

- ただし，2013年に改訂されたDSM-5[2]では，神経性無食欲症の診断基準に変更を認めている．まず，低体重の指針を数値で示さず，臨床家が関連情報をもとに判断することに変更された．体重増加への恐怖も体重増加を妨げる持続的な行動に変わった．そして，無月経が基準から除外されたことが大きな変更点である．

- 神経性無食欲症の発症年齢は平均して15歳前後である．有病率は0.5～1.0％であり，その多くは女性である[1]．

- 神経性無食欲症の予後については，初診後4～10年経過したわが国の患者では，47％が全快，10％が部分回復，慢性化36％，そして死亡7％であった[3]．傳田らによると，神経性無食欲症の子どもの転帰は，寛解14例（37％），改善11例（29％），軽度改善5例（13％），不変8例（21％）であった[4]．

- 神経性無食欲症のリスク要因としては，女性であること，思春期から青年期であること，西欧文化型社会に属していること，があげられる．

- また，特徴的な家族機能として，過度な期待を子どもに押しつ

ける親や両親の不和もあり，性的虐待，家族のダイエット，家族その他からの食事や体型，体重についての批判的な発言などがある[5]．

どう診断するか

- 子どもの神経性無食欲症を診断する場合には，成人の精神医学的面接と異なる．子どもは自己の感情や体験を言語的に伝えることが困難であり，非言語的な交流がその面接の中心になる場合があることに留意するべきである．そのため，診断に関する情報は子どもだけでなく，保護者から多くを得る必要がある．

- うつ状態の子どもが食欲低下をきたしている場合や，広汎性発達障害による食事への固執傾向による偏食も鑑別していかなければならない．そのためにも，評価している精神症状の発現時期や発達歴を丹念に聞き取る必要がある．

- 神経性無食欲症の身体的評価を行う場合には，血液検査，心電図，心エコー，などの身体的検査は欠かすことができない．著しい拒食行動によるさまざまな身体的な随伴症状を認めるからである．

- 気をつけておく症状は，無月経，月経不順，便秘，徐脈，頻脈，血圧の低下，体温の低下，著しい低栄養や急激な体重減少では全身衰弱（起立・歩行困難）や意識障害，皮膚の乾燥・脱水，産毛密生，毛髪脱落，浮腫，貧血，白血球減少，血小板減少，低血糖，低蛋白血症，肝機能障害，高アミラーゼ血症，電解質異常，総コレステロール上昇，甲状腺ホルモンの低下，女性ホルモンの低下，高コルチゾール血症，骨量減少，心電図異常（洞性徐脈，QTの延長），脳萎縮，低血糖性昏睡，腎不全，うっ血性心不全，不整脈，上腸間膜症候群，など多彩である．むちゃ食い排出型では唾液腺腫脹，歯牙侵食，手背の吐きだこ（Russellの徴候），口腔・咽頭の組織裂傷もある．

- 神経性無食欲症の鑑別診断もしくは併存疾患としては，大うつ病性障害，社交不安障害，全般性不安障害，パニック障害，強迫性障害，広汎性発達障害，などがあげられる．いずれの疾患においても，子どもの発達歴と，神経性無食欲症の中核症状の有無，さらにその経過を丁寧に確認する必要がある．

どう治療するか

治療の概要

- 神経性無食欲症の子どもの治療は，個人精神療法，認知行動療法，家族療法などの心理社会的治療，向精神薬などを用いた薬物療法といった通常の精神科診療だけでなく，経管栄養や補液などの身体的治療を必要とするなど，治療者の医学的な知識と技量のすべてを注ぎ込んだ総力戦となる．
- 治療は食行動異常により生じた身体危機を脱するためにも，身体治療から始まることが多い．そして，いじめや学業上のつまずきなどさまざまな出来事を体験してきたことを契機に発症した神経性無食欲症を乗り越えていくためにも，食行動異常の背後に潜む子どもたちの停滞した思春期の自立志向的な活動を再活性化していくことが主たる治療目的となる．そのためにも，身体的治療だけでは不十分であり，思春期心性に関する親へのガイダンスや本人への精神療法は必須といえる．

心理社会的治療

- 神経性無食欲症の子どもへの心理社会的治療を試みる場合には，いかなる治療技法を用いるとしても，子どもとの基本的な関係性を構築することがきわめて重要である．
- さまざまな身体検査の結果を用いて身体が危機状態にあることを子どもにもわかりやすく説明するだけでなく，ボディイメージの障害や肥満恐怖に関する心理教育もしていかなくてはならない．そして，身体的安定を図るとともに食行動異常の背後にある心理的諸問題を扱い，その解決策を話し合っていく必要がある．その時に子どもがおかれている環境の問題だけでなく，思春期年代の子どもが抱える自立をめぐる葛藤に理解を示し，子どもの自立志向的活動を促し支えていくことを目指していくべきである．
- また，家族療法を含む家族への働きかけは，古くから摂食障害の治療において重要とされてきた．子どもを支えていく両親に思春期心性を理解してもらうと同時に，疲弊した母親をエンパワーし，父親にも治療に参加してもらうなど，家族の機能不全の改善を目指すことは神経性無食欲症の治療には不可欠である．

■薬物療法

- 神経性無食欲症を本質的に改善させる薬物療法はない．
- しかしながら，神経性無食欲症の治療を行ううえで，少量の抗精神病薬を鎮静目的で使用することは，過活動が止まらず，制止した場合に興奮が強い重症例の入院時に認めることはある．ただし，小児期の摂食障害に抗精神病薬や抗うつ薬などの向精神薬を用いる場合には，使用目的や副作用だけでなく，薬剤の種類によっては適応外使用であることを本人だけでなく保護者へ十分に説明する必要がある．
- 加えて，選択的セロトニン再取り込み阻害薬（SSRI）は，自殺念慮の高まりなどの賦活症候群（activation syndrome）を誘発する可能性を念頭において慎重に使用するべきである．

■その他治療上注意すべき点

- 神経性無食欲症の治療を行ううえで，外来治療であるか，それとも入院治療を導入するかは治療構造として大きく異なる．
- 入院治療を導入する際には，小児では脂肪量が少なく，全身状態が急に悪くなりやすいので厳しい基準が必要でもある．たとえば，標準体重の70％以下あるいは急激な体重減少，心拍数が50/分以下，血圧が80/50 mmHg以下，低カリウム血症，低リン血症を目安としている．このような身体的危機には保護者の同意を得たうえで，迷うことなく入院治療を導入するべきである．
- 生命の危機に瀕して入院治療を導入したにもかかわらず，過活動が止まらない場合には，隔離や身体拘束といった行動制限も精神保健指福祉法に基づいて行われることもある．

■専門家からのアドバイス

- 神経性無食欲症に罹患した子どもと向き合っていると，遅々として進まない食行動や変わらない体重に苦慮し，治療者は無力感を感じるかもしれない．しかしながら，われわれ治療者は，今にも燃え尽きようとしている神経性無食欲症の子どもの命を守らなくてはならない．そのためにも，子どもがもつ神経性無食欲症のさまざまな症状に対峙し，必要に応じて身体管理や入院治療を導入しなければならないときもある．
- 神経性無食欲症の病理と思春期の精神発達論に関する心理教育

を親に繰り返し行い，神経性無食欲症の子どもに対して治療者とともに親も毅然とした態度を示す必要がある．
- 拒食による生命の危機という形で「助けて！ 私を守って！」と叫び続けてきた子どもが，治療を通じて親に支え守られた感覚を得ることこそ，神経性無食欲症の子どもの治療の意義の一つではなかろうか．
- このような治療を受けて，子どもたちは神経性無食欲症という困難を乗り越え，治療前とは異なる成熟した人格へと成長していくのである．
- 決して発病前の子どもの状態に戻るわけではない．精神疾患に罹患した経験を受け入れ，乗り越えていくことで，子どもが精神的にも身体的にも成長していくことを治療者も親も理解しておかなくてはならない．

参考文献・推薦文献
1) American Psychiatric Association（著），髙橋三郎ほか（訳）. DSM-IV-TR 精神疾患の分類と診断の手引，新訂版．東京：医学書院；2002.
2) Föcker, M, et al. Anorexia nervosa. Eur Child Adolesc Psychiatry 2012；22：29-35.
3) 厚生労働省．知ることからはじめよう みんなのメンタルヘルス．摂食障害．http://www.mhlw.go.jp/kokoro/speciality/detail_eat.html
4) 傳田健三ほか．若年発症の摂食障害に関する臨床的研究．児童青年精神医学とその近接領域 2002；43：30-56.
5) Fairburn CG, Harrison PJ. Eating disorders. Lancet 2003；361：407-416.

〔宇佐美政英〕

3. 身体表現性障害と摂食障害
b. 摂食障害
ii. 神経性大食症

障害概念

- 神経性大食症（bulimia nervosa：BN）は，過食と不適切な代償行為を繰り返し，神経性無食欲症（anorexia nervosa：AN）と共通する身体像の障害を示す疾患である．
- 歴史的に過食症状は，19世紀末から20世紀初頭における古典的な摂食障害症例記述のなかにみられる．Stunkard[1] は，肥満者の摂食パターンを3型に区別し，その一つの型をむちゃ食い（binge eating：BE）と呼んだ．この肥満者で観察されたBEという用語は，その後，摂食障害の過食症状に対しても用いられるようになった．
- 1960年代は，ANにみられるBEや嘔吐症状が注目されたが，1970年代中頃から，BEが正常体重者にも認められることが報告された．"bulimia nervosa" の診断名称は，Russell[2] による症例報告で提唱された．
- アメリカ精神医学会（American Psychiatric Association：APA）の操作的診断基準集では，DSM-III（1980）において「過食症（bulimia）」が記載され，DSM-III-R（1987）から，「神経性大食症（bulimia nervosa）」の診断名が採用された．DSM-5（2013）[3] のBN診断基準項目と内容は，DSM-IV-TR（2000）[4] とほぼ同じである．

どう診断するか

過食症状

- BEには，2つの特徴がある．①ある決まった時間内に，ほとんどの人が同様の時間内，あるいは同様の状況で摂るであろうよりも多い量の食事を摂取すること，そして，②過食しているあいだ，制御できないという感覚（失コントロール感〈loss of control：LOC〉）である．

- BEを引き起こすきっかけとしては、不快気分、対人関係のストレス、ダイエット後の強い空腹感、体重、体型や食事に関する不快感情などがある。過食は一時的に不快気分を良くするが、通常、強い後悔の念や抑うつ気分など、心理的苦痛を伴う。
- 診断に必要なBEの頻度と期間は、DSM-IV-TRでは「3か月間に少なくとも週2回」であるが、DSM-5では「3か月間に少なくとも週1回」に変更となっている。
- Laskら[5]によれば、BN診断は14歳より下の年齢ではまれである。
- 小児においては、BEの頻度や摂食量について、成人よりも低い閾値（たとえば、月1回の頻度）を採用することが勧められる。
- また、摂食量は過剰ではないが、LOCのある食行動が小児において注目されている。小児におけるLOCの表現としては、「坂を転げ落ちるボールのように」など年齢に相応した表現になる。LOCの行動上の指標としては、空腹でないのに食べる、一人で食べる、隠れて食べる、陰性感情への反応として食べる、あるいは、食べているあいだ、無感覚になるなどがあげられる（APA）[6]。

代償行動

- 不適切な代償行動には、自己誘発性嘔吐、下剤・利尿薬・浣腸または他の薬剤の誤った使用、絶食、または過剰な運動がある。代償行動は、長期化すると電解質異常などの身体合併症を引き起こし、生命予後に影響するため注意を要する。
- 小児においては、代償行動の頻度や期間について、成人よりも低い閾値（たとえば、月1回の頻度）を採用することが勧められる（APA）[6]。
- DSM-5では、代償行動の頻度によって重症度が判定される。

身体像の障害

- BNとANに共通する精神症状として、体重増加や肥満への強い恐怖感や身体像の障害があげられる。
- FairburnとCooperの摂食障害診断面接（Eating Disorder Examination）の評価項目は、①体重または体型についての

不満,②体重減少願望,③体重測定への反応,④体重または体型への没頭,⑤自己-評価における体重または体型の重要性,⑥体重増加への恐怖,⑦体を見ることへの不快感,⑧体を人目にさらすことの回避,⑨肥満感,⑩腹部を平らにしたいという願望,である[7].

- 小児期は言語や認知能力など精神機能が発達途上にあるため,これらの項目について言語化されることが少なく,行動面への現れを注意深くみる必要がある.

精神科的および身体的合併症

- BN の精神科的合併症としては,大うつ病性障害,不安障害,アルコール/薬物依存,およびパーソナリティ障害がある[8]. BE が頻回となり,抑うつ症状やひきこもりが強まる場合,希死念慮の有無についてよく確かめる.
- BN の身体的合併症を,Mehler の文献[9]からまとめ,表1 に示す.

表1 身体的合併症

口腔内合併症	喉頭部痛 エナメル質脱落 齲歯 唾液腺腫脹
消化管合併症	胃食道逆流 Mallory-Weiss 症候群 消化不良 下剤依存による重症便秘
電解質合併症	嘔吐による代謝性アルカローシス 利尿剤乱用による低クロル性代謝性アルカローシス 下痢(下剤使用)による高クロル性代謝性アシドーシス 低カリウム血症(不整脈) Pseudo-Bartter 症候群 特発性浮腫
内分泌合併症	月経不順
その他の合併症	催吐剤(吐根)乱用による心筋症と筋力低下 手背の傷(吐きだこ〈Russell の徴候〉)

(Mehler PS. N Engl J Med 2003[9] を参考に作成)

どう治療するか

心理社会的治療

- APAガイドライン[8]によれば、BNの急性期において最も有効な治療は認知行動療法である。同様に、短期の精神療法である対人関係療法の有効性も実証されている。

薬物療法

- 切池[10]によれば、摂食障害における薬物療法の効果として、① 食行動症状を直接改善する、② 不眠、不安、抑うつ気分、強迫症状などの精神的な随伴症状や合併症を改善させる、および ③ 治療関係を促進し、精神療法や行動療法への導入を容易にする、が期待される。
- BNについて、日本で適応が承認されている薬物はなく、主に上記②の目的で薬物療法が行われている。
- APAガイドライン[8]では、認知行動療法を行うことができない場合、フルオキセチンを最初の治療選択とすることを勧めている。その他の有効な選択的セロトニン最取り込み阻害薬（SSRI）としては、セルトラリンをあげている。

専門家からのアドバイス

- 思春期・青年期の精神発達課題として、依存対象であった親対象からの内的離脱が生じ、新たな対象とのかかわりや同一化が活発になること、また、身体的成熟に伴い、女性性や男性性をめぐる葛藤が現実的になることがあげられる。
- 摂食障害治療では、症状改善だけでなく、これらの発達課題を進めるかかわりが大事である。

参考文献・推薦文献

1) Stunkard AJ, et al. The night-eating syndrome：A pattern of food intake among certain obese patients. Am J Med 1955；19；78-86.
2) Russell GFM. Bulimia nervosa：An ominous variant of anorexia nervosa. Psychol Med 1979；9；429-448.
3) American Psychiatric Association. Diagnostic and Statistical Manual of Mental Disorders, 5th edition, DSM-5. Washington DC：APA；2013.
4) American Psychiatric Association. Diagnostic and Statistical Manual of Mental Disorders, 4th edition, Text Revision, DSM-IV-TR. Washington DC：APA；2000.

5) Lask B, Bryant-Waugh R (eds). Eating Disorders in Childhood and Adolescence, 3rd edition. London：Routledge；2007.
6) American Psychiatric Association. Developing an Evidence-Based Classification of Eating Disorders, Scientific Findings for DSM-5. Washington DC：APA；2011.
7) Fairburn C, Cooper Z. The eating disorder examination. In：Fairburn CG, Wilson GT (eds). Binge Eating：Nature, Assessment and Treatment, 12th edition. New York：Guilford Press；1993. pp317-360.
8) American Psychiatric Association. Practice Guideline for the Treatment of Patients with Eating Disorders, 3rd edition. Washington DC：APA；2006.
9) Mehler PS. Bulimia nervosa. N Engl J Med 2003；349：875-881.
10) 切池信夫．抗うつ薬，SSRIの摂食障害に対する有効性．臨床精神薬理 2002；5：537-544.

（生田憲正）

3. 身体表現性障害と摂食障害
b. 摂食障害
iii. 食物回避性情緒障害（FAED）

障害概念

- Lask と Bryant-Waugh[1,2]は，小児期発症（7〜14歳）の摂食障害について，摂食に関する問題で受診する患者の多くが，DSM-IV-TR[3]の神経性無食欲症（anorexia nervosa：AN）や神経性大食症（bulimia nervosa：BN）の診断基準を満たさず，特定不能の摂食障害（eating disorder not otherwise specified：EDNOS）に分類されてしまうことを指摘した．

- また，小児の場合，AN や BN と共通する精神病理をもたないために，EDNOS と診断することが不適切な症例がある．この問題に対して，小児期発症の摂食障害の診断基準として，Great Ormond Street criteria（GOSC）を提唱した．

- GOSC には，AN と BN 以外に，食物回避性情緒障害（food avoidance emotional disorder：FAED），選択的摂食（selective eating），機能的嚥下障害（functional dysphagia），および広汎性拒絶症候群（pervasive refusal syndrome）などの診断分類があげられている．

- DSM-5[4,5]の大きな変更点として，DSM-IV の「幼児期または小児期の哺育，摂食障害」カテゴリーが廃止され，摂食障害に統合された点がある．そこには，異食症や反芻症とともに，回避・制限性食物摂取障害（avoidant/restrictive food intake disorder）が含まれている．

- この診断分類は，DSM-IV の幼児期または小児期早期の哺育障害が改訂されたものであるが，年齢制限（6歳以下の発症）の削除とともに，GOSC に含まれる診断分類（FAED，選択的摂食，機能的嚥下障害など）が取り込まれている．

どう診断するか

- 診断の要点を以下に示す.
  ① 食事回避や制限による顕著な体重減少と栄養障害.
  ② AN や BN で認める肥満恐怖や体重や体型への異常な認知や没頭がない.
  ③ 診断に至らない不安や気分の障害を認める.
  ④ 身体的疾患や精神病がない.
- 北山[6]によれば,「摂食の問題を主訴に小児心身症の専門機関を受診した症例」を対象とした小学生以下の 42 例中 10 例 (23.8％) が FAED と診断され, AN に次いで多くみられた.

どう治療するか

- AN に比べて病状が必ずしも軽いわけではない. 入院治療を必要とし, 経管栄養や栄養補助剤の使用が必要となる場合がある.
- 北山[6]によれば, 気分障害に対する治療を早期から考慮することが重要であり, 薬物療法も重要な治療戦略の一つとなる.

専門家からのアドバイス

- さまざまな重症度や発症要因をもつことに気をつける. 親−子関係や食事をめぐる親−子相互作用の問題, 親の精神疾患の影響, 虐待やネグレクトの存在にも注意する.

参考文献・推薦文献

1) Lask B, Bryant-Waugh R (eds). Eating Disorders in Childhood and Adolescence, 3rd edition. London：Routledge；2007.
2) 清水　誠, 生田憲正. 小児期発症の摂食障害とその関連疾患─Great Ormond Street Criteria. 医学のあゆみ 2006；217：953-958.
3) American Psychiatric Association. Diagnostic and Statistical Manual of Mental Disorders, 4th edition, Text Revision, DSM-IV-TR. Washington DC：APA；2000.
4) American Psychiatric Association. Developing an Evidence-Based Classification of Eating Disorders, Scientific Findings for DSM-5. Washington DC：APA；2011.
5) American Psychiatric Association. Diagnostic and Statistical Manual of Mental Disorders, 5th edition, DSM-5. Washington DC：APA；2013.
6) 北山真次. Great Ormond Street Criteria (GOSC). 齊藤万比古 (編). 子どもの心の診療シリーズ3 子どもの身体表現性障害と摂食障害. 東京：中山書店；2010. pp138-146.

〈生田憲正〉

3. 身体表現性障害と摂食障害
b. 摂食障害
iv. 機能的嚥下障害

障害概念
- 嚥下・窒息・嘔吐など食物摂取にかかわる恐怖のために不安が強くなり、食物摂取を回避する特定の恐怖症として定義され、体重・体型への歪んだ認知や激しい没頭がないということで、神経性無食欲症とは区別される.
- DSM-5では食行動障害および摂食障害群の回避・制限性食物摂取障害（307.59）のなかに含まれるが、不安症群のなかの限局性恐怖症のその他の型（300.29，その他）との異同については、食物摂取の回避・制限と窒息・嘔吐など食物摂取にかかわる恐怖症状のどちらが一次性であるのか、あるいはまずどちらに着目しているかの違いにすぎないとされている.
- 食物回避はしばしばその質感（舌ざわり）にも左右される. 実際に消化管検査を受けたり、食物を喉に詰まらせたりしたことをきっかけに発症することが多く、胃腸炎罹患時の外出中の嘔吐や下痢のため便失禁したなどの経験から過度に食物摂取への恐怖感をもってしまい発症することもあり、また、自らの体験に限らず、そういう状況を目撃しただけでも発症しうる.

どう診断するか
- 食物回避.
- 嚥下・窒息・嘔吐など食物摂取にかかわる恐怖.
- 体重・体型への歪んだ認知がない.
- 体重・体型への激しい没頭がない.

どう治療するか
治療の概要
- 基本的には恐怖症に対する治療をベースとし、食べても大丈夫であるという安心感をもたせることを目指したアプローチが必要となる. そのため、安心できる状況下での積極的な嚥下訓練

をすることも有効で,余計な不安に対する薬物療法も考慮する.
- 食物回避が長期化すれば,栄養不良の状態が進み,筋力低下からますます嚥下困難な状態となるため,改善がみられるまでのあいだの一時的な経管栄養も考慮される.

■心理社会的治療
- 精神的ストレスにより余計に症状が悪化するため,「このまま食べることができないでいるとたいへんなことになる」などの脅しは逆効果である.
- 食事療法として,流動食やゼリーなど喉に詰まりにくいものから始めるとよい.
- 孤食は避け,摂食時は養育者や医療者が見守り,安心感が得られるような配慮が必要である.

■薬物療法
- 過度な不安に対し,下記の薬物療法を考慮するが,栄養状態が著しく低下しているときには投与を避け,経管栄養等を含めた栄養補給によりある程度栄養状態が改善された後に導入する.
  ① アルプラゾラム 0.4～1.2 mg 分 1 朝食後または分 2 朝・夕食後または分 3 毎食後.
  ② スルピリド 50～150 mg 分 1 就寝前または分 2 朝食後・就寝前または分 3 朝・夕食後・就寝前.
  ③ クロルプロマジン 12.5～75 mg 分 1 就寝前または分 2 朝食後・就寝前または分 3 朝・夕食後・就寝前.
- ある程度の経口摂取が可能になったことを確認後,維持療法として,上記から下記の薬剤に移行していく.
  ① フルボキサミン 25～100 mg 分 1 夕食後または分 2 朝・夕食後.
  ② セルトラリン 25～75 mg 分 1 夕食後または分 2 朝・夕食後.
- また,漢方薬では,低栄養状態に至っていない軽症例では半夏厚朴湯が有用であり,低年齢でやや体力が低下している症例には甘麦大棗湯が効果的である.

■その他治療上注意すべき点
- 低栄養状態が長期化すると神経性無食欲症の病像を呈してくる

こともあり，漫然と経過観察をすることは禁物である．
- 摂食障害状態からの脱却後も不安になりやすい傾向は持続することが多く，その場合には長期のフォローが必要となる．

専門家からのアドバイス

- 神経性無食欲症とは異なり，母子の愛着形成の問題を背景とするわけではなく，成熟拒否や身体イメージの障害もないため，行動制限に対する拒否は目立たない．
- 言語化能力の向上が中心課題とはならないものの，本人の恐怖や不安を傾聴していくことは大切であり，それらに対して的確にアドバイスし，本人の精神的・身体的緊張をときほぐすことがポイントとなる．

参考文献・推薦文献
1) Lask B, Bryant-Waugh R. Eating Disorders in Childhood and Adolescence, 4th edition. London：Routledge；2013. pp33-49.
2) American Psychiatric Association. Diagnostic and Statistical Manual of Mental Disorders, 5th edition. Washington DC：American Psychiatric Publishing；2013. pp334-338.
3) 北山真次．小児期発症の非定型の摂食障害．小児の精神と神経 2009；49：92-98.

〈北山真次〉

3. 身体表現性障害と摂食障害
c. 関連する障害
i. 起立性調節障害

障害概念

- 起立性調節障害（orthostatic dysreguration：OD）とは，朝起き不良，倦怠感，頭痛，ふらつきなどの症状を伴い，思春期に好発する自律神経機能不全の一つである．起立時の腹部・下肢への血液移動・貯留に対する代償的循環調節機構が破綻，体・脳循環不全が生じ，血圧心拍異常反応を示す．
- 心理社会的ストレス（家庭・学校ストレス）によって発症や増悪し，代表的な心身症である．遅刻や欠席を起こしやすく，重症例では不登校状態を伴うなど，学校保健では重要課題となっている．不登校の約3~4割がODを伴う．不登校児への適切な治療のために診断は必須である．
- 有病率は小学生の約5％，中学生の約10％．一般小児科を受診した心身症・神経症の男子の61％，女子の78％がOD（厚労科学研究奥野班調査，1999年）と診断された．約半数に遺伝傾向を認める．
- 症状は，朝起き不良，倦怠感，頭痛，たちくらみ，失神，動悸などの症状が起立位や座位で増強し，臥位にて軽減する．重症では臥位でも倦怠感が強く，起き上がれない．
- 起立試験の異常は午前中に強く認められ，午後には正常化することも多い．症状も午後に軽減する．夜はテレビを見るなど，機嫌がよい．そのほかに，概日リズム障害，認知力低下，成績低下を生じやすい．
- 日常生活に支障のない軽症例では，適切な治療によって2~3か月で改善する．学校を長期欠席する重症例では2~3年以上を要する．

どう診断するか

- 日本小児心身医学会編小児OD診断・治療ガイドライン

(GL) の診断アルゴリズムが参考になる.

① 朝起き不良, 倦怠感, 頭痛, たちくらみ, 失神, 動悸, 腹痛, 気分不良など, 3つ以上の起立失調症状があれば, ②以下を行う.

② 鉄欠乏性貧血, 心疾患, てんかんなどの神経疾患, 副腎・甲状腺などの基礎疾患を除外する.

③ 新起立試験 (GL を参照) を実施し, サブタイプ (図1) と重症度を決定する. 失神症状があればヘッドアップティルト試験も行う. 検査は必ず午前中に行う (午後には正常化することが多い).

④「心身症としての OD」チェックリスト (GL を参照) を参考に, 心理社会的関与を評価する. あるいは, 家庭ストレスや学校ストレスが推定できれば, 関与ありと判断してもよい.

どう治療するか

治療戦略を立てる

- 身体的重症度と心理社会的背景を分析する. 中等症以上の OD で不登校を伴う場合, OD による生活機能の著しい低下 (一次障害) に引き続いて, 心理社会的な二次障害を起こしている. すなわち, 不眠への不安, 学業の遅れに対する焦りがみられ, 強い不安を感じている.
- その一方で, 保護者, 学校側は, 疾患への理解が乏しい. 朝にごろごろして午後になれば元気になる OD 児を「怠け者」「仮病」などと拒否的な見方をしがちである.
- OD 児は幼少時から過剰適応な性格傾向で, 親の手を煩わすことが少なく, 依存欲求が満たされずに, 親に対して両価性感情を抱いているケースも多い. 加えて, 友人や学校でのトラブルが起こるとそれが引き金になって, 周囲に対して不信感, 厭世感情をもち, 精神不安定, 家族関係の悪化, 社会からの孤立, ひいては長期のひきこもりに至ることがある (**二次障害**).
- 二次障害は長期不登校と共通する点も多く, 治療が難渋する原因となるため, ポイントを押さえた治療的介入を行う.

治療の概要

- 治療は, 新起立試験による重症度と心理社会的関与の有無によ

3. 身体表現性障害と摂食障害／c. 関連する障害／i. 起立性調節障害

健常者の起立時

血圧（BP）／心拍（HR）反応
人は起立すると（図中↓）一過性の血圧低下を生ずるが，直ちに回復しその後は臥位よりやや高い血圧で安定する

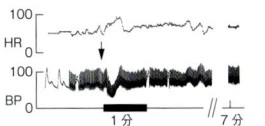

起立直後性低血圧（INOH）

起立直後に強い血圧低下および血圧回復の遅延が認められる

起立後血圧回復時間≧25秒 or
血圧回復時間≧20秒かつ非侵襲的連続血圧測定装置で求めた起立直後平均血圧低下≧60％

軽症型
起立中に血圧は徐々に回復する
重症型
起立後3～7分に収縮期血圧低下が臥位時の15％以上を持続する

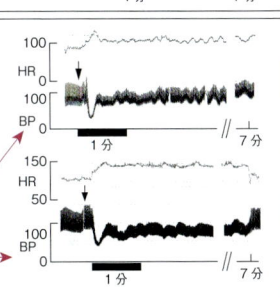

体位性頻脈症候群（POTS）

血圧低下を伴わず心拍増加が強い
起立3分以後心拍数≧115/分
　　　　　　　　（重症≧125/分）
または，心拍数増加≧35/分
　　　　　　　　（重症≧45/分）

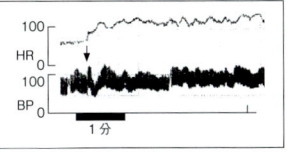

神経調節性失神（NMS）

起立中に突然に収縮期と拡張期の血圧低下ならびに起立失調症状が出現し，意識低下や意識消失発作を生ずる（図中↓f）
重症は INOH, POTS, delayed OH を伴う

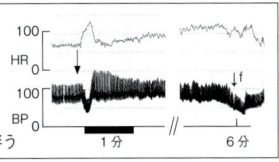

遷延性起立性低血圧（delayed OH）

起立直後の血圧／心拍は正常であるが，起立3～10分を経過して収縮期血圧が臥位時の15％以上，または20 mmHg以上低下する

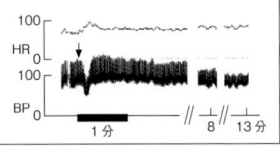

図1　起立性調節障害のサブタイプ

って，次の①から⑥を組み合わせて介入する．

① 説明説得療法（疾病理解のための患者教育）

- 一般的に保護者は，OD症状の朝起き不良や全身倦怠を「怠け癖」や，テレビゲームなどによる夜更かし，学校嫌いなどが原

因だと考える．これに対してODは身体疾患であり，「気持ちの問題」や「根性」だけでは治らないと十分に説明する．また，学校の担任教師にも同じ説明をする．患者の起立試験の血圧／心拍記録などを示して説明すると説得力がある．
- 保護者と教師への説明によって子どもの不安が軽減する．児に対しては日常生活の改善や服薬に関して，親に言われなくても自主的に自己管理が行えるように指導する．

② 非薬物療法
- 日常生活の改善としては，運動は散歩などを連日15〜30分から開始する．スイミングもよい．塩分摂取（10〜12g/日），水分摂取（1.5〜2L/日）は多めに，子どもが自主的に実行できるように指導する．着圧ストッキングや加圧式腹部バンドなどの装着も効果がある．

③ 学校への指導や連携
- 学校の担任教師，養護教諭，校長にODの病態生理を医学的に説明する（例：ODは身体の病気であり，起立や座位で脳血流が下がり，思考力・判断力が低下する）．診断書の提出は効果的である．児の希望があればクラスメートにも説明してもらう．学年が変わるたびに学校への説明が必要である．
- 学校生活において静止状態での起立を3〜4分以上続けない．暑気を避ける．重症度が軽症では運動制限の必要はない．中等症以上では，競争を要する運動は避ける．
- 起立失調症状などの体調不良が出現したら，すみやかに臥位にする．

④ 薬物療法
- 児と保護者に効果と副作用を十分に説明し，「効果発現に2週間以上かかるので，すぐにやめないように」，「親に頼らず，自分で薬を管理し自分で服薬する習慣をつけよう」と指導する．
- 主な処方例は，塩酸ミドドリン1回1錠（2mg），1日2回（起床時，夕食後）である．
- 薬物療法の効果判定は2週間を目途に，新起立試験で改善がない場合には変更する．

⑤ 環境調整
- 保護者や教師の理解が悪く，登校刺激を繰り返していると症状

が改善しない．
- 両親に対して，ODの発症機序，ODの疾患特性（午前中は起立耐性が悪化して身体症状が強いが夕方から夜には回復し元気になる，日によって起立耐性が改善，悪化を繰り返すのは疾患特性で怠けではない）を繰り返し説明し，子どもに対して指示的，過干渉にならず，受容的に接するよう指導する．

⑥ 心理療法
- 子どもとのカウンセリングのポイント：まず身体症状や日常生活状況に焦点を当てていく．朝起きのつらさ，夜寝つけないときの工夫などを聴く．徐々に家庭や学校の状況を聴取する．子どもから心理的葛藤が吐露された場合に批判せず，子ども自身の自主的な治療行動を促すよう，コンプリメントを含めて繰り返し指導する．
- 保護者とのカウンセリングのポイント：原則的に子どもと別個面接をする．内容は，不登校の親へのカウンセリングに準ずる．治療には長期間（2〜3年）を要するが，「必ず回復するので決して焦らず，**子どもを信じて見守る**」よう説明する．

専門医からのアドバイス
- 心の診療医を受診する重症のODのほとんどは，遅刻や欠席を伴い不登校状態や昼夜逆転傾向にある．しかし最初から不登校として対応するのではなく，日常生活状況や身体症状を十分に問診し，必ず新起立試験，あるいはヘッドアップティルト試験を午前中に実施してほしい．
- 身体症状を伴う不登校の約半数以上はODをもち難治性である．子どもも保護者も逆境のなかにあるが，それに耐える精神的成長を見守り支援してほしい．

参考文献・推薦文献
- 日本小児心身医学会（編）．小児心身医学会ガイドライン集．東京：南江堂；2009．
- 日本小児心身医学会（編）．専門医向け小児起立性調節障害診断・治療ガイドライン2011（解説）．子どもの心とからだ 2012；21：191-214．

（田中英高）

3. 身体表現性障害と摂食障害
c. 関連する障害　ii. 機能性消化管障害（過敏性腸症候群）

障害概念
- 過敏性腸症候群（irritable bowel syndrome：IBS）は成人領域のみならず、小児・思春期領域でも決してまれな疾患ではない。以前は過敏性大腸症候群と称されていたが、小腸を含めた機能障害という考えから1970年代後半よりIBSの名称が採用された[1]。
- その後、食道から大腸に至るまでの消化管の機能異常を伴うさまざまな症候群に対して、機能性消化管障害（functional gastrointestinal diseases：FGIDs）という概念が広まり、1989年ローマでIBSガイドラインが制定された。これが後のRome基準の始まりとなり、1990年FGIDsに関するRome分類体系が確立した。
- 1999年Rome II基準のなかで初めて小児のFIGDsが検討され、IBSの診断や治療指針が示された。
- 2006年のRome III基準では0～3歳までの新生児・乳幼児期と4～18歳の小児・思春期のFGIDsとに大別され、初めて発達年齢の観点から分類された（表1）[1,2]。

どう診断するか
- IBSは下痢や便通異常に伴う腹痛あるいは腹部不快感などの多彩な症状を呈する症候群であり、器質的疾患を除外されたFGIDsの一つである[2]。
- 右下または右上腹部痛、消化管出血や眠りを妨げる夜間腹痛などの器質的疾患の警告症状に注意を払い、侵襲性も考慮し最低限必要な検査を行う（図1）。しかし、Rome基準には除外診断による最終診断というより身体症状から積極診断をつけようとする考えが根底にある。
- IBSのサブタイプは、ICD-10では下痢を伴うIBSと伴わな

表1 Rome III 基準による新生児～思春期の機能性胃腸障害（FGIDs）および小児・思春期の過敏性腸症候群の定義

G	新生児・乳幼児の機能性消化管障害	
	G1	乳児胃食道逆流
	G2	乳児反芻症候群
	G3	周期性嘔吐症候群
	G4	乳児コリック
	G5	機能性下痢症
	G6	乳児排便障害
	G7	機能性便秘症
H	小児～思春期の機能性消化管障害	
	H1	嘔吐・空気嚥下症（呑気症）
		H1a 思春期反芻症候群
		H1b 周期性嘔吐症候群
		H1c 空気嚥下症（呑気症）
	H2	腹痛関連消化管機能障害
		H2a 機能性ディスペプシア
		H2b 過敏性腸症候群 ⟶
		H2c 腹部片頭痛
		H2d 小児機能性腹痛
		H2d1 小児機能性腹痛症候群
	H3	便秘・便失禁
		H3a 機能性便秘
		H3b 無貯留性便失禁

下記のすべての項目があること
1. 腹部不快感（痛みとはいえない不快な気分）または腹痛が，下記の2項目以上を少なくとも25％以上の割合で伴う
    a) 排便によって症状が軽減する
    b) 発症時に排便頻度の変化がある
    c) 発症時に便形状（外観）の変化がある
2. 症状を説明する炎症性，形態的，代謝性，腫瘍性病変がない

2か月以上前から症状があり少なくとも週1回以上，基準を満たしていること

(Rasquin A, et al. Gastroenterology 2006[1]／Hyman PE, et al. Gastroenterology 2006[2] を参考に作成)

- い IBS に大別され，Rome III 基準（成人領域）の病型分類では，便秘型（硬便または兎糞状便が25％以上），下痢型（軟便または水様便が25％以上），混合型（硬便・兎糞状便と軟便・水様便が25％以上），分類不能型に分類される．
- 確かに Rome III 基準は，厳密な病悩期間や確実な診断を求め

III. 各障害群の診療の仕方

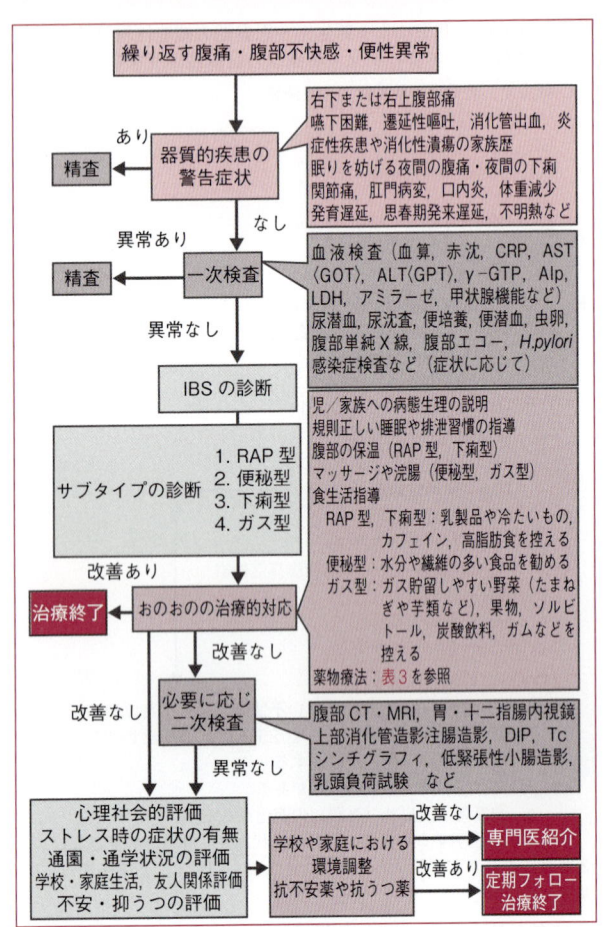

```
繰り返す腹痛・腹部不快感・便性異常
                │
                ▼
         器質的疾患の      あり     ───→ 精査
         警告症状
                │ なし
                ▼
          一次検査        異常あり  ───→ 精査
                │ 異常なし
                ▼
          IBSの診断
                │
                ▼
        サブタイプの診断
          1. RAP型
          2. 便秘型
          3. 下痢型
          4. ガス型
                │
                ▼
      おのおのの治療的対応  ── 改善あり ──→ 治療終了
                │ 改善なし
                ▼
        必要に応じ          異常あり
        二次検査
                │ 異常なし           改善なし → 専門医紹介
                ▼                   
      心理社会的評価  →  学校や家庭における
      ストレス時の症状の有無  環境調整          改善あり → 定期フォロー
      通園・通学状況の評価   抗不安薬や抗うつ薬              治療終了
      学校・家庭生活，友人関係評価
      不安・抑うつの評価
```

警告症状（器質的疾患）:
右下または右上腹部痛、嚥下困難、遷延性嘔吐、消化管出血、炎症性疾患や消化性潰瘍の家族歴、眠りを妨げる夜間の腹痛・夜間の下痢、関節痛、肛門病変、口内炎、体重減少、発育遅延、思春期発来遅延、不明熱など

一次検査:
血液検査（血算，赤沈，CRP，AST〈GOT〉，ALT〈GPT〉，γ-GTP，Alp，LDH，アミラーゼ，甲状腺機能など）、尿潜血，便沈査，便潜血，虫卵，腹部単純X線，腹部エコー，*H.pylori*感染症検査など（症状に応じて）

治療的対応:
児／家族への病態生理の説明、規則正しい睡眠や排泄習慣の指導、腹部の保温（RAP型，下痢型）、マッサージや浣腸（便秘型，ガス型）、食生活指導
RAP型，下痢型：乳製品や冷たいもの，カフェイン，高脂肪食を控える
便秘型：水分や繊維の多い食品を勧める
ガス型：ガス貯留しやすい野菜（たまねぎや芋類など），果物，ソルビトール，炭酸飲料，ガムなどを控える
薬物療法：表3を参照

二次検査:
腹部CT・MRI，胃・十二指腸内視鏡、上部消化管造影注腸造影，DIP，Tcシンチグラフィ，低緊張性小腸造影，乳頭負荷試験 など

図1 IBSの診断および治療的対応のアルゴリズム

られる場合や，疫学研究や国際学会では必要であるが，筆者が所属する日本小児心身医学会ガイドライン集のなかでは大まかに臍中心に頻回に腹痛を訴えるRAP型，便意がない，あるいは便意はあるものの排便できない便秘型，排便後も残便感が残り下痢便となる下痢型，放屁や腹鳴，腹部膨満感が主体のガス

型の4型分類により臨床活用している[3].

どう治療するか（図1）

■一般的治療・対応

- まず，児の苦痛や家族の不安を十分に受けとめ，生命予後の悪い疾患ではないことを保障する．さらに病態生理の説明（ストレスにより症状が悪化する病態メカニズム）や，規則正しい睡眠や生活，サブタイプに応じた食生活指導を行う．

■心理社会的治療

環境調整

- 通学状況，学校や家庭生活，教師や友人関係の評価，周囲の過度な登校の促しの有無にも注意し，腹痛や便意が強く出る場合はトイレに出入りしやすい教室内の配置や，腹鳴や放屁への不安や緊張が強い場合には保健室等の活用など学習環境の調整を図る．
- 登校前に症状が増強し遅刻や欠席を繰り返すこともあるが，家族や学校側の理解が乏しい場合，過度に児を責め登校を促す場合もある．心理社会的ストレスにより症状が悪化することも学校や家族に説明し理解を広げることも必要である．

心理療法（主に認知行動療法）

- 通学中にトイレがないこと（知覚される脅威）から，腹痛や便意促迫への不安（気分）がさらにネガティブな思考（自動思考）をもたらし，症状の悪化につながることへの治療的介入である．これらの構成要因を患児が理解することを促し，これらの思考パターンに反する合理的な考えへの気づきを促すことにより認知の再構成をもたらし身体症状の改善を図る．
- ほかに，リラクゼーション技法によるアプローチである自律訓練法や催眠療法[4]などが試みられる場合もある．

■薬物療法

- 小児では明らかなエビデンスに基づく薬物は少ないが，一般的治療効果が乏しい場合，症状に応じた薬物療法を試みる．
- 腹痛が強い場合，臭化ブチルスコポラミン（ブスコパン® 20〜30 mg/日），下痢型ではポリカルボフィルカルシウム（コロネル®，ポリフル® 1〜1.5 g/日）や，整腸薬（ラックビー® 2〜3 g/日など）も試みる．15歳以上の男児の下痢型で

- はラモステロン塩酸塩（イリボー® 2.5 μg/日）著効例も経験している[6]．
- 便秘にもポリカルボフィルカルシウムを使用するが，酸化マグネシウム（カマグ® 1〜2 g/日）や整腸薬を追加することもある．
- ガス型ではジメチルポリキソシロキサシン（ガスコン® 120〜240 mg/日）を使用している．
- 不安やうつ状態の合併がみられる場合，ロフラゼプ酸エチル（メイラックス® 1〜2 mg/日）などの抗不安薬や，便秘や心毒性に注意しながら抗うつ薬（イミプラミン〈トフラニール® 20〜50 mg/日など〉）を処方する場合もある．（用量は体重30 kgで換算）

■小児科と他科との連携

- 上記の対応で改善しない長期慢性化例や中等症〜重症例では，抑うつや不登校やひきこもりなどの合併を招きやすい．特に，ガス型では自己臭妄想などと鑑別すべき場合もあり，心療内科や精神科などと連携が必要な場合もある[7]．

専門家からのアドバイス

■IBSと虐待—発達の観点から

- 出産直後の新生児期の胃内容吸引が将来的なFGIDsの発症に寄与するという報告[8]や，早期の母仔分離が腸管運動機能亢進や疼痛閾値を低下させるというラットでの報告[9]などがあり，まだ明確な結論は出ていないが虐待とIBSとの関連を示す報告もある[10]．このことから，ネグレクト等の虐待との関連にも注意を払う必要がある．

■non-patient IBSへの啓発

- 小児においても成人同様，実際には医療機関を受診していないIBS（non-patient IBS）の存在も大きく，不登校のなかにもIBSなどFGIDs児の存在が推察される．彼らに合併する疾患への適切な理解や対応，周囲への啓発は必要である．

参考文献・推薦文献

1) Rasquin A, et al. Childhood functional gastrointestinal disorders：Child/adolescent. Gastroenterology 2006；130：1527-1537.

2) Hyman PE, et al. Childhood functional gastrointestinal disorders: Neonate/toddler. Gastroenterology 2006；130：1519-1526.
3) 日本小児心身医学会（編）．くり返す子どもの痛みの理解と対応ガイドライン．小児心身医学会ガイドライン集―日常診療に活かす4つのガイドライン．東京：南江堂；2009．pp122-140.
4) IBShypnosis. com：http://www.healthyaudio.com/content/home
5) 竹中義人．小児の過敏性腸症候群．日本小児科学会雑誌 2012；116：20-31.
6) 竹中義人．思春期男性の下痢型過敏性腸症候群に対するラモセトロン塩酸塩（イリボー®錠）の使用経験．新薬と臨床 2011；60：2304-2308.
7) Chiou E, Nurko S. Management of functional abdominal pain and irritable bowel syndrome in children and adolescents. Expert Rev Gastroenterol Hepatol 2010；4：293-304.
8) Anand KJ, et al. Gastric suction at birth associated with longterm risk for functional intestinal disorders in later life. J Pediatr 2004；144：449-454.
9) Ren TH, et al. Effect of neonatal maternal separation on neurochemical and sensory response to colonic distension in rat model of irritable bowel syndrome. Am J Physiol 2007；292：849-856.
10) Bradford K, et al. Association between early adverse life events and irritable bowel syndrome. Clin Gastroenterol Hepatol 2012；10：385-390, e1-e3.

（竹中義人）

3. 身体表現性障害と摂食障害
c. 関連する障害
iii. 睡眠・覚醒障害

- アメリカ精神医学会第4版の分類（DSM-IV-TR）[1]では「睡眠障害（sleep disorders）」と分類されていたが，2013年5月改訂のDSM-5では睡眠・覚醒障害群（sleep-wake disorders）として分類（表1[2]）された．

どう診断するか

■不眠障害（insomnia disorder）*

- 診断基準では，①入眠困難（小児期では添い寝なしでは入眠できない），②睡眠持続困難（頻回の途中覚醒，再び寝ることが困難．小児期では添い寝なしで困難），③早朝覚醒，のうち1項目以上を満たす場合と定められた．
- 成人の6～10％は不眠症の診断基準を満たし，男女比1：1.44と女性に高頻度である．
- 睡眠ポリグラフで睡眠潜時の延長，睡眠時間の減少，睡眠ステージ1の増加と睡眠ステージ3・4の減少などを認める．生化学的所見ではコルチゾールの上昇，心拍変動，ストレス反応性など視床下部-下垂体-副腎系機能の関与があげられている．

■過眠障害（hypersomnolence disorder）*

- 診断基準では，①ほぼ毎日繰り返す睡眠エピソードや睡眠時間の反復，②主要な睡眠が9時間以上の長さでも十分な休養とならない，③突然の覚醒刺激では十分な覚醒状態になることが困難，のうち1項目以上を満たす場合と定められた．

■ナルコレプシー（narcolepsy）*

- 情動脱力発作を伴うナルコレプシーは日本では0.16～0.18％と報告されている．約90％ではヒト白血球抗原

---

*：不眠障害，過眠障害，ナルコレプシーともに睡眠障害が週3夜以上，3か月以上認められ，社会的，職業的，教育的にも生活上支障をきたす場合と定められている．

表1 睡眠・覚醒障害群の分類（DSM-5）

I. 不眠障害
II. 過眠障害
III. ナルコレプシー
   1) 情動脱力発作を伴わないがオレキシン欠乏を伴うナルコレプシー
   2) 情動脱力発作を伴うがオレキシン欠乏を伴わないナルコレプシー
   3) 常染色体優性小脳失調，聾とナルコレプシー
   4) 常染色体優性ナルコレプシー，肥満，2型糖尿病
   5) 他の医学的疾患に続発するナルコレプシー

[呼吸関連睡眠障害]
IV. 閉塞性睡眠時無呼吸低呼吸
V. 中枢性睡眠時無呼吸
   1) 特発性中枢性睡眠時無呼吸
   2) チェーン-ストークス呼吸
   3) オピオイド使用に併存する中枢性睡眠時無呼吸
VI. 睡眠関連低換気
   1) 特発性低換気
   2) 先天性中枢性肺胞低換気
   3) 併存性睡眠関連低換気
VII. 概日リズム睡眠覚醒障害群
   1) 睡眠相後退型
   2) 睡眠相前進型
   3) 不規則睡眠覚醒型
   4) 非24時間睡眠覚醒型
   5) 交代勤務型
   6) 特定不能型

[睡眠時随伴症群]
VIII. ノンレム睡眠覚醒障害
   1) 睡眠時遊行症型
   2) 睡眠時驚愕症型
IX. 悪夢障害
X. レム睡眠行動障害
XI. レストレスレッグス症候群（むずむず脚症候群）
XII. 物質・医薬品誘発性睡眠障害
   1) 不眠型
   2) 日中の眠気型
   3) 睡眠時随伴症型
   4) 混合型

*：ただし上記の分類は，かなりの箇所が「睡眠障害国際分類，第2版―診断とコードの手引き」(American Academy of Sleep Medicine：2010年7月1日に日本睡眠学会診断分類委員会が和訳出版；医学書院）に準じた項目になっている．しかしまったく同じではないところも微妙な問題である．

(APA. DSM-5. 2013[2])より）

(HLA) 異型 (DR2/DRB1*1501, DQB1*0602) と密接な関連がある.

- 診断基準は, Ⓐ ほとんど毎日, 睡眠の要求を抑えることができず, うたた寝を反復することが, 少なくとも過去3か月間で週3回以上出現. 加えて, ① 情動脱力発作のエピソードが, ⓐ 長期的な疾患を有する個々の患者において, 意識は保たれたまま大笑いや冗談によって引き起こされる突然の一瞬の両側性筋緊張消失のエピソード, あるいは, ⓑ 小児あるいは発症6か月以内の患者において, 自発的なしかめ顔や舌を押し付けた開口, による全身の筋緊張低下, いずれかを少なくとも1か月に2~3回認める, と定められた.
- 髄液オレキシチン値の低下 (正常コントロール群の1/3以下, あるいは110 pg/mL以下). 夜間睡眠ポリグラフで入眠から15分未満でREM睡眠が認められる睡眠開始時レム期を2回以上, あるいは反復睡眠潜時検査で平均睡眠潜時が8分未満を認める.

■呼吸関連睡眠障害 (brething-related sleep disorders)

閉塞性睡眠時無呼吸低呼吸 (obstructive sleep apnea hypopnea)

- 閉塞性の場合, 小顎, アデノイド増殖症や肥満などが原因として多く, 小児でも少なくない.
- 睡眠ポリグラフにて1時間で少なくとも5回以上の無呼吸あるいは低換気状態, および ⓐ 夜間の睡眠中の呼吸困難 (いびき, あえぎ, あるいは睡眠中の呼吸停止), ⓑ 日中の傾眠, 倦怠感, あるいはその他の精神疾患に由来しない十分な睡眠でも気持ち良く覚醒できない, のうち少なくともどちらか一つを伴う.
- 随伴症状がなくても睡眠ポリグラフで1時間に15回以上の閉塞性無呼吸, および/あるいは低換気の確認が確認されれば診断できる. 閉塞性睡眠時無呼吸低呼吸の重症度分類を表2に示す.

■概日リズム睡眠覚醒障害群 (circadian rhythm sleep-wake disorders)

- 診断基準では, (A) 概日リズムが交代性に変化する, あるい

表2 閉塞性睡眠時無呼吸低呼吸の重症度分類

軽度	無呼吸／低換気 index が 15 以下
中等度	同 index が 15～30
重度	同 index 30 以上

は内因性概日リズム障害と社会的・専門的なスケジュールなど個々の状況要因の調整不良により，持続型あるいは反復型の睡眠障害と認められる．(B) 概日リズム障害により日中の強い眠気あるいは不眠のどちらか，または両方が生じる．下位項目として以下に分類される．

睡眠相後退型（delayed sleep phase type）

- 習慣的な睡眠-覚醒時間が慣習的・社会的に許容される時間帯と比較して2時間以上遅れている．一度眠ると睡眠は正常である．
- 朝覚醒が困難な「睡眠酩酊」が認められることがあり，青年期の場合は精神障害が伴う．

睡眠相前進型（advanced sleep phase type）

- 主要睡眠時間の安定的な前進であり，慣習的で望ましい時刻に比べて数時間早く，夕方にかけて眠気を感じる．

不規則睡眠覚醒型（irregular sleep-wake type）

- 睡眠と覚醒の明確な概日リズムが消失しており，入眠時刻と起床時刻が24時間変動するため，患者に不眠症状と強い眠気が認められる．総睡眠量は年齢相応に正常である．
- 子どもの場合は精神発達遅滞に随伴して認められることがある．

睡眠時随伴症群（parasomnias）

- 睡眠時にさまざまな行動を示す場合，家族集積性が認められ遺伝性素因の存在が推定される．
- 発症年齢はいずれも3～6歳で出現することが多く，大半は10歳前後で自然に消失する．

ノンレム睡眠覚醒障害（non-REM sleep arousal disorders）

- 診断基準では，Ⓐ 睡眠からの不完全な覚醒状態で反復するエピソードが睡眠前半1/3に認められ，Ⓑ 症状のあいだイメー

ジは説明できないか一部のみである，Ⓒ エピソード中の出来事は思い出せない，と定められている．

① 睡眠時遊行症型：睡眠中にベッドから起き上がり歩き回るエピソードを反復する．睡眠時遊行中は表情がない，あるいは睨みつけるような表情で問いかけに反応できない．
② 睡眠時驚愕症型（夜驚症）：睡眠から恐怖の覚醒状態で，通常パニック的な叫び声で始まり，瞳孔散大，頻脈，頻呼吸，発汗など自律神経症状を伴う．症状のあいだは反応することができない．

悪夢障害（nightmare disorder）

- 幼児の 10〜50 % は保護者を困惑させるような悪夢を見ると報告されている．交通事故を見たり，日中感情的に興奮するようなストレスにより起きやすくなる．

睡眠時驚愕症型（sleep terrors type：夜驚症）

- 睡眠の前半 1/3 程度に，突然起き上がってパニック様に叫び声を上げたり泣き出したりして保護者を困惑させる．
- 小児の有病率は 1〜6 % で，男児：女児の比は 1.5：1 とやや男児に多い傾向がみられ，3 歳から 9 歳頃に発症することが多いが，年長になると自然に消退するのが一般的である．
- 発症誘因は恐怖，緊張，興奮などが約 20 % にみられる．

レストレスレッグス症候群（むずむず脚症候群）（restless legs syndrome）

- 感覚運動性障害で，下肢を動かしたいという抵抗できないほどの強い衝動を訴えるのが特徴である．加えて不快な感覚異常や痛みを伴うものもある．
- 通常，夕方から夜に多く認めるが，静かに休息がとれず眠れなかったり，再度入眠することが困難になったりする．80〜90 % に周期性四肢運動が認められる．
- 重症の場合，日中の活力が減退し，うつ病や不安の発現率が高い．レボドパやドパミン受容体作動薬に反応する．
- DSM-5 の診断基準として，Ⓐ 下肢の衝動的な動きは不快感を伴い，
  ① 下肢の衝動的な動きは安静時や休息中に始まり増悪する．
  ② 下肢の衝動的な動きは部分的，あるいは全体に広がること

③ 下肢の衝動的な動きは夕方から夜間に増悪，あるいは就寝時，または夜間に出現する．

どう治療するか

不安の解消

- 小児期にみられる睡眠・覚醒障害の多くは成長とともに自然治癒するので，過剰な心配をしないように説明することが第一である．しかし，保護者の不安が強い場合，家族関係が混乱したり，二次的うつ状態を生じることもあるため，適切な診断と説明は不可欠である．
- また，睡眠覚醒リズムを整えることは重要であり，家族全員が生活リズムを整えるように配慮する．
- 睡眠時遊行症型では子どもが歩き回る部屋に危険物を置かず，二段ベッドの場合は下のベッドに寝かす，窓には二重の鍵をかけるなど危険回避の環境は不可欠である．
- 不眠症や悪夢・睡眠時驚愕症型・睡眠時遊行症型ではストレスが誘因となっていることが少なくなく，その対処を行うことで有効なこともある．

薬物療法およびその他の治療

ナルコレプシー

- 中枢神経刺激薬としてメチルフェニデート（リタリン®：20～60 mg/日）が用いられるが，覚醒作用に伴う乱用・悪用の防止目的から，2007年（平成19年）秋から処方医には資格認定が設定された．
- そのほか，α1受容体刺激作用のあるモダフィニル（モディオダール®）や，脱力発作や睡眠麻痺に対して三環系抗うつ薬のクロミプラミン（アナフラニール®10～70 mg/日）などが用いられる．

睡眠時無呼吸

- 肥満への対策，アデノイド摘出，小顎に対する外科的整形など，無呼吸の原因疾患の対策が不可欠である．

概日リズム睡眠覚醒障害

- 高照度療法（朝起床後，約3,000 lxの高照度光を照射することにより約14時間後にメラトニンが分泌される），ビタミン

B₁₂（3 mg/kg/日）やメラトニン受容体作動薬のラメルテオン（ロゼレム® 8 mg/錠）が用いられる.

睡眠時驚愕症型
- 症状があっても本人が支障を自覚することはないため治療は必要なく，家族の不安をとることで十分である.
- ただし，毎晩2回以上と頻回のため家族が疲弊したり，睡眠時遊行症を合併して事故が心配される場合は，症状を軽くする目的で，睡眠第2段階を増加させ，睡眠時驚愕症型の起こる深睡眠を減少させるベンゾジアゼピン系薬剤（ニトラゼパム，ジアゼパム）を 0.1 mg/kg の就寝前服用を 1～2 週間試みることで消失することが少なくない．無効なときは 0.2 mg/kg まで漸増する.

参考文献・推薦文献
1) American Psychiatric Association. Quick Reference to the Diagnostic Criteria from DSM-IV-TR. Washington DC：APA；2000/高橋三郎ほか（訳）．DSM-IV-TR 精神疾患の分類と診断の手引，新訂版．東京：医学書院；2003.
2) American Psychiatric Association. Diagnostic and Statistical Manual of Mental Disorder, 5th edition DSM-5. Washington DC：APA；2013.
- American Academy of Sleep Medicine. The International Classification of Sleep Disorder, 2nd edition. 2005/日本睡眠学会診断分類委員会（訳）．睡眠障害国際分類，第2版—診断とコードの手引き．東京：医学書院；2010.
- 星加明徳ほか．睡眠驚愕障害（夜驚症）．小児内科 2003；35（増刊）：847-851.
- 宮島　祐，星加明徳．睡眠時異常行動の診療のポイント．小児内科 2003；35（増刊）：302-305.
- 内山　真．睡眠覚醒障害．臨床精神医学 2012；41：631-637.

〔宮島　祐〕

3. 身体表現性障害と摂食障害
c. 関連する障害
iv. 過換気症候群

障害概念
- 過換気症候群(hyper ventilation syndrome)とは、心理的ストレスにより誘発された発作性の過呼吸の持続によって、呼吸苦をはじめとする多彩な身体症状と精神症状を呈する症候群である。本症の基本的病態は過換気によって引き起こされる低炭酸ガス血症と呼吸性アルカローシスである。
- 臨床的には、呼吸困難、動悸、胸痛、四肢のしびれや振戦、脱力、意識障害といった症状の訴えが多く、数分の過呼吸の後に失神、けいれんを起こすケースもある。
- 過換気症候群は不安、緊張、恐怖、葛藤といった心理的ストレスが誘因になるが、上記の症状は「死ぬのではないか」という強い恐怖をもたらすため、過呼吸が強化されて悪循環が起こる[1]。

どう診断するか
- 過換気を引き起こす病態として、肺疾患、心不全、代謝性アシドーシス、脳炎、および発熱や激しい疼痛などあげられる[1]。過換気症候群と診断するためには、これらを除外する必要がある。
- 動脈血ガス分析では、PCO_2の低下、pHの上昇という呼吸性アルカローシスのパターンを呈する。
- 発作が起こった状況、症状が繰り返されているかどうか、心理的要因の有無などを保護者から聞き取る。
- 一過性の心因反応によるもの、パニック障害や心的外傷後ストレス障害(PTSD)など不安障害が背景にある場合などさまざまである[1]。

どう治療するか
治療の概要
- 発作時には、本人と保護者の不安を和らげ、安心感を保証する声かけと説明が重要である。過換気症候群の病態を説明し、リラ

ックスすれば必ず落ち着くこと，強い不安や葛藤のために発作が生じており，周囲が不安になると本人の不安も増強することを指摘する．
- 紙袋を口に当てて呼気中の CO_2 を再吸気させる（ペーパーバッグ法）．それでも落ち着かないときは薬物を投与する（後述）．
- 発作が治まったら，発作が起きた状況について聞き取りをする．治療のためには心身医学的アプローチが必要なことを説明し，できるだけ治療を次につなげるように心がける．

■心理社会的治療
- 身体面・精神面の症状，行動上の問題の有無を確認し，家庭環境，学校環境など心理社会的問題を整理する．そして背景にある精神病理（発達の問題を含む）を検討し治療方針を立てる．
- 小児の場合，親や学校が児を理解して対応することで症状が改善することが多い．思春期以降は支持的精神療法を基本にする．
- 身体症状として現れていた不安や葛藤を言語化し，適切な問題解決方法が見出せるようになることが目標である．

■薬物療法
- 発作時に抗不安薬（エチゾラム，ジアゼパム，ロラゼパムなど）の経口投与を行う．興奮が強いときやけいれん時はジアゼパムの静注あるいは筋注が行われる．
- 非発作時の薬物療法は診断や症状によるが，抗不安薬の頓用が一般的である．
- 社交不安障害やパニック障害に選択的セロトニン再取り込み阻害薬（SSRI）が適用されるが，小児の場合は攻撃性や衝動性の増強といった副作用に注意を要する．

専門家からのアドバイス
- 過換気症候群の心理社会的背景は幅広い．発作の対応を行いつつ，心身医学的アプローチを行うことが大切である．

参考文献・推薦文献
1) 井上登生，藤川貞敏．過換気症候群．清水凡生（監）．小児の心身症．京都：北大路書房；2000. pp187-193.

（須見よし乃，氏家　武）

3. 身体表現性障害と摂食障害
c. 関連する障害
v. 小児のターミナル・ケア

概念

- 身体疾患が悪化し，その時点でのどのような医学的手段を用いても死を避けられない状態の患者とその家族に対して行われる総合的な対応がターミナル・ケアである．
- なお，最近は，ターミナル・ケア（末期医療）よりも終末期医療の用語が用いられるようになってきている．英語も同様で，terminal care ではなく end of life care が用いられている．

どう診断するか

- 可能な限りの治療方法を用いても，余命が 3〜6 か月と判断される状態を終末期とするのが一般的な考え方である．

どう治療するか

治療の概要

- 死が避けられない状態の子どもたちは，基礎疾患による身体症状のほかに，改善しない状態や死を予期される状態に対してさまざまな反応を示す．ターミナル・ケアにおいて心の診療の対象となるのは，痛みと関連した心理的問題と行動・精神面の反応である．

心理社会的治療

- 終末期の対応の概要を表 1[1)] に示す．基本は，家族と過ごす時間の保証，子どもの話すことの傾聴，年齢相当の通常の遊びや活動（学習も含めて）の保証といえる．
- 死への不安に対しては，死を直接話題にするのではなく，なぜそう思うのかを問い，その話し合いから病状の説明に入っていくとよい．死の不安は，不安定な病状への不安から生じているので，病状に対する納得のいく説明で，結局は死の不安も軽減されることが少なくない．

III. 各障害群の診療の仕方

表1 子どもに対するターミナル・ケアの概要

1. 保護者との同意
2. 医療スタッフ間の合意
3. 子どもへの対応
    1) 診療環境での規制緩和
    2) 身体面へのケア
        ① 苦痛の除去・軽減   ② 検査の限定   ③ 全身状態の改善
    3) 精神面へのケア
        ① 外出・外泊の促進   ② 不眠への対応   ③ 死の不安への対応   ④ 問題行動への対応   ⑤ 合併精神症状への対応
    4) 発達面へのケア
        ① 遊びの保証   ② 教育の保証   ③ 趣味の保証
4. 保護者への対応
    1) 養育・看護意欲の維持
    2) 陰性感情の軽減
    3) 患児の同胞への配慮の指摘

(宮本信也. 臨床精神医学講座11 児童青年期精神障害. 1998[1] より)

■薬物療法

- 身体的痛みには鎮痛薬・麻薬が，不眠には睡眠導入薬・抗不安薬が，その他，精神状態に応じた向精神薬が，状況に応じて用いられる．

■その他治療上注意すべき点

- 子どもは，発達する存在であり，末期状態においても発達する存在であり続けるので，ターミナル・ケアにおいても子どもの発達を保証する配慮が必要である．
- 終末期における痛みの訴えの意味に留意する．痛みの訴えには，身体的な痛み (physical pain) のほかに，孤独・不安・恐怖感を背景とした精神的痛み (mental pain)，家庭や学校に伴う心配事としての社会的痛み (social pain)，死の意味や死後の世界に関する不安や悩みとしての宗教的痛み (spiritual pain) があるとされる[2]．

専門家からのアドバイス

- ターミナル・ケアとは，治療の放棄や子どもを安楽死させることではなく，子どもを1人の人間として尊重することであることを忘れてはならない．

参考文献・推薦文献

1) 宮本信也．子どものターミナル・ケア．花田雅憲，山崎晃資（編）．臨床精神医学講座11 児童青年期精神障害．東京：中山書店；1998．pp415-425．
2) 柏木哲夫．臨死患者ケアの理論と実際—死にゆく患者の看護．名古屋：日本総研出版；1980．pp142-143．
- 安藤泰至，高橋 都（編）．シリーズ生命倫理学第4巻 終末期医療．東京：丸善出版；2012．
- 宮本信也．小児の痛み．49．心理学的療法．小児科 2008；49（11）：1740-1746．

〔宮本信也〕

4. 不安障害と気分障害

a. 不安障害（パニック障害，社交不安障害）

- 不安障害は，児童・青年期における精神医学的問題としては最も多くみられるものの一つと考えられている[1]．また，児童・青年期に不安障害をもつ人は，後に他の不安障害やうつ病，アルコールや物質使用障害を併存しやすくなることが報告されており[2]，早期に発見し治療的介入を行う必要性が求められていると考えられる．
- 児童・青年期にみられる不安障害としては，分離不安障害，選択性緘黙，全般性不安障害，パニック障害，特定の恐怖症，社交不安障害，強迫性障害，心的外傷後ストレス障害（PTSD）などがあげられるが，分離不安障害，選択性緘黙，強迫性障害，PTSDは他の項目で詳述されるため，本項目では，パニック障害，社交不安障害について述べることとする．

パニック障害

障害概念

- パニック障害（panic disorder：PD）とは，予期しないパニック発作が繰り返し起こり，1か月以上，もっと発作が起こるのではないかという心配，あるいは，発作と関連した行動上の変化が起こる病態のことである．
- パニック発作とは，強い恐怖感または不快感が突然起こり，数分で頂点に達し，動悸，発汗，震え，息苦しさ，窒息感，胸部不快感，吐き気，めまい，冷感や熱感や感覚麻痺などの感覚異常や現実喪失感，気がおかしくなってしまうのではないか，死んでしまうのではないかという恐怖感が起こる状態である．広場恐怖（逃げるに逃げられない場所や状況，助けが得られない場所や状況にいることについての恐怖）を伴うことが多い．

どう診断するか

- 「発作は突然起こってきましたか？」,「不安感はどのくらいの時間でいちばん強くなりましたか？」,「その時,動悸や発汗,息苦しさのような身体症状がありましたか？」,「このまま死んでしまうのではないかなどの考えが思い浮かびましたか？」と,発作がパニック発作であるかどうか確認する質問をする.
- その後,「もっと発作が起こるのではないかという心配が続いていますか？」,「発作で死んでしまうのではないか,気がおかしくなってしまうのではないかという心配が続いていますか？」,「外出できないなどの行動上の変化が続いていますか？」という質問をする.さらに,広場恐怖を伴っていないかの確認を行う.
- 鑑別診断としては,パニック様の発作を起こす可能性のある,低血糖,甲状腺機能亢進症,Cushing症候群,褐色細胞腫,前庭神経の障害,僧帽弁逸脱症,てんかんなどがあげられる.
- また,社交不安障害(恐れている社会的状況で不安発作が起こっていないか？),特定の恐怖症(特定の恐怖状況で不安発作が起こっていないか？),強迫性障害(たとえば,汚染に対する強迫観念がある人が汚物を前にしたときに不安発作が起きているのではないか？),PTSD(強いストレス因子と関連して不安発作が起こっていないか？),分離不安障害(家族と離れたりしたときに不安発作が起こっていないか？)などの他の精神疾患の可能性についても鑑別する必要がある.

どう治療するか

治療の概要

- PDの治療は,パニック発作をコントロールできるようになる,発作が起こるのではないかという恐怖感による回避行動を少なくさせる,さらに再燃予防という観点からは不安になりやすい脆弱性を軽減することと考えられる.

心理社会的治療

- 心理教育:逃げるか戦うかという状況になったときの体の反応の閾値が低下しているために症状が起こってきているかもしれないなど,本人に受け入れられやすい説明をする.最初のパニック発作が起こったときに精神的・身体的にストレスとなって

いたことはないかなどのきっかけの分析，過呼吸になったときの体の反応の説明，心配性であったり神経質であったり不安になりやすい傾向がないかなども検討する．パニックになったときには，それがパニック発作であり，パニック発作のために身体症状が起こってきていることを認識できるようにする．
- 不安コントロール：呼吸コントロール法やリラクゼーション法などを利用し不安症状を減少させる．
- 段階的曝露：回避行動が多い場合は，課題を小さな段階に分けてその状況に挑戦するようにする．
- 認知再構成：パニック発作を起こす可能性を過大評価していたり，パニック発作のために生じる結果を恐ろしいものと誇張して考えていたり，自分の対処能力を過小評価していたり，不安に伴う身体感覚について誤解をしていたりすることがみられるので，代替えの適切な考えを導き出せるようにする．

■薬物療法
- セロトニン再取り込み阻害薬（SSRI）：① パロキセチン 5 mg/日程度の少量から開始し，徐々に 30 mg/日程度まで増量する．② セルトラリン 25 mg/日程度の少量から開始し，徐々に 100 mg/日程度まで増量する．
- いずれも希死念慮などに注意し，特に投与初期には頻回に経過観察する．
- 投与量については年齢，体重などを考慮し，少量にとどめることも考えられる．

■その他治療上注意すべき点
- 児童期の分離不安障害は後に PD に関連する報告もあることから注意を要する[3]．
- うつ病の併発，自殺念慮，自殺企図に注意を要する．
- 後のアルコールや物質使用障害の併発にも注意を要する．

社交不安障害

■障害概念
- 社交不安障害（social anxiety disorder：SAD）とは，ほかの人と会話をするような一般的な社交状況，飲食をしていると

4. 不安障害と気分障害／a. 不安障害（パニック障害，社交不安障害）

ころを見られるような状況や人前で話をするような行為状況で顕著で持続的な恐怖感，不安感を感じる病態のことである．
- 子どもの場合は，泣く，かんしゃくを起こす，立ちすくむ，社会的状況で話せなくなるなどという形で恐怖感，不安感が表現されることがある．恐怖している状況ではほとんど必ず不安反応が起こり，回避されるか強い苦痛を感じながら耐え忍ぶ状態になる．
- 恐怖感，不安感や回避行動は通常6か月以上続き，日常生活に支障をきたす．

どう診断するか

- 「人前で話をする時は緊張しやすいですか？」，「人に気を遣いすぎてしまい，人づきあいがうまくいかないことは多いですか？」などの質問をする．
- その後，「不安が強くて学校を休んでしまうことがありますか？」，「友達の仲間に加われないことがありますか？」など日常生活で支障が起こってきていないかを確認する．
- わが国の対人恐怖の研究で指摘されていた症状，自己視線恐怖（自分の目つきがきつくなる，きょろきょろして変な目つきになるなどのためほかの人にいやな印象を与えているのではないか），自己臭恐怖（自分から何かいやな臭いが出ていてほかの人に迷惑になっているのではないか），醜形恐怖（自分の外見がどこかおかしくほかの人にいやな印象を与えているのではないか）など，特定の気になっている症状があるかどうかも確認しておくとよい．
- 鑑別診断としては統合失調症（幻覚，妄想などの精神病性の症状はないか？），自閉症スペクトラム障害（社会性の障害，コミュニケーションの障害等についての発達歴に問題はないか？），パニック障害（予期しない突然のパニック発作はないか？）などがあげられる．

どう治療するか

治療の概要

- SADの治療では社会的状況での不安感の軽減，回避行動を減らし社会機能を改善することを目標にする．最初から不安感をすべて除去しなければならないと考えることは現実的ではない

ことにも注意を払っておく．
- 症状の軽減が得られた場合，それを長期間維持することにも配慮が必要である．

■心理社会的治療
- 心理教育：症状は自分の性格特性で変えることはできないと信じ込んでいたりすることがみられるため，治療可能な病態であることを本人に受け入れられやすい形で説明をする．社会的にも頭のなかでも，対人関係や社会的状況に条件づけられた不安が起こりやすい悪循環の回路ができてしまっているので，その悪循環の回路が回りださないように，よい循環になるように治療していくことを説明する．
- 不安コントロール：呼吸コントロール法やリラクゼーション法などを利用し不安症状を減少させる．
- 認知再構成：ほかの人から否定的に評価されるのではないかと過度に考えていることがみられるので，代替の適切な考えを導き出せるようにする．代替の考えを仮説として実際に行動をして実験し，その結果を治療者と一緒に検証していく．
- 段階的曝露：課題を小さな段階に分けてその状況に挑戦するようにする．治療段階に合わせて，不安感が起こらないように自然にとっている回避行動である安全保障行動をとらないで行動してもらい，その前後での周囲の人の様子をよく確認してもらう．集団療法ではビデオテープに行動している時の様子を録画し，本人がイメージした自分の様子と実際の様子との比較検討などをする．

■薬物療法
- セロトニン再取り込み阻害薬（SSRI）：① パロキセチン 5 mg/日程度の少量から開始し，徐々に 20 mg から 40 mg/日程度まで増量する．② フルボキサミン 25 mg/日程度の少量から開始し，徐々に 150 mg/日程度まで増量する．
- いずれも希死念慮などに注意し，特に投与初期には頻回に経過観察する．
- 投与量については年齢，体重などを考慮し，少量にとどめることも考えられる．

■その他治療上注意すべき点

- うつ病の併発,自殺念慮,自殺企図に注意を要する.
- 後のアルコールや物質使用障害の併発にも注意を要する.

■専門家からのアドバイス

- 子どもの不安障害に対応する場合は,遺伝的・気質的要因と環境的要因の双方を考慮することが重要であると考えられる.
- 養育する親が不安障害あるいはうつ病である場合も考えられるため,家族全体について包括的な治療的配慮が求められる場合もある.

参考文献・推薦文献

1) Costello J, et al. Developmental epidemiology of anxiety disorders. In : Ollendick TH, et al (eds). Phobic and Anxiety Disorders in Children and Adolescents. New York : Oxford Univ Press ; 2004. pp61-91.
2) Bittner A, et al. What do childhood anxiety disorders predict? J Child Psychol Psychiatry 2007 ; 48 : 1174-1183.
3) Roberson-Nay R, et al. Childhood separation anxiety disorder and adult onset panic attacks share a common genetic diathesis. Depress Anxiety 2012 ; 29 : 320-327.
- 加藤晃司,松本英夫.パニック障害.齊藤万比古(編).子どもの心の診療シリーズ4 子どもの不安障害と抑うつ.東京:中山書店;2010. pp26-35.
- 朝倉 聡,小山 司.社交恐怖(社交不安障害).齊藤万比古(編).子どもの心の診療シリーズ4 子どもの不安障害と抑うつ.東京:中山書店;2010. pp57-70.
- Murray L, et al. The development of anxiety disorders in childhood : An integrative review. Psychol Med 2009 ; 39 : 1413-1423.

〔朝倉 聡〕

III. 各障害群の診療の仕方

4. 不安障害と気分障害
b. 大うつ病性障害

障害概念

- 大うつ病性障害とは，気分・感情・情動が著しく低下した状態であり，一連のうつ状態の徴候と自覚症状が数週間から数か月間持続する障害である．個人の通常の機能を明らかに低下させ，強い苦悩を生じさせる．
- アメリカ精神医学会の診断基準であるDSM-5では，大うつ病性障害の症状を9つ提示している．そのうち「主症状：A」として，① 抑うつ気分と ② 興味・喜びの喪失の2つをあげ，「副症状：B」として，③ 食欲不振，体重減少，④ 睡眠障害，⑤ 焦燥感または行動制止，⑥ 易疲労感，気力減退，⑦ 無価値感，罪責感，⑧ 思考力・集中力減退，決断困難，⑨ 自殺念慮，自殺企図の7つをあげている．
- 9つの症状のうち5つ以上が存在し，それらの症状のうち少なくとも1つは「主症状：A」であり，症状は同時に2週間持続し，病前の機能の障害を起こしている状態を「大うつ病性障害」と定義した．
- 上述した大うつ病性障害の定義が小児や青年に適用される場合，① の抑うつ気分は，いらいらした気分であってもよく，③ の体重減少は，成長期に期待される体重増加がみられない場合でもよいとしている．

どう診断するか

- 子どもの大うつ病性障害の診断においては，上記の診断基準に沿って症状を一つひとつ確認していく必要がある．質問によって子どもが初めて症状に気づくこともまれではない．
- 質問は単に「憂うつな気分はありますか」ではなく，「この2週間，悲しかったり憂うつと感じたり，気分が沈んだりむなしいと感じたことがありましたか．あるいは不機嫌になったりい

らいらしたことがありましたか．それは毎日のように，ほとんど1日中続きましたか」と問う．

- 子どもの大うつ病性障害には，注意欠如・多動性障害（ADHD）や広汎性発達障害などの発達障害の併存が少なくないため，少なくともPARS（広汎性発達障害日本自閉症協会評定尺度）を使用して詳細な生育歴を聴取し，同時に心理検査を行い，併存障害の存在の確認を行う．
- 臨床場面では，症状についての質問だけでなく，家庭での生活や学校での様子などについて自由に話してもらう．それが抑うつエピソードの確認につながったり，経過の全体像の把握に役立つことがある．また，質問に対する回答よりも，会話や行動の速度や表情などがうつ症状をより明白に示している場合もあり，表情や行動の観察も重要である．
- 面接のなかでは表出しにくい内的感情が自己記入式質問票において示されている場合もある．小学生ではBirleson自己記入式抑うつ評価尺度（DSRS-C〈村田ら訳〉）が，中学生以上では簡易抑うつ症状尺度（QIDS-J〈藤澤ら訳〉）が適当である．
- うつ状態を示す子どものなかには，明らかな心因が存在することが少なくない．たとえば，学校でのストレス（いじめなど）や家庭でのストレス（虐待など）である．この場合は環境調整が最優先されることになる．また，家族歴をきちんと聴取することも必須である．

どう治療するか

治療の概要

- うつ病は心理社会的および生物学的要因が多因子性に関与する病態である．したがって，治療は心理社会的介入と薬物療法が相補的に行われる必要がある．

心理社会的治療

- 初期の介入としては，うつ状態発症につながった子どものストレッサーを明らかにし，環境調整をはかることが重要である．ただし，決して1つのストレッサーだけではないことが多いため，多面的な視点が必要である．
- 海外では子どものうつ病に対して認知行動療法（CBT）や対人関係療法（IPT）の有効性を示す実証的研究が報告されるよ

うになってきた．ただし，わが国の実地臨床においては，CBTやIPTの要素を取り入れながら，支持的アプローチを行うのが現実的である．

- 鍋田の「うつ病に対する3ステップ・アプローチ」が現実的な精神療法といえる．
  ① 第1ステップは心理教育的アプローチである．病気の性質，経過，予想される予後などの情報を提供し，薬物療法の意味，副作用の注意，日常生活においてどのように病気とつきあうことが適切なのかなどを詳しく説明する．
  ② 第2ステップは問題解決的アプローチである．発症に関与するさまざまな状況因や問題点を明確化し，子どもと治療者が共同して解決に向けて対応していく．問題解決のプロセスには2つのテーマがある．一つは，問題となっている状況を明確にして，その問題そのものを解決することである．いま一つは，そのテーマに並行して，問題へのかかわり方の改善である．前者には環境の調整も含まれ，後者には認知の修正や対処行動の獲得も含まれる．
  ③ 第3ステップは生き方や特性・性格をテーマとしたアプローチである．うつ病がかなり改善した時点で，自分の生き方や特性・性格を治療者とともに改めて考え直す必要がある場合がある．なぜこれほどまでに役割にこだわっていたのか，なぜこのような高い目標にしがみついていたのか，なぜこれほど完璧でなければ不安に陥っていたのか，なぜ自分はいつも人とのコミュニケーションがうまくいかないのかという，それまでの生き方や特性・性格をテーマとしていく．

薬物療法

- これまで海外で行われた選択的セロトニン再取り込み阻害薬（SSRI）とプラセボの二重盲検比較試験のなかで，プラセボに比較して有意に反応率が高かったと報告されたSSRIはフルオキセチン，シタロプラム，セルトラリンの3剤である．また，アメリカ食品医薬品局（FDA）から児童・青年期のうつ病治療薬として認可されているものはフルオキセチンとエスシタロプラムの2剤である．以上のうち，わが国で使用できるものはセルトラリンとエスシタロプラムであるが，いずれも子ども

における有効性と安全性を示す試験は行われていない．使用に際しては，リスクとベネフィットを検討したうえで，適応を慎重に検討する必要がある．
- 中等症以上のうつ病に対しては抗うつ薬を使用せざるをえない場合がある．なお，使用する場合の投与法と注意点，副作用については「II. 精神医学的治療・支援法／3. 薬物療法／c. 抗うつ薬」の「実施法」(p.131) を参照のこと．

専門家からのアドバイス

- 子どものうつ病治療において最も重要なことは診断である．その子どもがうつ病になったさまざまな状況因は何か，キーパーソンは誰か，環境調整は必要か，重症度はどうか，薬物療法は必要かなどの全体像をどのように見立てていくかがポイントとなる．
- また，子どものうつ病は単独で生じることはむしろまれで，ADHDや広汎性発達障害などの発達障害を併存する場合が多い．うつ病の治療だけではなく，発達障害の程度を確認し，その対応も同時に行っていかなければならない．
- 心理社会的治療の方針をきちんと立てておく必要がある．子どもの場合，診察室の1対1の治療で終結することはむしろまれである．子どもにとって，生き生きとした心理状態や嬉々として楽しめる心理が生じるには，主体性に基づいた興奮や，試行錯誤に伴う驚きや発見，多様な対人関係に伴って育つ多様性のある体験などが必須である．フリースペース，同年齢の集団の場，デイケアなど，子どものうつ病が真に回復していく場所の確保も不可欠の要因である．

参考文献・推薦文献
- 傳田健三．子どものうつ，心の叫び．東京：講談社；2004．
- 傳田健三．若者のうつ―「新型うつ病」とは何か．ちくまプリマー新書．東京：筑摩書房；2009．
- 鍋田恭孝．うつ病がよくわかる本．東京：日本評論社；2012．

(傳田健三)

4. 不安障害と気分障害

c. 持続性抑うつ障害（気分変調症）

障害概念

- 気分変調症（dysthymia）は，DSM-IV-TR では基本的特徴を，ほとんど一日中の慢性的抑うつ気分として定義され，同時に最初の1年間（成人では2年間）は大うつ病エピソードが存在したことがない．すなわち，この障害は「大うつ病性障害，慢性」または「大うつ病性障害，部分寛解」ではうまく説明されないと診断基準に明記されていた．
- DSM-5 では，気分変調症は持続性抑うつ障害（persistent depressive disorder）と名称が変更され，基本的な疾患概念は，抑うつ気分がほとんど一日中存在し，それがない日よりもある日のほうが多く，児童・思春期では少なくとも1年以上（成人では2年以上）持続する抑うつ障害である点は変更はないものの，持続性抑うつ障害は DSM-IV-TR における気分変調症および慢性（児童・思春期では，1年以上持続する）の大うつ病の両方を含む概念としてより広くなった．
- DSM-IV-TR での気分変調症の有病率は，児童期で 0.6～4.6％，思春期で 1.6～8.0％ と報告されており，DSM-5 の持続性抑うつ障害の有病率はこの値よりも高くなることが推定される．

どう診断するか

- 基本的な診断は，DSM-IV-TR でも DSM-5 でも大きな変化はなく，表1に示す基準に従ってなされる．
- DSM-5 では，経過や病態をより明確にするために，複数の特定用語が設けられた．特定用語なしに的確な患者像を描写，コミュニケーションすることは困難であり，特に持続性抑うつ障害を，従来の気分変調症と慢性大うつ病と区別するためにも表2に示した特定用語の適切な使用が不可欠である．そのうえで

4. 不安障害と気分障害／c. 持続性抑うつ障害（気分変調症）

表1 DSM-IV-TR，DSM-5における気分変調症，持続性抑うつ障害の診断基準

A項目
抑うつ気分がほぼ一日中存在する．それのない日よりある日のほうが多く，その人自身の言明または他者の観察によって示され，2年間（子どもでは1年間）以上続いている．子どもでは，気分はいらだたしいこともある

B項目
1. 食欲減退もしくは過食 2. 不眠もしくは過眠 3. 気力の低下，または疲労 4. 自尊心の低下 5. 集中力低下，または決断困難 6. 絶望感

1. 診断には，A項目を満たし，少なくともB項目から2つ以上の症状があることが必要である．さらに，以下の2〜6を満たす必要があるが，3がDSM-IV-TRからDSM-5への変更点である
2. この障害の1年の期間中において，一度に2か月を超える期間，基準AおよびBの症状が消えたことはない
3. 従来の気分変調症の診断では，最初の1年間は，大うつ病エピソードが存在する場合は除外されたが，DSM-5では，最初の1年にうつ病が存在することを認めている
4. 躁病エピソード，混合性エピソード，あるいは軽躁病エピソードがあったことはなく，また気分循環性障害の基準を満たしたこともない
5. 障害は統合失調症や妄想障害のような慢性の精神病性障害の経過中にのみ起こるわけではない．乱用薬物や投薬などの物質の直接的な生理学的作用や，一般身体疾患（甲状腺機能低下症など）による症状ではない
6. 症状が臨床的に著しい苦痛，または，社会的，職業的，または他の重要な領域における機能の障害を起こしている

さらに，重症度を軽症，中等度，重度のいずれか特定する．

- 子どもの抑うつ症状を評価する際には，子どもの年齢に合わせて「うつ」，「抑うつ」という言葉を用いず，より子どもにも理解しやすい「悲しい」という表現を用いるべきである．「悲しいと感じる？」，「いつ悲しいと感じる？」，「どのくらい悲しいと感じる？」，「悲しみはどれくらい続くか？」，「悲しいときには何かしようという気持ちが起きてくるか？」，「悲しいときに，何か気持ちを切り替えてくれるものがあるか？」などと聞

> **表2** DSM-5における持続性抑うつ障害に含まれる特定用語
>
> 1) 不安による苦痛を伴う
> 2) 混合性の特徴を伴う
> 3) メランコリアの特徴を伴う
> 4) 非定型の特徴を伴う
> 5) 気分に一致する精神病性の特徴を伴う
> 6) 気分に一致しない精神病性の特徴を伴う
> 7) 周産期発症
> 8) 部分寛解
> 9) 完全寛解
> 10) 早発性
> 11) 晩発性
> 12) 純型気分変調症候群を伴う
> 13) 持続性抑うつエピソード*を伴う
> 14) 間欠的抑うつエピソード*を伴う,現在エピソードあり
> 15) 間欠的抑うつエピソード*を伴う,現在エピソードなし
>
> *:DSM-5では,major depressive episode を抑うつエピソードと訳している.

くとよい.

- 子どもでは,抑うつ症状がある場合には泣くことが多いので,「どのくらい泣いてしまう(涙が出てくることがある)?」,「泣いている時に,どんなことを考えている?」と聞くことも症状をとらえる際には有用な質問である.
- 子どもでは,しばしば,いらいら,怒り,不機嫌が抑うつ症状の表現であることがある.「いらいらすることはあるか?」,「怒りっぽくなったか?」,「不機嫌になることがあるか?」は患者本人,家族から聴取する必要がある.
- 子どもの場合,理由のない自責感をもつことが多く,「何か怒られると思うことをした?」,「何か自分のせいだと思っていることはある?」などの質問をすることも必要である.
- また,児童・思春期では自殺行動も多く,「生きていても仕方ないと考えたことがあるか?」,「死にたいと思ったことがあるか?」と希死念慮は必ず聞くべきである.
- 持続性抑うつ障害と鑑別すべき疾患としては,うつ病(DSM-5),精神病性障害,症候性の抑うつ性障害,パーソナリティ障害がある.

- 持続性抑うつ障害は、しばしば児童・思春期に発症し、潜行性、慢性の経過をとる。児童・思春期発症例では、パーソナリティ障害の併存が多い。

どう治療するか

治療の概要

- 持続性抑うつ障害の治療に関しては、DSM-IV-TR の気分変調症と大うつ病の両方に言及する必要があるが、大うつ病性障害（DSM-5 でのうつ病）に関しては「b. 大うつ病性障害」（p.268）を参照いただきたい。
- 従来の大うつ病性障害を伴い、抑うつエピソード（表2の＊参照）を伴うタイプの持続性抑うつ障害では難治性あるいは反復性大うつ病性障害（DSM-5 でのうつ病）に準ずる治療を必要とする。
- 治療においては包括的な診断評価が重要であり、診断に加えて心理社会的ストレス、家族機能、学校（職場）の環境、および個人の問題解決・対処能力の評価が不可欠である。
- 治療は、包括的な評価に基づいて個人のリソース、ニーズに合わせて心理社会的治療、薬物療法が検討されるべきである。DSM-IV-TR の気分変調症、つまり DSM-5 の持続性抑うつ障害、純型気分変調症候群を伴う、の治療目的の原則は、抑うつ症状の早期寛解にある。

心理社会的治療

- ① 支持的精神療法、② 認知行動療法、③ 対人関係療法、④ 家族療法、⑤ 力動的精神療法、といった治療法が考えられるが、個々の精神療法については「II. 精神医学的治療・支援法／2. サイコセラピー」（p.89〜125）を参照いただきたい。

薬物療法

- DSM-IV-TR の気分変調症つまり DSM-5 の持続性抑うつ障害、純型気分変調症候群を伴う、に関してプラセボ対照二重盲検試験よるエビデンスの高い薬物療法は存在しない。しかし、抗うつ薬が相対的な適応をもつ場合がある。すなわち、
    ① 心理社会的機能障害が大きい場合（うつ病の場合、うつ病の重症度が薬物治療の適応の判断となる）
    ② 家族に抗うつ薬の反応者がいる場合

③ 抑うつエピソードが併存する場合
　④ 精神療法が無効な場合
である.
- 現時点では，子どもの大うつ病性障害に準じて，選択的セロトニン再取り込み阻害薬（SSRI）が少数ながら症例報告で有効性を報告されている.
- 服薬量として，大うつ病性障害に処方される量に相当する量を処方する.
- すべての抗うつ薬は適応外であり，適切に説明，同意を取ることが不可欠である.
- 抗うつ薬を使用する際には自殺関連行動など成人に出現しない有害事象の出現が報告されており，リスクとベネフィットを評価し薬物療法の必要性を考慮する必要がある.

その他治療上注意すべき点
- 特に早期発症のタイプでは，遷延化により予後が悪くなることが報告されており，早期に寛解を得る治療が求められる.
- 治療効果があがらない場合には，診断を含めた再評価と病状を遷延化している要因について検討を行い，治療計画の再検討を行うことが必要とされる.

専門家からのアドバイス
- 持続性抑うつ障害（気分変調症）は，慢性の抑うつ気分が持続する状態であり，持続する抑うつ状態の日常生活機能や予後に与える影響は，子どもでは成人よりも大きいと考えられ，適切な診断・治療が求められる.
- DSM-IV-TR から DSM-5 への改訂で疾患の概念が大きく変わったが，基本的には従来あった 2 つの概念が融合したものと考え，あわてることなく実在するエビデンスを最大限に活用することが重要である.

参考文献・推薦文献
- Klein DN, et al. Age of onset in chronic major depression: Relation to demographic and clinical variables, family history, and treatment response. J Affect Disord 1999; 55 (2-3): 149-157.
- Nobile M, et al. Diagnostis and treatment of dysthymia in children and adolescent. CNS Drugs 2003; 17 (13) 927-946.

- McCullough JP Jr, et al. Group comparisons of DSM-IV subtypes of chronic depression: Validity of the distinctions, part 2. J Abnorm Psychol 2003;112(4):614-622.
- Rhebergen D, et al. The three-year naturalistic course of major depressive disorder, dysthymic disorder and double depression. J Affect Disord 2009;115(3):450-459.
- Yang T, Dunner DL. Differential subtyping of depression. Depress Anxiety 2001;13(1):11-17.

〔齊藤卓弥〕

4. 不安障害と気分障害
d. 双極性障害

障害概念

- 子どもの双極性障害（bipolar disorder）は成人の診断に準じて行われている．しかし，近年，子どもの双極性障害への認識が高まるにつれて，子どもの双極性障害の概念が拡大してきた傾向がある．1990年から子どもの双極性障害の診断が増加し，退院時診断では人口あたり1万人に1.3人から7.3人と約5倍に，外来の診断では人口1万人あたり25人から1,003人と約40倍と著しい増加をみせた．増加した患者の診断は，DSM-IV-TRにおいて特定不能の双極性障害であった．

- アメリカの児童・青年期精神科のなかで，子どもの双極性障害を広くとらえるグループと狭くとらえるグループに二分化されるようになった．広くとらえるグループは，子どもの双極性障害は必ずしも成人の双極性障害と同一の病像をとることはなく，発達上，成人の双極性障害とは異なり主たる病像がいらいらであったり，病相も長期にわたる傾向があるのが特徴であるとした．一方で狭義にとらえるグループは，子どもの双極性障害でも高揚気分など成人と同様の病像をもつものを双極性障害とすべきと考えた．近年は狭義にとらえることが主流になってきている．実際に子どもの双極性障害を狭義にとらえた場合，有病率は0.6～1.0％と推定される．

- 今回DSM-IV-TRからDSM-5への改訂では，躁エピソードに関して，A項目に従来に加えて，「持続的で目的志向性のある行動あるいは活力」が追加され，「ほとんど一日中，ほとんど毎日」が追加されたことにより，狭義の診断基準が採られることになっている．

- さらに診断基準では，混合性エピソードの基準を満たさないこ

とが DSM-IV-TR では必要とされたが，DSM-5 では排除された．
- また，DSM-5 の双極性障害の説明文のなかで児童・思春期の双極性障害の特性と双極性障害の発達的な病態像の変化の視点からも繰り返し述べられており，診断基準のみをみると子どもの双極性障害に直接言及した変更は認められないが，DSM-5 への改訂は子どもの双極性障害の診断を強く意識したものとなっている．
- 思春期の双極性障害は，うつ病で発症することが多く，55％が混合状態，87％が急速交代型，50％が誇大妄想，25％が自殺に関連した行動を示し，気分と無関係な精神病症状，Schneider の一級症状や思考障害が成人より頻回に認められることが特徴である．
- 18 歳以前に発症した双極性障害は 18 歳以降の発症群と比較し，自殺に関連した行動，他の I 軸診断の合併（特に注意欠如・多動性障害〈ADHD〉），薬物関連障害の合併，急速交代型への移行が高いこと，予後が不良であることが報告されている．

どう診断するか

- DSM-5 における子どもの双極性障害の診断は，基本的には成人と同じ診断基準（表 1）を用いて行う．
- 診断基準の A，B を満たし，症状がさまざまな領域で機能障害を引き起こし，薬物の影響を排除することが診断には必要とされる．
- 双極性障害は周期性がある疾患であることが重要な特徴であり，またエピソードは原則 I 型であれば 1 週間，II 型でも 4 日以上持続することが診断上重要である．
- 子どもの双極性障害の診断，病状の評価には Young Mania Rating Scale，診断には MINI（Mini Internatioal Neuropsychiatric Interview）-KID を使用することができる．
- 子どもの診断では，特に年齢が低くなるほど「正常」あるいは「期待される行動」に個体差があるため，診断の際に患者のベースラインからの違いをできる限り診断に盛り込むことが重要である．
- 鑑別診断としては，うつ病，不安症，心的外傷後ストレス障害

表1 DSM-5における双極性障害の診断基準

A. 気分が異常かつ持続的に高揚し,開放的で,またはいらだたしい,持続的な目的志向性のある行動あるいは活力の増加など,いつもとは異なった期間が少なくとも1週間,ほとんど一日中,ほとんど毎日持続する
B. 気分の障害の期間中,以下の症状のうち3つ以上が持続しており(気分が単にいらだたしい場合は4つ),はっきりと認められる程度に存在している
  1. 自尊心の肥大,または誇大
  2. 睡眠欲求の減少
  3. 普段より多弁であるか,しゃべりつづけようとする心迫
  4. 観念奔逸,またはいくつもの考えが競い合っているという主観的な体験
  5. 注意散漫
  6. 目標志向性の活動の増加,または精神運動性の焦燥
  7. まずい結果になる可能性の高い快楽的活動に熱中すること

(PTSD),ADHD,重篤気分調節症(DMDD)などがあげられる.特に児童期には,ADHDと双極性障害の症状に重複があるため,鑑別診断には十分な配慮が必要である.

どう治療するか

治療の概要

- 子どもの双極性障害の治療は,複数の要因がかかわり込み入った判断が必要である.そのため,治療アルゴリズム,ガイドラインはしばしば判断の際に重要な役割をもつ.
- 多くのガイドラインは,薬物療法が中心であり,薬物の選択の際に包括的な患者の評価を行い,① 診断の確定,② 疾患の病相,③ 並存する症状(すなわち 急速交代性,精神病症状),④ 合併疾患,⑤ 副作用と安全性,⑥ 患者の過去の薬物への反応,⑦ 患者や家族の薬物への好みを考慮しながら,⑧ 有効性のエビデンスを加味して薬物を選択することを推奨される.

心理社会的治療

- 双極性障害の精神療法の重要性が再評価されてきているが,系統だった有効性の評価は乏しい.
- 精神療法に関しては,心理教育を中心とした家族を含めた介入が有効であると報告されている.

■薬物療法

躁病相への薬物療法

- 成人の臨床体験から多くの薬物が躁病エピソードへの治療薬として使われ、現在まで非定型抗精神病薬や気分安定薬の単剤の使用が多くの治療アルゴリズムやガイドラインで推奨されている．
- アメリカでは非定型抗精神病薬（リスペリドン，アリピプラゾール，クエチアピン，オランザピン）がFDA（アメリカ食品医薬品局）の双極性障害躁病相の適応を取得している．
  ① 最近は海外では，臨床治験のエビデンスから非定型抗精神病薬を第一選択にするアルゴリズムが推奨されている．
  ② もし，非抗精神病薬の単剤で効果がない，あるいは副作用で薬物服用が困難である場合は，気分安定薬と非定型抗精神病薬の併用を試みる．
  ③ さらに，十分な反応が認められないときには修正型通電療法（ECT）が考慮されている．
- 子どもの躁状態に対して気分安定薬の単独療法は効果を認めなかった場合が多く，結果的には，気分安定薬の併用あるいは気分安定薬と非定型抗精神病薬の併用の必要性が成人より高いとされている．炭酸リチウム，カルバマゼピン，バルプロ酸を服用している双極性障害の子どもの40％にしか有効性を認めないと報告し，気分安定薬の単独療法はsize effectが小さく，気分安定薬の2剤の併用がしばしば必要であるとしている．
- しかし，わが国では，気分安定薬・非定型抗精神病薬のいずれも子どもに対しては適応外である．子どもへの非定型抗精神病薬の投与は脂質代謝，糖代謝に大人以上に影響を及ぼすことが報告されており，リスクとベネフィットについて十分に説明を行ったうえで処方をする必要がある．

双極性うつ病の治療

- 双極性障害は，しばしばうつ病相で始まり，単極性のうつ病との鑑別は困難である．双極性うつ病の子どもが抗うつ薬により躁転する危険性があり，特に10〜14歳の子どもが躁転する危険性が最も高く，双極性うつ病が疑われる症例では気分安定薬を併用すべきである．

- 子どものうつ病には三環系抗うつ薬は効果がないと報告されており，また三環系抗うつ薬は躁転の危険性が高く，子どものうつ病が双極性の始まりか単極性うつ病なのか鑑別が困難なことから，子どもに三環系抗うつ薬は避けるべきである．
- 子どもの双極性うつ病の治療に関してのエビデンスは乏しく，炭酸リチウムとラモトリギンの open study が報告されているのみである．

■その他治療上注意すべき点
- ５年間の双極性障害患者の追跡調査では，73％が躁病相あるいはうつ病相を体験し，約2/3が複数の再発を体験する．病相を繰り返すことにより再発率も高くなり，治療抵抗性を示すことも報告されており，再発予防が治療上重要である．
- まだ明確なエビデンスはないが，アメリカ児童思春期精神医学会では最低２年間の薬物療法の継続を推奨している．双極性躁病相，うつ病相ともに成人よりも薬物への反応性が悪く，あるいは成人で有効な薬物が有効でないことがあり，成人のエビデンスを外挿することは困難である．

専門家からのアドバイス
- わが国でも子どもの双極性障害への認識が高まってきているが，現時点では子どもの双極性障害の適応を取得している薬剤はない．
- また，精神療法においても，対照群を設けた比較試験はわが国では行われていない．現時点では，海外のエビデンスを慎重に評価し，ガイドラインを参考に慎重な診断・治療が必要である．

参考文献・推薦文献
- Geller B, DelBello MP. Treatment of Bipolar Disorder in Children and Adolescent. New York：Guilford Press；2008.
- Kowatch RA, et al. Clinical Manual for Management of Bipolar Disorder in Children and Adolescent. Washington DC：American Psychiatric Publishing；2009.
- Merikangas KR, et al. Lifetime and 12-month prevalence of bipolar spectrum disorder in the National Comorbidity Survey replication. Arch Gen Psychiatry 2007；64（5）：543-552.

〔齊藤卓弥〕

4. 不安障害と気分障害
e. 月経前不快気分障害

障害概念

- 月経前に抑うつ症状を訴える女性は多く,月経前症候群 (permenstrual syndrome:PMS) の一症状として知られている.しかし日常生活に支障をきたすほどに抑うつ症状が重症化する場合は月経前不快気分障害 (premenstrual dysphoric disorder:PMDD) と診断される.
- PMDD は,DSM-IV-TR では「今後の研究のための基準案」として付録に含まれていたが,DSM-5 において抑うつ障害群の一つとして認知されることになった.
- PMDD の中核の症状は,気分の易変性,不機嫌,不安が月経前に出現,月経の開始とともに,あるいはしばらくして症状が消失する経過を繰り返すことである.これらの症状には,さまざまな行動上および身体症状が伴うことがある.
- これらの随伴する症状は,患者の社会および学校・職業機能に重大な影響を与ええる.また,症状の強度や表現のされ方は,しばしば患者の社会的・文化的な背景によっても影響されると報告されている.
- 一般には,症状のピークは月経の開始時前後にあり,したがって月経の開始後数日症状が持続することもあるが,月経の開始後卵胞期には症状消失の時期があることが障害の概念上必要である.他の抑うつ障害の概念と異なり,期間より中核症状の重症度が障害の概念上重要である.
- 12 か月における有病率は月経を有する女性の 1.8~5.8 % と報告されている.月経開始の後の女性であれば,発症するリスクはどの年齢でも存在し,症状は一般に閉経に近づくにつれて悪化することが報告されている.

表1 月経前不快気分障害（PMDD）の診断基準

A. 以下の症状が1つ以上存在する（この症状は，症状のある月経周期で少なくとも2回，前方視的に行われる毎日の評価で確認される必要がある）
  1. 著しい情緒不安定性
  2. 著しい易怒性，怒り，または対人関係の葛藤の増加
  3. 著しい抑うつ気分，絶望感，自己価値の低さ
  4. 著しい不安，緊張，そして，またはいらだち
B. 以下の症状が1つ以上が付加的に存在する
  1. 日常の活動に対する興味の減退
  2. 自覚的な集中困難
  3. 倦怠感，易疲労感，または気力の著しい欠如
  4. 食欲の著明な変化，過食，または特定の食べ物への渇望
  5. 過眠または不眠
  6. 圧倒される，または制御不能という感覚
  7. 身体症状，たとえば乳房の圧痛または腫脹，関節痛または筋肉痛，腫脹感，体重増加

これら症状が，直近の1年間のほとんどの月経周期で存在し，それらの症状が社会的活動や対人関係を妨げることが診断上必要とされる．他の精神疾患，他の生理的な影響がないことが診断上の条件となる

どう診断するか

- 診断としては，月経周期に伴い症状の発現と消失を繰り返すこと，表1のA，Bに記載されている11症状中少なくとも5つ以上の症状を有し，なおかつA，Bの条件を満たすことが必要とされる．その際には月経開始後の数日以内に症状が改善し，月経終了後には症状がほぼ消失することが重要である．
- 診断のうえでは，詳細な月経とそれにかかわる症状との関連性を客観的に評価することが非常に重要である．
- 鑑別すべき疾患としては，①PMS，②すでに存在する精神疾患の月経による悪化，③うつ病，④持続性抑うつ障害，⑤双極性障害があげられる．

どう治療するか

- PMDDの治療は，選択的セロトニン再取り込み阻害薬（selective serotonin reuptake inhibitor：SSRI）をはじめとした抗うつ薬を中心とした薬物療法が，適応外使用ではあるが中心となる．

- 認知行動療法など精神療法も有効性を示す報告があるが,即効性はない.
- 第一選択薬として以下のSSRIのいずれか1剤が選択される.
  セルトラリン　50〜100 mg（軽症例では,25 mgから）
  パロキセチン　10〜40 mg（CR錠では,12.5〜50 mg）
  フルボキサミン　50〜150 mg
- 第一選択薬に効果が認められなかった場合や有害事象により服用できなかった場合には,選択しなかった他のSSRIを用いる.もし,これらが有効でなかった場合には,クロミプラミン 25〜75 mg,デュロキセチン 20〜60 mg,ミルナシプラン 50〜100 mg が考慮される.これらも効果や忍容性に問題がある場合には,経口避妊薬,アルプラゾラムが考慮される.
- PMDDの治療では,薬剤を黄体期のみに服用する間欠療法と,全月経周期を通して服用する継続療法が行われる.原則は,間欠療法を行うが,月経が不順であるものや効果が不十分な場合には継続療法を行う.

専門家からのアドバイス

- PMDDは,すでにDSM-IV-TRにも掲載されており新しい概念ではないが,PMSとの混同や思春期の女子に正確な月経歴を聞くことが日常的に行われていないことから,わが国の児童・思春期精神科医にとってはなじみの薄いものである.しかし,診断とともに適切な治療法について熟知する必要がある.

参考文献・推薦文献
- Gehlert S, et al. The prevalence of premenstrual dysphoric disorder in a randomly selected group of urban and rural women. Psychol Med 2009；39（1）：129-136.
- Hartlage SA, et al. Criteria for premenstrual dysphoric disorder (PMDD)：Secondary analyses of relevant data sets. Arch Gen Psychiatry 2012；69（3）：300-305.
- 山田和夫. PMDD（月経前不快気分障害）. 精神科 2014；24(1)：36-42.

（齊藤卓弥）

4. 不安障害と気分障害
f. 重篤気分調節症

障害概念

- 1990年から子どもの双極性障害の診断が増加し，混乱をもたらした．
- そのような混乱のなかでLeibenluftらは子どもの双極性障害を，狭義の表現型，広義の表現型，中間型の表現型に分け，その予後の研究を行うことを提案した．後に広義の表現型はsevere mood dysregulation（SMD）と命名され，1）7～17歳のあいだにみられ，発症が12歳以前，2）異常な気分（怒り，悲しみ）が少なくとも半日以上続く，3）超覚醒，4）否定的な感情に敏感，5）12か月以上症状が持続，6）症状は1つの場面（家庭，学校，友人関係など）で著しいこと，その他の場面でも中程度の症状があると定義され，疫学調査，予後調査，生物学的な研究が行われた．
- SMDの疫学研究では，SMDの診断を満たすものは3.3％，予後調査では双極性障害に移行する子どもはおらず，むしろ大うつ病性障害に移行する子どもたちが健常群と比べて有意に多いことが明らかになった．また，fMRIを用いた研究ではSMDと狭義の双極性障害の子どもとは脳の活動が異なることが明らかになり，生物学的にも異なる疾患概念と考えるべきと考えられるようになった．
- これらから重篤気分調節症（disruptive mood dysregulation disorder：DMDD）を独立した疾患概念ととらえ，TDD（temper dysregulation disorder with dysphoria）という新しい疾患としてうつ病圏の疾患群に組み入れられることがDSM-5の草案で提案された．その後，TDDの命名に関しての批判から最終的にDMDDという疾患名でDSM-5ではうつ病圏に入れられ，発達上最初に出現するうつ病圏の疾患である

ことから，抑うつ性障害群の一番最初に位置づけられることになった．
- DMDDの疫学的なデータについては，厳密なものは現時点では存在しない．しかし，DSM-5では，DMDDを一般的な児童・思春期の臨床群では比較的頻回に診断されうる疾患として認識しており，2～5％の有病率を想定している．また，思春期に比べて児童期に多くみられ，女子よりも男子に多い疾患としている．

どう診断するか

- DMDDの診断の際に重要な点は，第1に，周囲からの刺激によって誘発される頻回のかんしゃくが存在することである．第2に，かんしゃくのあいだの慢性的，持続したいらいらあるいは怒りの感情である．
- このかんしゃくのあいだの慢性的，持続したいらいらあるいは怒りの感情が，挿間的に出現する双極性障害との大きな違いであり，従来，非挿入的に出現するいらいらを双極性障害の一部ととらえていたことで急増した児童・思春期の双極性障害の診断の適正化につながることになると考えられている．
- この点に関してはDSM-5の双極性障害の説明文のなかで児童・思春期の双極性障害の特性とDMDDの鑑別の視点および双極性障害の発達的な病態像の変化の視点からも繰り返し述べられている．表1にDSM-5における基本的な診断基準を示す．
- 診断の際に，①かんしゃく，②かんしゃくが不つりあいな反応であること，③かんしゃくの間欠期に持続するいらいらや怒りの感情が持続する必要がある．
- ①かんしゃくに関しては，「（あなたが）怒ったり，かんしゃくを起したときにどんなことが起きるの？」，「物を壊したり，人にあたったりするの？」，「どこで起こるの？」，「週に何回くらい起きるの？」など，本人や家族に系統的に情報を聴取する必要がある．
- ②不つりあいな反応かどうかについては，「かんしゃく（怒るとき）のきっかけになることはどんなことなの？」，「どんなことで物を壊したり，人にあたったりするの？」とかんしゃくの

III. 各障害群の診療の仕方

表1 DSM-5における重篤気分調節症（DMDD）の診断基準

A. この障害は一般的なストレスに対する重度の反復性のかんしゃくによって特徴づけられる
   1. かんしゃくは，言葉での怒り，人や物への攻撃性など，言葉や行為で表される
   2. 反応は状況や挑発に対して，激しさや持続時間において，とても不つりあいである
B. かんしゃくは発達段階と不つりあいである
C. かんしゃくは，平均して週に3回以上起こる
D. かんしゃくのあいだの感情
   1. ほぼ毎日，不機嫌発作のあいだの気分は持続的にネガティブである（いらいら，怒り，悲しみ）
   2. ネガティブな気分は人から観察できる（親，教師，仲間）
E. 項目A〜Dが最低12か月続いている．その間3か月以上A〜Dの症状がなくなることがない
F. 項目A〜Dは最低2つの状況（家，学校，友人間）でみられる．また少なくとも1つの状況で重篤である
G. 最初の診断は，6歳以前あるいは18歳以降にはされない
H. 観察や過去の既往から，10歳以前の発症
I. 1日以上のあいだ，躁病相や軽躁病相の基準を満たす気分の異常な高揚が続かないこと
J. 行動は，大うつ病エピソードのみ起きるものではない，その他の障害（持続的うつ病性障害，PTSD，分離不安症，ASD）で説明されるものではない
K. 症状は，物質，薬物の影響や神経学的状態が原因ではない．乱用や一般的な医薬品や神経的状態の直接的な身体的影響ではない

原因となる出来事について詳細に聴取する必要がある．
- ③ 持続するいらいら，怒りに関しては，「かんしゃくを起していない時や物や人にあたっていない時には，どんなふうに感じているの？」，「いつもいらいらしたり，不機嫌に感じることはある？」と具体的に本人から情報を聴取する必要がある．
- 児童・思春期で慢性的にいらいらを訴える状態・疾患は少なくなく，しかも複雑な環境背景や遺伝負因をもっていることも多く，鑑別疾患には特に細心の注意を払う必要がある．
- 鑑別上，重要となる疾患は，双極性障害，反抗挑発症，素行症，間欠爆発症，注意欠如・多動症（ADHD），自閉スペクトラム症，抑うつ障害，不安症である．特に，双極性障害，反抗挑発症，間欠爆発症は，事実上除外すべき診断と考えるべきで

ある.
- 一方で，ADHD，抑うつ障害，不安症はDMDDとしばしば併存することがある疾患である．DMDDが併存する精神疾患をもつことは一般的で，DMDDが単独で診断されることはむしろまれである．
- DMDDは，年齢とともに診断は減少し，他の疾患に移行することが多いと考えられている．しかし双極性障害に移行することはまれで，抑うつ障害，不安症に移行する症例が多いとSMDの疫学調査から推定されている．

どう治療するか

- 現時点でDMDDに関する治療のエビデンスは存在しない．一方でSMDの治療に関しては，リチウム，リスペリドン，ADHDとの併存例でメチルフェニデートの治療報告があるが明確な治療方針を決めるに十分ではない．しかし，ADHDの併存例ではメチルフェニデートが一定の効果が認められていること，いらいらに関してはリチウムは効果がなくリスペリドンが効果があったことから，現時点では症状に対しての対症療法的な対応が求められるもと考えられる．
- DMDDがうつ病性障害に位置づけられているにもかかわらず抗うつ薬の有効性に関しては現時点では不明である．

専門家からのアドバイス

- 児童・思春期のいらいら，かんしゃくは，双極性障害，反抗挑発症，抑うつ障害，注意欠如・多動症など複数の疾患で出現し，かつ正常発達にもしばしばみられる状態である．
- いらいら，かんしゃくをどのようにとらえるかは，診断にも影響する重要な問題であったが，従来研究の対象となることは少なく，そのためもあり個々の学派が異なった意味づけをすることで診断に信頼性，妥当性にも影響を与えるようになり，1990年代からの児童・思春期の双極性障害の過剰診断の一因にもなった．
- 今回DMDDという診断を新設することで児童・思春期のいらいら，かんしゃくについて鑑別診断の一定の目安をつくる効果があったと考えられ，児童・思春期の双極性障害の過剰診断に一定の歯止めをかけることにつながることと考えられる．

- 一方で，DMDDの診断には年齢に関しての細かい規定があるなど，診断は非常に操作的なものであり，また年齢の規定に関してはそれを支持する明確なエビデンスがないのが大きな問題点である．しかも，DMDDの診断が単独でなされることはまれで，多くの症例で併存症を伴うことが示唆されている．APA主導の field trial でも各施設間での診断の一致率が大きく異なり（internal kappa が 0.06 から 0.49），診断の疑問性を残すことになった．
- DMDDの診断，治療に関しては十分なエビデンスは現時点ではいまだに蓄積しておらず，診断・治療の際には細心の注意をしながら行う必要があると考えられる．

参考文献・推薦文献
- Leibenluft E, et al. Defining clinical phenotypes of juvenile mania. Am J Psychiatry 2003；160（3）：430-437.
- Blader JC, Carlson GA. Increased rates of bipolar disorder diagnoses among U.S. child, adolescent, and adult inpatients, 1996-2004. Biol Psychiatry 2007；62（2）：107-114.
- Brotman MA, et al. Prevalence, clinical correlates, and longitudinal course of severe mood dysregulation in children. Biol Psychiatry 2006；60（9）：991-997.
- Regier DA, et al. DSM-5 field trials in the United States and Canada, Part Ⅱ：Test-retest reliability of selected categorical diagnoses. Am J Psychiatry 2013；170（1）：59-70.

（齊藤卓弥）

5. 強迫性障害とチック障害
a. 強迫性障害

障害概念

- 強迫性障害（obsessive-compulsive disorder：OCD）は自己の意思に反して繰り返し執拗に湧き起こる特定の考え（強迫観念）と，それを打ち消すために反復して行われる行為（強迫行為）を主症状とする疾患である．
- 生涯有病率は2～3％前後であり，決してまれな疾患ではない．10代から20代に発症することが多く，児童・青年期の精神科臨床ではよく出会う重要な疾患である[1]．
- 病因として，かつては心因が重視されたが，最近の生物学的研究では脳の機能の変調が想定されている．
- 症状にはいくつかの種類があり，最も典型的なのは，汚れが気になり何度も手洗いや拭き掃除を繰り返す汚染・洗浄型と自分の不注意で事件や事故が起きないか気になり確認を繰り返す攻撃・確認型である．そのほか，何でもきちんと並べておかないと気がすまないという過剰な整理整頓，物事が正確であることへのこだわりと過剰な確認，身体的なこと，性的なこと，宗教的なことなどに特化した強迫症状もある．
- OCDはDMS-IV（Diagnostic and Statistical Manual of Mental Disorders, 4th edition）までは，「不安障害」のなかに位置づけられていたが，DSM-5からは「OCDおよび関連障害群」が独立したカテゴリーになった．
- つまらないものでも捨てることができず何でも取っておく「溜めこみ」はこれまでOCDの亜型とされていたが，身体醜形障害や抜毛症と並列した「OCD関連障害」の一つとみなされることになった．

どう診断するか

- OCDの診断のための問診では，強迫観念と強迫行為を分けて

考えるように説明することが重要である．意味のない考えに悩まされ，それを考えないようにしようとしても，繰り返し浮かんでくることがあれば，このいやな考えが強迫観念であり，そのいやな考えによって生じた不安を少しでも和らげるために繰り返し行ってしまう行為があればそれが強迫行為であることを理解させる．

- 強迫観念が浮かび，その不安を和らげるために「やめたくてもやめられない」強迫行為を繰り返すことが，最も明白な診断根拠となる．
- OCDの診断では，このように自己の強迫観念を不快なものと感じており不合理であると認識しながらも強迫行為がやめられないということが重要視されるが，DSMではそうした自我違和感をあまり感じていない場合でも認容されている．
- 子どもの場合は特にこの自我違和感が曖昧なことが多く，OCDの本質が何であるかをよく見定めないと診断を誤ったり過剰な診断をしてしまったりすることがある．たとえば，正常な発達過程でも，幼児には就眠儀式や儀式的なルール，限局したこだわりや収集癖などがみられる．
- また，広汎性発達障害の特徴であるこだわりや反復行為が強迫行為のようにみえることもあるだろうし，統合失調症の思考障害は強迫観念と常同行為は強迫行為と紛らわしい．
- 子どものOCDのスクリーニングに用いる質問紙は日本語版に適切なものが見当たらないが，重症度評価に最も広く用いられているのは，Children Yale-Brown Obsessive Compulsive Scale（CY-BOCS）である．まず本人にとっての強迫観念と強迫行為が何であるか標的を絞ったうえで半構造化面接を行い，強迫観念と強迫行為それぞれに対して時間，社会的障害，不快感，抵抗，制御を0～4の5段階で評価する．

どう治療するか

治療の概要

- 治療の中核となるのは，薬物療法と行動療法である．この2つが車の両輪のようにバランス良く進むことが望ましい．
- 治療反応性は患者によってまちまちであるが，標準的な薬物療法と行動療法を組み合わせることで，かなり高率に改善がみら

■心理社会的治療

- 初回面接では強迫症状の苦痛を受容したうえで，OCDの疾患概念や治療法，予後などについてわかりやすく説明し，治療方針を明確に提示することが重要である．
- 子どもにもよくわかる表現で，強迫症状は性格の弱さや環境のせいではなく，脳内の機能が一時的に変調を起こしていると説明し，薬物治療や行動療法でそれを正常化すれば苦痛を緩和できることを話す．家族にも同様の説明をして治療への理解と協力を求める．
- 家族はたいてい患者の強迫症状に巻き込まれてたいへんな思いをしているが，決して患者を叱ったりしないように約束してもらう．また，子どもの強迫行為に協力したり代理で強迫行為を行ったりすることは病状の悪化につながることも説明しておく．
- 行動療法では，意図的に不安刺激にふれてみること（曝露）と，その際に生じる不適切なふるまいや衝動を制御すること（反応妨害）を組み合わせた曝露反応妨害法が用いられる．
- まず，強迫観念を惹起する刺激を列挙してもらい，それらを刺激の強さにより階層化する．そして，わざと弱い刺激を受けて強迫観念が引き起こされても強迫行為を行わない練習をする．こうして，不安惹起の弱いものから強いものへ徐々に段階を上げながら，不安な状況でも強迫行為を行わないというトレーニングを行っていく[2]．

■薬物療法

- 現在，子どものOCDに対して保険適応のある薬物はないが，一般的なOCDの薬物治療には選択的セロトニン再取り込み阻害薬（selective serotonin reuptake inhibitor：SSRI）を用いる．
- わが国ではフルボキサミン，パロキセチン，セルトラリン，エスシタロプラムの4種類のSSRIが発売されており，そのうちフルボキサミンとパロキセチンは成人のOCDに保険適応をもつ．SSRIは子どものOCDにも効果がみられることがメタ解析でも示されている[3]．SSRIを開始するときは，副作用の

発現に注意して少量から開始し効果と副作用をみながら漸増していく.

- SSRI に反応のみられない OCD に，リスペリドン，オランザピン，クエチアピンのような非定型抗精神病薬を少量付加すると効果がみられることがある.
- また，強迫症状に伴って生じる強い不安に対して抗不安薬を併用することもあるが，一時的な不安の軽減が得られても根本的な改善には至らない．強い不安が生じたときの屯用として必要最小量使用するのはやむをえないが，抗不安薬には依存，耐性，離脱があるので漫然と継続することは避けるべきである.

その他治療上注意すべき点

- 治療は原則として外来で行う．入院適応となるのは，家にひきこもり通院ができない，摂食などに重大な支障をきたしている，家族への暴力や自傷行為がみられるなどの場合である.
- 患者は，他の患者や病棟スタッフに確認や強迫行為の代行を求めたり，強迫行為を邪魔されたときには爆発的な衝動行為につながることもある．入院を決める前には入院中のルールについて明確に取り決めておく必要がある.

専門家からのアドバイス

- OCD は生物学的基盤に基づく脳内神経伝達物質の機能異常であることが推定されているにもかかわらず，周囲は過剰に心理社会的要因を詮索してしまいがちである．泣きながら手洗いを繰り返す子どもに対して，親が神経質に育てたからとか本人の性格が弱いからという見方をしたり，汚れに対して何かしらのトラウマがあるに違いないなどと探りを入れたりすることは，あまり治療の役に立たない.
- 治療者は子どもに，現在のとてもつらい状態を楽にするために少しずつ我慢をするトレーニングをして，場合によっては足りないものを補うという形で薬物治療を始めることを説明し，この疾患を克服した未来にはたくさんの楽しいことがあることを理解してもらうことが重要と思われる.
- 子どもには実際，驚くべき復元力がある．強迫症状が重篤で学校にも行けずひきこもり，家族を巻き込みどうにも身動きが取れなかった子どもが「このままではいやだ」という動機づけを

得たとき，短期間に想像以上の改善をみせることもある．治療者が治る疾患と信じて諦めないことが大切と考える．

参考文献・推薦文献
1) 齊藤万比古, 金生由紀子（編）. 子どもの強迫性障害診断・治療ガイドライン. 東京：星和書店；2012.
2) 飯倉康郎. 強迫性障害の治療ガイド. 大阪：二瓶社；1999.
3) Geller DA, et al. Which SSRI?：A meta-analysis of pharmacotherapy trials in pediatric obsessive-compulsive disorder. Am J Psychiatry 2003；160：1919-1928.

〔住谷さつき〕

5. 強迫性障害とチック障害
b. 慢性チック障害

障害概念

- チックは，突発的・急速・反復性・非律動性の運動あるいは発声であると定義されている．チックには，運動チックと音声チックがある．どちらも，典型的な単純チックと，それよりも持続時間がやや長くて意味があったり周囲の状況に反応したりしているようにみえる複雑チックに分けられる．

- また，チックにはやらずにはいられないという抵抗しがたい感覚を伴い，チックをするとすっきりしたりほっとしたりしてこの感覚が軽快・消失することが少なくない．この感覚は，前駆衝動（premonitory urges）と呼ばれる．

- チックは種類，部位，回数，強さなどがしばしば変動する．変動は自然の経過で生じることもあれば，心理的な影響によることもある．不安や緊張が増大していく時，強い緊張が解けた時，楽しくて興奮した時などに増加しやすい．一方，一定の緊張度で安定している時，集中して作業をしている時などに減少する傾向がある．

- チックが18歳未満で発症して1年以上持続すると，慢性チック障害と総称することもあるが，本項では，運動チックのみまたは音声チックのみを有する場合とする．なお，本障害は，DSM-5では持続性（慢性）運動または音声チック障害という呼称となり，Tourette障害とともに神経発達障害群に含まれている．

どう診断するか

- チックの診断は，丁寧な病歴の聴取と行動観察から得られた臨床症状に基づいて行われる．先述したチックの特徴を念頭において聴取を行う．

- チックとさまざまな運動症状との鑑別を要することがあり，そ

のポイントは以下の通りである．

① 舞踏運動，バリズム，アテトーゼ，ジストニー，ミオクローヌスなどの不随意運動が鑑別対象となることがある．その際には，運動の部位，性状，変動などに着目する．チックは，部位としては，目をはじめとする顔面の頻度が高い．性状としては，すばやい動きが特徴的である．変動としては，睡眠中の軽減・消失，心理的な影響の可能性があげられる．これらに加えて，一時的や部分的であれば随意的な抑制が可能であり，半随意といえることがチックの重要な特徴である．

② ミオクローヌスを含めたてんかん発作との鑑別を要することもある．てんかん発作の可能性も念頭において，運動の特徴に加えて，意識の減損の有無や脳波検査所見を検討する．

③ 一般的な身体疾患や薬物に伴う異常運動との鑑別にも留意する．

④ 知的障害や自閉症スペクトラム障害（autism spectrum disorder：ASD）などにしばしばみられる常同運動との鑑別を要することもある．この場合も運動の特徴が役に立つ．常同運動は，顔面よりも手指や全身により目立ち，律動的な運動であり，本人は運動を不快がらず没頭している点からチックと鑑別される．

どう治療するか

治療の概要

- チック障害を有する本人を，チックのみにとらわれずに総合的に評価して治療目標を設定する．評価にあたっては，チック障害の重症度として，チック自体，チックによる悪影響，チックと密接に関連する併発症を含める．
- いかなる重症度であっても，家族ガイダンス，心理教育および環境調整が治療の基本となる．

心理社会的治療

- 家族ガイダンス，心理教育および環境調整では，チックや併発症があっても本人が発達し適応していくことを目指して，本人および家族や教師などの周囲の人々に理解を促す．

- チックに対してエビデンスのある認知行動療法には，ハビットリバーサルと曝露反応妨害法がある．

■薬物療法
- わが国で使用できる薬物のなかで，チックに対して十分にエビデンスのある抗精神病薬は，ハロペリドール，ピモジド，リスペリドンであり，チックに対していくらかのエビデンスがある抗精神病薬は，フルフェナジン，チアプリド，アリピプラゾールである．
- ヨーロッパのチック障害の臨床ガイドラインでは，スルピリド，オランザピンもいくらかエビデンスがあるとされている．
- 非抗精神病薬では，いくらかエビデンスがあるとされる薬物として$α_2$ノルアドレナリンレセプター作動性の降圧薬であるクロニジンがある．

■その他治療上注意すべき点
- 運動チックのみで受診する場合には，チック自体がかなり重症か，そうでなければ，本人や家族の不安や強迫傾向が強かったり，注意欠如・多動性障害（attention-deficit/hyperactivity disorder：ADHD）などの発達障害を含めた併発症と複合して不適応をきたしたりしている可能性があり，それらを考慮することが望まれる．

専門家からのアドバイス
- 運動チックは一般的なので，「たかがチック」とされてきた場合がありうる．本人や家族の訴えをきちんと受け止めたうえで対応することが望まれる．

参考文献・推薦文献
- 金生由紀子．子どものチック障害及び強迫性障害．児童青年精神医学とその近接領域 2013；54：175-185．

（金生由紀子）

5. 強迫性障害とチック障害
c. Tourette 障害

障害概念

- チック障害のなかで，18歳未満で発症して1年以上持続して，多彩な運動チックおよび1つ以上の音声チックを有すると，Tourette障害となる．優れた症例報告を行ったフランス人医師のGilles de la Tourette にちなんで命名されている．
- Tourette の報告では，飛び跳ねるなどのしばしば全身に及ぶ運動チック，コプロラリア（汚言症：社会に受け入れられない，しばしば卑猥な単語を言ってしまうこと），エコラリア（反響言語：ほかの人の言った言葉などの繰り返し）が強調されているが，現在では診断に必須の症状ではない．
- 同時に，Tourette 障害では，やってはいけないと思えば思うほどやってしまうとか，刺激につられてやってしまうという強迫性と衝動性が特徴的であり，コプロラリアやエコラリアにも通じる．
- さらに，強迫性と衝動性は，高率に併発する強迫性障害（obsessive-compulsive disorder：OCD）および注意欠如・多動性障害（attention-deficit/hyperactivity disorder：ADHD）と関連すると思われる．
- なお本障害は，DSM-5では持続性（慢性）運動または音声チック障害とともに神経発達障害群に含まれている．

どう診断するか

- Tourette 障害の診断は，上記のように，多彩な運動チックおよび1つ以上の音声チックでなされる．この条件を満たせば，単純チックのみでもよい．
- 単純運動チックの鑑別診断については，「b. 慢性チック障害」の項（p.296）で述べたので参照していただきたい．
- 複雑運動チックは，強迫行為との鑑別を要する．特に，自分や

物を触ったり叩いたりしてしまう，物を壊してしまうなどの行為は，やってはいけないと思えば思うほどやってしまうという傾向があり，鑑別が難しい．

- やりたくないのにやってしまうという自我違和性は典型的な強迫症状に特徴的である一方，やらずにいられないと感じるという感覚現象はチックやチック関連 OCD の強迫症状にしばしば伴う．類似の単純運動チックを有していてその延長線上で考えられるかなどの運動症状としての特徴，衝動性の認識を含めて検討するが，それでもなお，チック的強迫か強迫的チックか明確に線引きできないこともある．
- また，単純運動チックよりややゆっくりした反復運動であり，これまでまったく単純チックを伴っていない場合は，複雑運動チックかどうかは経過もみつつ慎重に判断する．
- 複雑音声チックの鑑別診断にあたっては，特定の人に向かって言っているのではないことがポイントとなる．
- エコラリアは，自閉症の症状として知られている．自閉症では，面と向かって言われたことを言い返すものであり，言葉の理解が十分にできていない発達段階で認められる．一方，Tourette 障害では，小耳にはさんだことを言ってしまうものであり，発達段階にはよらず知的に高くても認められる．
- コプロラリアは，咳払いのように発言にさしはさまれる．たとえば，女性を見ると「セックス」，スーパーに入ると「万引き」と言うなど，言ってはいけないとの意識によって誘発されるにしても，特定の人に対して言っているのではない．

どう治療するか

治療の概要

- チック，併発症を中心にして本人の長所なども含めた包括的な評価に基づいて治療を構成する．併発症には，OCD，ADHD，自閉症スペクトラム障害（autism spectrum disorder：ASD），さらには不安やうつ，"怒り発作"が含まれる．
- チックおよび併発症が軽症か重症かで大きく4つの場合に分けて治療方針を立てる．いかなる場合も家族ガイダンス，心理教育および環境調整は治療の基本である．
  ① チックも併発症も軽症な場合は，家族ガイダンス，心理教

育および環境調整を行って経過をみる．本人が積極的な治療を望むならば，まず認知行動療法（cognitive behavior therapy：CBT）を加える．
② チックが軽症で併発症が重症な場合は，チックを考慮しつつ併発症の治療を優先する．
③ チックが重症で併発症が軽症な場合は，環境調整をより積極的に行いつつ，チックに対する薬物療法を行う．チックの重症度が中等度で本人や家族が薬物療法を望まないならばCBTを行う．
④ チックも併発症も重症な場合は，双方に対して薬物療法を行うことが多い．チックまたは併発症に対するCBTを加えることもある．

■心理社会的治療
- 家族ガイダンス，心理教育は，基本的に慢性チック障害と同様であり，家族や本人に伝えるポイントは以下の通りである．
  ① チックは，運動を調整する脳機能の特性やなりやすさを基盤にもち，親の育て方や本人の性格に問題があって起こるのではない．
  ② チックの変動性や経過の特徴を理解して，些細な変化で一喜一憂しない．
  ③ チックを悪化させるかもしれない状況があれば，その対応を検討する．
  ④ チックを本人の特徴の一つとして受容する．
  ⑤ チックのみにとらわれず，長所も含めた本人全体を考えて対応する．
  ⑥ チックや併発症およびそれに伴う困難をかかえつつ本人ができそうな目標を立て，それに向かって努力することを勧める．
- 学校では担任教師など鍵となる大人が本人およびチックを理解・受容して対応すると，よいモデルになる．それでも，特に音声チックのために同級生などの理解を得る必要が生じることがある．本人や家族と教師が対応について相談できるように支援して，同級生に説明したり，さらにテストなど本人が苦になる場面で別室を使用したりするなどの対応につなげる．
- チックに対してエビデンスが確立したCBTであるハビットリバ

ーサルを中心に，チックへの包括的行動療法（comprehensive behavioral intervention of tic disorders：CBIT）が整備され，その有効性が大規模研究で支持されている．CBIT は，① 親および本人への心理教育，② リラクセーション法，③ 機能分析，④ ハビットリバーサルから成る．
- ハビットリバーサルは，前駆衝動に気づいて，チックと両立しない拮抗運動を行うものである．ハビットリバーサルは，チックにいっそう気づくことで，チックを制御しやすくなるとの考えで行われるが，チックを意識してかえって悪化しないように配慮して適応を選択することが望ましい．

■薬物療法
- 薬物療法は基本的には慢性チック障害と同様であり，音声チックに特異的に有効というエビデンスがある薬物はない．
- チックに対するエビデンスのある薬物のなかで，効果と副作用のバランスを考慮して，最近では，まずアリピプラゾールから試みられることが多い．1.5〜3 mg/日から開始して漸増する．10 mg/日前後で一定の効果が得られることが多いが，30 mg/日近くで初めて効果をみることもあり，副作用に十分留意しつつ増量してみることも一つの選択である．
- 併発症のなかで，強迫症状，ADHD 症状，情動不安定，"怒り発作"を含めた攻撃性などを標的にして薬物療法が行われることがある．チックが重症であれば，チックに対する薬物を定めつつ追加していくことが多いが，チックも ADHD 症状も中等度であれば，クロニジンが選択肢の一つとなる．

■その他治療上注意すべき点
- Tourette 障害は発達障害であるが，チックが途中から顕在化するので本人や家族が受け入れるのに時間がかかることがある．完璧に治したいとの思いに共感しつつ，本人のしたいことを少しでもできるようにするという方向に修正していく．
- チックに加えて疲れやすさや根気の続かなさが問題になることがしばしばある．チックの運動や発声に伴う疲れ，気遣いや感覚過敏に伴う疲れ，併発する ADHD 症状としての集中力持続の困難などいくつかの要因が関連することがある．それを念頭において，どういうときに強まるかを把握し，どうやって対応

するかの相談を進める.
- 最近では,脳深部刺激療法(deep brain stimulation:DBS)について,重症な本人や家族から尋ねられる可能性がある.侵襲性が高くて世界的にもまだ実施例数が少ないが,難治性の成人患者に対してわが国でも実施されていることは知っておきたい.

専門家からのアドバイス

- 熱心な本人や家族は,Tourette障害の重症な場合について情報収集をして将来を含めて不安になっていることがある.Tourette障害の幅広さを示しつつ,そのなかでの本人の位置づけを説明して正しい理解を求める.
- 本人や家族の不安が高まり,チックを心配することがチックを増悪させていることがある.特に,目立ちやすい音声チックについて,家族をはじめとする周囲の人々がどう受け止めているかに留意する.また,併発症のために適応しづらく,不安が高まってチックに悪影響を及ぼしている可能性もあるので,それも含めて検討する.

参考文献・推薦文献
- 金生由紀子.子どものチック障害・強迫性障害の診断・治療の標準化に関する研究.厚生労働科学研究費補助金障害者対策総合研究事業「児童青年精神科領域における診断・治療の標準化に関する研究」班(研究代表者:齊藤万比古)平成22年度総括・分担研究報告書.2011.pp13-19.
- 金生由紀子.慢性多発性チック症(Gilles de la Tourette 症候群).日本臨牀 2014年3月別冊「神経症候群Ⅱ」(印刷中).
- 厚生労働科学研究費補助金障害者対策総合研究事業(身体・知的等障害分野)「トゥレット症候群の治療や支援の実態の把握と普及啓発に関する研究」班(研究代表者:金生由紀子).トゥレット症候群の治療・支援のためのガイドブック.同班平成22年度総括・分担研究報告書. 2011. pp119-185.
- 松田なつみ,金生由紀子.トゥレット症候群の支援と治療.最新精神医学 2013;18:39-47.
- Scahill L, et al. Current controversies on the role of behavior therapy in Tourette syndrome. Mov Disord 2013;28:1179-1183.
- Yoo HK, et al. A multicenter, randomized, double-blind, placebo-controlled study of aripiprazole in children and adolescent with Tourette's disorder. J Clin Psychiatry 2013;74:e772-e780.

〔金生由紀子〕

6. 解離性障害

障害概念
解離の定義
- 解離とは,意識,記憶,同一性,感情,または知覚などについて通常は統一されている機能の破綻と定義される.
- 解離性障害の原因として,虐待体験などによる耐えがたい心的外傷の関与とともに,過度のストレスや過酷な人間関係から生じる心理的葛藤も重要な原因としてあげられる.患者はこのような困難な問題との直面化を避け,解離症状に逃避することで,心理的苦悩を軽減あるいは消失させ,自我を防衛していると考えられる.
- 診断分類に関して,DSM-IV-TR・DSM-5とICD-10とでは転換性障害の位置づけに違いが認められる.DSM-5ではDSM-IV-TRと同様に,解離症状の中核症状を自己意識に関する症状としてとらえ,転換性障害を身体表現性障害に分類している.一方,ICD-10では解離性障害と転換性障害とは同じ病理をもつものとして転換性障害を解離性障害のなかにまとめて分類している.
- ここでは,DSM-5における解離性障害群に準拠して述べ,DSM-IV-TRからDSM-5への変更点についても若干ふれてみたい.

症状
解離性健忘
- DSM-IV-TRで分けられていた解離性健忘と解離性遁走が解離性健忘として一つにまとめられ,解離性遁走は生活全般に及ぶ健忘のなかに含まれるようになった.
- 解離性健忘は,物忘れや疲労では説明できない最近の重要な個人的情報や出来事の健忘であり,外傷的な内容をもつストレス

フルな出来事に関係している.

解離性同一性障害

- DSM-5では解離性同一性障害(dissociative identity disorder：DID)の範囲が広くなり，DSM-IV-TRにおいて，特定不能の解離性障害に分類されていた憑依体験がDIDに含まれるようになった.
- DIDは，2つ以上の人格状態あるいは憑依体験によって特徴づけられる同一性の破綻で，それらが反復して行動を支配し，解離性健忘を伴うものである．DSM-5では人格の交代が治療者によって観察される必要はなく，治療以外の他者による観察や患者自身による報告でもかまわないとされている.
- DIDは最も重篤な解離性障害として認識され，性的虐待や身体的虐待との関連性が強調されている．DIDは児童期よりも青年期になって診断される機会が増える.

離人感・現実感消失障害

- DSM-IV-TRでは特定不能の解離性障害に分類されていた「離人症を伴わない現実感喪失」がDSM-5では離人感・現実感消失障害に含まれるようになった．なお，この障害はICD-10では「その他の神経症性障害」に分類されている.
- 離人感・現実感消失障害は，自分の身体や体験をあたかも第三者として外部から観察しているような実感のない状態が続き，現実が自分の体験であると実感できないような状態として定義される.
- ただし，離人症や現実感消失は児童・青年期において解離性障害だけではなく，統合失調症やうつ病などでも随伴症状あるいは前駆症状として現れる症状であることに注意しなくてはならない.

特定不能の解離性障害

- 主たる症状が解離症状であるが，解離性健忘，DID，離人感・現実感消失障害のいずれの診断基準にもあてはまらない解離性障害である.

どう診断するか

問診のポイント

- 「一定期間の記憶がない」，「自分の中の異なる自分が話しかけ

てくる」,「生きている実感がわかない」などという訴えから解離症状を疑っていく.
- 年齢が幼い場合は,解離症状を正確に評価することは困難であるため,親や教師から情報を聴取することが不可欠である.
- 症状出現の契機になった心的外傷や心理的葛藤については,傾聴する態度を示すものの,安易に質問し問いつめることのないように配慮する.
- 解離症状にのみ注目し,面接のたびに繰り返して問診するのを避けて,症状を生み出している背景について話し合うことが重要である.

■質問紙法
- スクリーニング・ツールとして,解離体験尺度第2版（Dissociative Experience Scale：DES-II）があり,しばしば用いられる.また,児童解離チェックリスト（Child Dissociative Checklist：CDC）や青年解離体験尺度（Adolescent Dissociative Experience Scale：A-DES）も作成されている.

■検査
- 慎重な身体診察に加えて,血液検査,頭部 CT や MRI,脳波検査などの検査が必要である.

■鑑別診断
- せん妄,頭部外傷,てんかんなどの器質性疾患やアルコール・薬物乱用などとの鑑別を要する.また,統合失調症や気分障害といった他の精神疾患との鑑別も重要である.

どう治療するか

■治療の概要
- 有効性を実証された治療法はなく,支持的精神療法,環境調整,薬物療法を組み合わせた治療が一般的である.
- 治療の目標は,患者の失われた記憶の回復自体ではなく,回復に向かって現実と再び直面するなかで,苦しみながらも自ら対処していこうとする患者を支え,患者の精神的な成長を促すことである.

■心理社会的治療
- 治療場面および日常生活において安心感や安全感を保証してい

くことが最優先される.

精神療法
- 解離障害患者は，基本的な安全感が乏しい者が多いため，共感的・受容的にかかわる支持的精神療法の果たす役割がきわめて大きい.
- 治療初期において，患者自身は解離症状によって生活上の困難さを自覚していないことが多いので，家庭や学校での具体的な困りごとについての話題から話を進めていく.
- 児童ではプレイセラピーを用いることで，心的外傷が直接的に表面化されるのではなく，「遊び」のなかで象徴的に表現され，精神的な混乱がおさまっていくことがある.
- 患者が示すわずかな不安や苦悩を治療者は敏感に汲み取りながら，解離症状を呈さざるをえなかった患者のあり方についてともに考える.
- 治療者との信頼関係が確立され，治療が進展すると，患者は解離症状と距離をおき，自己の感情や衝動をコントロールし，現実世界で安定した生活を送ることが可能になる.

環境調整
- 家族や教師との連携は不可欠であり，症状の意味を十分理解してもらい，患者の精神的な負担を軽減するような配慮を求めていく.

薬物療法
- 解離性障害では薬物療法は確立されていない．随伴する抑うつ，不安，不眠に対して，対症療法的に薬物が用いられる.

専門家からのアドバイス

- 解離症状は周囲の大人から意図的で演技的と受け取られ，無視されることがあり，このような大人の態度が患者の症状を遷延化させる可能性がある.
- 解離による防衛をやみくもに崩すことは治療的とはいえないので，失われた記憶の回復，人格の統合，心的外傷への直面化といった解離症状の中核的な病理そのものを扱うことにあまりこだわらないほうがよい.
- 解離性障害では幻聴，幻視，被影響体験など精神病様症状がみられることがあるので，統合失調症との鑑別を慎重に行う必要

がある.

参考文献・推薦文献
- American Psychiatric Association. Diagnostic and Statistical Manual of Mental Disorders, 5th edition. DSM-5. Washington DC：APA；2013.
- 青木省三. ヒステリー (2)―解離性障害. 思春期の心の臨床―面接の基本とすすめ方, 新訂増補. 東京：金剛出版；2011. pp197-208.
- 河村雄一, 村瀬聡美. 解離性障害. 精神科治療学 2008；23（増）：356-359.
- 岡野憲一郎（責任編集）. 専門医のための精神科臨床リュミエール 20 解離性障害. 東京：中山書店；2009.

（武井　明）

7. 心的外傷関連障害
a. 急性ストレス障害

障害概念

- 急性ストレス障害（acute stress disorder：ASD）は，心的外傷を体験した人のその後の心的外傷後ストレス障害（PTSD）発症を早期に予測するために定義されたものであり，1994年に初めてDSM-IV（Diagnostic and Statistical Manual of Mental Disorders, 4th edition）[1]に登場した疾患概念である．

- DSM-IVにおける診断基準では，4週間以内に発症することと，解離症状を含むことが強調されていること以外は，PTSDの診断基準に類似したものとなっている．しかし，予測因子としてのASDは，特異度は高いが感度はそれほど高くないことが判明しており[2-4]，PTSDを発症した人で当初ASDと診断されていない人も多くいることが明らかになっている[5]．

- また，特に子どもの場合は，解離性症状が必ずしもPTSDを予測しないという報告もある[2]．これらの点に関しては論議の多いところであるが，DSM-5[6]では，原因となった心的外傷体験の基準がPTSD基準に準拠して修正されたほか，必ずしも解離症状を含まなくても診断されるように基準が見直されている．

- いずれにせよ，心的外傷体験後に示されるさまざまな反応や症状の大部分は自然な反応であり，特に病的なものではないことが判明している．しかし，その一部に病理群が存在することは確かであり，近年，これらASD群に対して，心的外傷に特化した認知行動療法を実施することによって改善が認められたという報告[7]がなされるようになった．ASDは，これらの病理群を早期発見・早期治療につなげるために存続している障害概念である．

どう診断するか

一般的な心理教育の実施

- 心的外傷体験が開示，あるいは，第三者によって確認されている場合は，まず一般的な心理教育を実施し，本人の罪悪感を緩和し，混乱を鎮め，レジリアンス（回復力）を高めるように努める．
- 心理教育に含むべき内容は以下の通りである[8,9]．
  ① 心的外傷体験とはどういうものか？
  ② 心的外傷体験は残念ながら多くの人が体験することである．
  ③ 心的外傷体験による反応について．
  ④ どのような反応もショッキングなできごとに対する当然の反応である．

DSM-5[6] の診断基準に沿って以下の項目の有無を確認

A. 1つ以上の心的外傷を体験した

- 実際に危うく死にそうなできごとや重篤なけがを体験した（性的暴行を含む）．
- 他の人が同様のできごとに遭遇するのを実際に目撃した．
- 身近な親族や親友が同様のできごとを体験したことを聞いた．
- 他の人の変死や重篤なけが，重篤な暴力や性被害を詳細に繰り返し体験した．

B. 以下の症状のうち8つ以上が認められる

- できごとの再体験が続く．
- できごとに関連した悪夢が続く．
- できごとがまた起きているかのように感じる解離性の反応．
- できごとを想起させるものに曝露されたときの心理的苦痛や身体的反応が続く．
- 肯定的な感情を体験することができない．
- 現実感がなくなる（例：外から自分を見ている感覚，時間がゆっくり進む感じなど）．
- できごとの重要な側面の想起不能．
- できごとを想起させる思考・感情の回避．
- できごとを想起させる人・場所・会話・活動などの回避．
- 睡眠障害．
- いらいら・怒り・攻撃的行動．

- 過度の警戒.
- 注意集中困難.
- 過剰な驚愕反応.

C. 症状は3日から1か月続く

D. 臨床上の著しい苦痛，または社会生活上の機能障害がある

どう治療するか

治療の概要[10]

- 心的外傷体験後1か月未満の時期は，どのような重篤な症状が出現しても，ひとまずは「当然の反応」であると説明する（症状の外在化とノーマライゼーション）．また，「自然に回復する可能性がある」ことも伝え，心身の安全と日常生活の回復を促す．
- しかし，暴力被害や性被害など，PTSD発症の確率が高いできごとを体験している場合は，回復モデルを単純に強調することは控えるべきである．「こころの傷が予想より深い場合があるため，注意深く見守っていく必要がある」ことを伝え，慎重に評価していくことが不可欠である．
- 一方，激しい精神興奮，重篤な睡眠障害，自殺のおそれ，その他の行動上の問題が認められる場合には，薬物療法を含む通常の精神科の治療的対応が必要となる．その際には，できる限り本人に「心的外傷体験による反応を緩和するための治療」である旨を説明し，理解を得ることが望ましい．
- 安易な処方は，「やはり自分が悪かったのだ」のように，本人の自責感を増強してしまう場合があるため注意が必要である．ただし，自傷他害のおそれが強い場合などは，この限りではないことは当然である．

心理社会的治療

1. サイコロジカル・ファーストエイド（Psychological First Aid：PFA）[11]

- アメリカ国立PTSDセンターとアメリカ国立子どものトラウマティックストレス・ネットワークによって開発された支援マニュアルであるサイコロジカル・ファーストエイド（Psychological First Aid：PFA）が，最近わが国にも紹介され，災害現場などでの支援に活用されている．

- PFAは,多くの戦略を含んでおり,支持的で非侵襲的な介入法である.
- 心的外傷を体験した子どもとその家族の特別なニードに合わせて柔軟に対応するよう推奨されており,現場ですぐに配布できる多くの資料を含んでいる.

2. 心的外傷に特化した認知行動療法

- PTSD治療の第一選択として推奨されているいくつかの心的外傷に特化した認知行動療法が,急性期治療においても実践され効果をあげている[7].それぞれのプログラムには,プロトコールや実施マニュアルが用意されている[12]ので,それらを十分に習得し,適切な指導のもとに実践することが望ましい.
- 認知行動療法の中核的な要素は,安全な環境において,段階的に心的外傷の記憶と向き合い,それを再構成することによって,非機能的な認知を修正することである.
- 治療に際しては,本人と保護者の同意のもとに,治療動機を十分高めたうえで実施すべきであることはいうまでもない.

■薬物療法[13, 14]

- 心的外傷体験による諸症状が,日常生活の機能を障害する程度であるとき,薬物療法が検討される.
- SSRI(selective serotonin reuptake inhibitor:選択的セロトニン再取り込み阻害薬)は,不安症状・抑うつ症状・再体験症状など,広範囲の症状に有効であるとされ,関連症状への第一選択薬として推奨されている.そのほか,アドレナリン系薬剤(α_2アンタゴニスト,βアンタゴニスト),非定型抗精神病薬や感情調整薬などが,単独で,あるいはSSRIと併用して処方される.
- ただし,睡眠障害などに対して通常よく処方されるベンゾジアゼピン系薬剤は,心的外傷関連症状の中核症状にはほとんど効果がないといわれているため注意が必要である.
- 現在のところ,上記薬剤のすべてが適応外使用となる.

■その他治療上注意すべき点[13]

- 心的外傷体験は,子どもの安全感やコントロール感を喪失し,無力感を増強させるため,初期段階では,子どもの安心と安全感の保障が不可欠である.そのために,保護者への配慮も重要

な要素となる．保護者の対処能力を支え，子どもができるだけ早く日常の生活に戻れるよう支援することが必要である．
- 物質的な支援や身体面の援助など実生活に即した支援は，心的外傷からの回復に有効であることが報告されており，これらが心理的支援に先立って，あるいは，同時に行われることが重要である．
- 心的外傷体験を乗り越えるためには，ある程度楽観的であることや，将来に対して肯定的な期待をもてることが重要であるといわれている．小さくても希望の兆しを探し，回復へのイメージを共有することが望ましい．

専門家からのアドバイス

- 心的外傷を体験した子どもやその保護者は，大きなショックのために内面の大きな混乱を経験し，さらに傷つきやすい状態になっている．「治療や支援を提供する」以前に，「子どもや家族をさらに傷つけない」という点に細心の注意を払う必要がある．特に，体験直後の時期には，子どもの自然な回復力を阻害しないことが重要である．

参考文献・推薦文献

1) American Psychiatric Association. Diagnostic and Statistical Manual of Mental Disorders, 4th edition, Text Revision. Washington DC：APA；2000／髙橋三郎ほか（訳）．DSM-IV-TR 精神疾患の診断・統計マニュアル，新訂版．東京：医学書院；2004.
2) Bryant RA, et al. The relationship between acute stress disorder and posttraumatic stress disorder in injured children. J Trauma Stress 2007；20：1075-1094.
3) Bryant RA. Acute stress disorder as a predictor of posttraumatic stress disorder：A systematic review. J Clin Psychiatry 2011；72：233-239.
4) Roberts NP, et al. Early psychological interventions to treat acute traumatic stress symptoms (Review). The Cochrane Library 2010, Issue 4. John Wiley & Sons. http://www.thecochranelibrary.com
5) American Academy of Child and Adolescent Psychiatry. Practice Parameters for the Assessment and Treatment of Children and Adolescents with Posttraumatic Stress Disorder. 2009. www.aacap.org

6) American Psychiatric Association. Diagnostic and Statistical Manual of Mental Disorders, 5th edition. Washington DC：APA；2013.
7) CATS Consortium & Hoagwood K. Implementing CBT for traumatized children and adolescents after September 11： Lessons learned from the Child and Adolescent Trauma Treatment and Services (CATS) Project. J Clin Child Adolesc Psychology 2007；36：581-592.
8) 亀岡智美ほか．子どものトラウマ診療ガイドライン．平成22年度厚生労働科学研究費補助金 成育疾患克服等次世代育成基盤研究事業（研究代表者 奥山眞紀子）「子どものトラウマへの標準的診療に関する研究」．2011.
 http://www.j-hits.org/child/index.html
9) 亀岡智美ほか．こころとからだのケア～こころが傷ついたときのために～．平成22年度厚生労働科学研究費補助金 成育疾患克服等次世代育成基盤研究事業（研究代表者 奥山眞紀子）「子どものトラウマへの標準的診療に関する研究」．2011.
 http://www.j-hits.org/child/index.html
10) 亀岡智美．急性ストレス障害（ASD）．山﨑晃資ほか（編）．現代児童青年精神医学，改訂第2版．東京：永井書店；2012. pp339-344.
11) National Child Traumatic Stress Network, National Center for PTSD. Psychological First Aid Field Operations Guide, 2nd edition. 2006／兵庫県こころのケアセンター（訳）．サイコロジカル・ファーストエイド 実施の手引き，第2版．2009.
 http://www.j-hits.org/psychological/index.html
12) 亀岡智美ほか．トラウマフォーカスト認知行動療法（TF-CBT）実施の手引き．平成24年度厚生労働省科学研究費補助金 地域医療基盤開発推進研究事業「被災後の子どものこころの支援に関する研究」（研究代表者 五十嵐隆）「被災後の子どもの心の診療ガイドラインの作成のための基礎的研究」．2012.
 http://www.j-hits.org/child/index.html
13) Foa E, et al. Effective Treatment for PTSD：Practice Guidelines from the International Society for Traumatic Stress Studies, 2nd edition. New York：Guilford Press；2006／飛鳥井望（監訳）．PTSD治療ガイドライン，第2版．東京：金剛出版；2013.
14) 亀岡智美．子どものPTSD薬物療法．藤森和美，前田正治（編著）．大災害と子どものストレス．東京：誠信書房；2011. pp50-52.

（亀岡智美）

7. 心的外傷関連障害
b. 心的外傷後ストレス障害（PTSD）

障害概念

- 心的外傷後ストレス障害（post-traumatic stress disorder：PTSD）は自己および他者の身体的，精神的安全が極度に脅かされるような心的外傷を体験した後に生じる精神・生理反応群である．
- PTSDは，外傷的出来事の再体験・侵入症状，外傷と関連した刺激の持続的回避と全般的反応性の麻痺，持続的な過覚醒の3つの因子によって構成されるとされ，DSM-IV-TR[1]の診断基準はこの3つの症状群で構成された．
- DSM-5[2]のPTSD診断基準ではDSM-IV-TRの回避・麻痺症状を，持続的回避と認知と気分の陰性変化に分けて，4つの症状群で構成されるとしている．
- 子どものPTSDの診断基準については，DSM-IV-TRでは成人の診断基準に注記を加えることで記述され，DSM-5では，6歳以下の児童のPTSD診断基準を設けることで子どもの症状評価を行うことになっている．とはいえ，7歳以上の子どもには成人の診断基準が適応され，注記は残されている．

どう診断するか

- 診断にはDSM-IV-TRから，今後はDSM-5の診断基準が一般的に用いられるようになるであろう．PTSD診断にあたってはその成因となった外傷体験が明確でなくてはならない．DSM-5では外傷体験の定義いわゆるA基準は表1のように記されている．
- 表1のような外傷体験は，子ども自身から直接聴取することが重要であるとされている[3]．しかし，子どもが外傷体験の衝撃や言語能力によって，あるいは人的被害の場合に再被害を恐れて体験を語れない状況にあることによって聴取困難な場合も

表1 DSM-5における外傷体験の定義（A基準）

A. 一つあるいはそれ以上の，死あるいは危うく死ぬ，実際のあるいは危うく重篤な外傷を負う，実際にあるいは危うく性的暴行を受けるような出来事に，以下のような方法で曝されたこと
   1. 外傷的な出来事の直接体験
   2. 他者に外傷的な出来事が起こるのを，直接目撃した
   3. 親密な家族や親友に外傷的な出来事が起こったことを知った．家族や友人が実際のあるいは危うく死ぬような出来事の場合，それは暴力や事故によるものでなければならない
   4. 外傷的な出来事の酷い細部に繰り返しあるいは極度に曝されること（例：遺体部分を集める最初の応答者，児童虐待の詳細に曝される警察官）
   ただし，これは職務に関連して曝露される場合を除いて，電子メディア，テレビ，映画あるいは写真だけでの目撃は含まれない
   6歳以下の児童の診断基準も，この診断基準とほぼ同様である

(American Psychiatric Association. Diagnostic and Statistical Manual of Mental Disorders, 5th editin. 2013[2] より)

あり，子どもの状態を十分に考慮する必要がある．
- また，こうした言語化されない体験は視覚的あるいはその他の知覚的な（聴覚，触覚，嗅覚などの）記憶として反復されることもあり[4]，低年齢児にその傾向が強い．
- 診断は基本的に診断基準の症状の有無を確認し，その重症度を評価していくことで行われる．外傷体験後に，子どもが頭痛や腹痛などの不定の身体症状や，不安や気分の落ち込み，退行などの精神症状を表すことは，よく観察されることであるが，多くは養育者の見守りのなかで消退していく．
- しかし，こうした状態に加えて，PTSD症状が出現していく場合もある．再体験・侵入症状は突然の興奮，非現実なことを突然言う，突然人が変わったようにふるまう，怖い夢を訴えることなどとして現れることがある．地震ごっこなど外傷体験の側面を再現する遊びは，ポストトラウマティック・プレイとして知られている．
- また，回避・麻痺症状は，外傷的な出来事が起こった活動や場所あるいは外傷体験を思い出すような人や会話を避けること，恐怖や罪悪感，孤独や恥辱感など陰性感情を表すことが増え，

7. 心的外傷関連障害／b. 心的外傷後ストレス障害（PTSD）

遊びの幅が狭くなり，表情が乏しくぼんやりして，引っ込み思案，活動性の低下としてみられる．
- 過覚醒症状として，身構えた態度，神経の張りつめた状態，些細な物音への驚愕，不眠，落ち着きのなさ，過度の怒り，攻撃性，記憶力や集中力の低下，学力の低下がみられることがある．こうした行動はしばしば注意欠如・多動性障害（attention-deficit/hyperactivity disorder：ADHD）と鑑別が困難かもしれない．
- さらに，解離症状として外傷時の感覚や記憶，認知などが切り離されたり，あたかも外傷体験が今まさに起こっているかのようにふるまったり，自分の周りに起こっていることがまったくわからなくなってしまうこともある．
- 上記のような症状を精緻に評価して診断は行われなくてはならない．子どもからの聴取や行動観察に加えて，両親や養育者あるいは保育者などからの情報収集は診断をより精緻にするために有用である．
- 大災害等の場合などには，養育者がこうした変化をとらえきれない状況にあることも少なくなく，子どもの症状は見落とされたり，些細な変化として過小評価されたりしやすいため，養育者や子どもをとりまく教師や保育士などから丹念に聴取する必要がある．
- 子どもにおける長期外傷的体験は児童虐待である．子どもを保護し養育するべき養育者が，身体的，心理的あるいは性的な打撃を与え，養育しないことによって子どもを無力な状態にとどめることが心的外傷の中核となる．
- 子どもには外傷体験による PTSD 症状に加えて，アタッチメント障害，猜疑的・操作的な対人関係，身体発育の遅れ，認知や学習の障害，感情や行動統制の困難など複雑な症状が表れる．
- また，併存症として物質乱用，適応障害，パニック障害を含む PTSD 以外の不安障害，気分障害（うつ病エピソード），解離性障害，摂食障害，ADHD などがみられることがあり，逆に PTSD が見落とされることもあり，鑑別診断，併存診断に注意する必要がある．

- わが国で利用できる子どものPTSD症状のスクリーニングや評価のための質問紙や構造化/半構造化面接法は，自記式質問紙ではUCLA PTSD Index for DSM-IV（兵庫県こころのケアセンター），改訂出来事インパクト尺度日本版（Impact of Event Scale-Revised：IES-R，東京医学総合研究所），子ども用トラウマ症状チェックリスト日本語版（Trauma Symptom Checklist for Children：TSCC；西澤 哲〈訳〉，金剛出版），養育者評価では子どもの行動チェックリスト（Child Behavior Checklist：CBCL；児童思春期精神保健研究会〈訳〉，スペクトラム出版社），構造化/半構造化面接では，Kiddie Schedule for Affective Disorders and Schizophrenia for School-age children（K-SADS-PL），M.I.N.I.-KIDS，Clinician Administered PTSD Scale for Children and Adolescents（CAPS-CA；田中 究ら〈訳〉）などがある．
- 臨床経過や重症度の客観評価，臨床研究，司法鑑定など厳密なPTSDの確定診断に上述した尺度評価や構造化面接が用いられる．

どう治療するか

心理社会的治療

- PTSD治療は心理教育と外傷体験に対する認知や感情を修正する認知行動療法的アプローチが推奨されている．従来の絵画療法や遊戯療法のなかで象徴化された外傷体験や，言語化された体験をその人の歴史性のなかに取り込んでいく方法も行われている．しかし，アメリカ児童・思春期精神医学会（AACAP），国際トラウマティック・ストレス学会（ISTSS）[5]，世界保健機関（WHO）[6]のガイドラインでは以下のような心的外傷に焦点づけられた精神療法が推奨されている．

トラウマ焦点化認知行動療法（TF-CBT）

- 認知行動療法（CBT）のなかでも，有効性が無作為化比較試験で実証され，子どものPTSD治療の第一選択（ISTSSでレベルA：無作為化比較試験で効果あり）としてあげられているのは，トラウマ焦点化認知行動療法（trauma-focused CBT：TF-CBT）である[7]．アメリカやオーストラリアをはじ

めとする諸外国で使われており，わが国でも臨床的に試用されている．
- TF-CBT は，トラウマ焦点化技法であるが，子どもと養育者に対する心理教育，リラクゼーション・ストレスマネージメント，感情表出技法，脱感作技法，養育者との関係性強化などが系統的・継時的に組み合わされた方法であり，これ自体が包括的な治療技法と考えることができる．

EMDR（眼球運動による脱感作と再処理）
- EMDR（eye movement desensitization and reprocessing）は[8]，外傷場面とそれに対する認知を想起しながら眼球運動を行うことによって，外傷的な記憶とそれに伴う認知，感情体験を処理する治療技法とされ，治療原理は未解明であるが認知行動療法の要素を含むとする指摘もある．わが国でも広く使用されており，臨床的効果の報告は少なくない．
- ISTSS のガイドラインでは EMDR の成人に対する評価はレベル A であるが，子どもについての症例報告は多いものの，比較研究が乏しくレベル B とされ，WHO でも TF-CBT とともに推奨されている．
- 現在，眼球運動だけではなく，左右交互性の聴覚刺激や触覚刺激，プレイセラピーのなかに取り入れる方法などが開発されている．

薬物療法
- AACAP のガイドラインでは子どもの PTSD への薬物療法は実証研究が少ないとされ，消極的にしか記載されていない．ISTSS もおおむね同様の立場で，「PTSD 治療の第一段階は，子どもと両親・養育者への心理教育」，「子どもでは CBT が治療の第一選択」としている．しかし PTSD 症状が重篤な場合，あるいはそのために上述の心理療法が導入できない場合などには選択肢の一つである．
- ISTSS のガイドラインの第一選択は選択的セロトニン再取り込み阻害薬（selective serotonin reuptake inhibitors：SSRIs）（レベル A），三環系抗うつ薬（レベル A），α2 作動薬のクロニジン（レベル B）があげられているが，わが国では子どもへの向精神薬処方は，そのほとんどが適応外使用であ

り，処方にあたっては，説明と同意を行うことに留意しなければならない．

専門家からのアドバイス

- PTSDの診断は診断基準に沿えば難しいものではないが，子どもからの症状の聴取に加えて，普段の子どもの姿を知らない診断者にとって，家族や周囲の成人からの情報は欠かせない．また，リラックスできる環境で焦点化しない会話のなかで，子どもは外傷体験を語り出すこともあり，面接場面の工夫に留意することが望まれる．
- PTSDの治療は包括的に行われるべきで，子どもや養育者への心理教育，教育関係者やかかりつけ医へのコンサルテーションなども含んでいる．また，治療を行う際に，その子どもの養育環境に安全と安心が確保され，安定しているかどうかを確認しておくことも重要である．治療技法については講習会が開催されているので，受講して修得されるべきである．

参考文献・推薦文献

1) American Psychiatric Association. Diagnostic and Statistical Manual of Mental Disorders, 4th edition. Washington DC：APA；1994／髙橋三郎，大野 裕，染矢俊幸（訳）．DSM-IV-TR 精神疾患の診断・統計マニュアル．東京：医学書院；2002.
2) American Psychiatric Association. Diagnostic and Statistical Manual of Mental Disorders, 5th edition. Arlington, VA：APA；2013.
3) American Academy of Child and Adolescent Psychiatry. Practice parameters for the assessment and treatment of children and adolescents with post-traumatic stress disorder. J Am Acad Child Adolesc Psychiatry 2010；49（4）：414-430.
4) Terr LC. Childhood traumas：An outline and overview. Am J Psychiatry 1991；148；10-20.
5) ISTSS. http://www.istss.org/TreatmentGuidelines/4579.htm
6) World Health Organization. http://www.who.int/mediacentre/news/releases/2013/trauma_mental_health_20130806/en/index.html
7) Cohen JA, et al. Treating Trauma and Traumatic Grief in Children and Adolescents. New York：Guilford Press；2006.
8) Shapiro F. Eye Movement Desensitization and Reprocessing：Basic Principles, Protocols and Procedures. New York：Guilford Press；1995／市井雅哉（監訳）．EMDR—外傷記憶を処理する心

理療法. 東京：二瓶社；2004.
- 金 吉晴（編）. 心的トラウマの理解とケア. 第2版. 東京：じほう；2006.
- エドナ・B. フォアほか（編），飛鳥井望ほか（訳）. PTSD治療ガイドライン―エビデンスに基づいた治療戦略. 東京：金剛出版；2005.
- デニス・M. ドノヴァン，デボラ・マッキンタイア（著），西澤 哲（訳）. トラウマをかかえた子どもたち―心の流れに沿った心理療法. 東京：誠信書房；2000.
- B.A. ヴァン・デア・コルクほか（著），西澤 哲（訳）. トラウマティック・ストレス―PTSDおよびトラウマ反応の臨床と研究のすべて. 東京：誠信書房；2001.
- 奥山眞紀子ほか（編）. 虐待を受けた子どものケア・治療. 東京：診断と治療社；2012.
- 藤森和美，前田正治（編著）. 大災害と子どものストレス―子どものこころのケアに向けて. 東京：誠信書房；2011.
- ベッセル・A. ヴァンダーコーク（著），飛鳥井望ほか（訳）. サイコロジカル・トラウマ. 東京：金剛出版；2004.
- レノア・テア（著），西澤 哲（訳）. 恐怖に凍てつく叫び―トラウマが子どもに与える影響. 東京：金剛出版；2006.

（田中　究）

▶UCLA　PTSD Index for DSM-IV 日本語版 入手先
兵庫県立こころのケアセンター第一研究室
〒651-0073　兵庫県神戸市中央区脇浜海岸通1-3-2
TEL 078-200-3010　FAX 078-200-3026

▶改訂出来事インパクト尺度日本語版（IES-R）入手先
東京医学総合研究所　飛鳥井 望
〒156-8506　東京都世田谷区上北沢2-1-6
FAX 03-5316-3198

▶子ども用トラウマ症状チェックリスト（TSCC）日本語版 入手先
金剛出版
〒112-0005　東京都文京区水道1-5-16
TEL 03-3815-6661　FAX 03-3818-6848

▶子どもの行動チェックリスト（CBCL）入手先
スペクトラム出版社
〒120-0006　東京都足立区谷中2-7-13
TEL 03-5682-7169　FAX 03-5682-7157

8. 破壊的行動障害
a. 反抗挑戦性障害

障害概念
- DSMによる反抗挑戦性障害（oppositional defiant disorder：ODD）の定義は，著しい「拒絶的，敵対的，挑戦的な行動」である．なお，DSM-IV-TRはODDを素行障害（conduct disorder：CD）から独立した前駆的障害と位置づけているのに対し，ICD-10ではODDをCDの軽症型と位置づけている．

どう診断するか
- 診断には，大人に対する頻回で激しい，怒りの感情（神経過敏やいらいら，怒り，かんしゃく），反抗的行動（大人との口論，要求や規則への反抗・拒否，故意の挑発，責任の転嫁），意地悪や恨みに満ちた執念深さといった行動が4つ以上，かつ6か月以上続くことが必要となる．
- DSM-5では，概念，診断基準項目には変更がない．ただし，「意地悪や執念深さ」について「過去6か月間で少なくとも2回」という頻度が明示され，他の反抗的な行動については，「5歳未満は過去6か月間でほぼ毎日，5歳以上であれば週に1回以上」と例示された．
- 基準を満たしているか否かの客観性を担保するためには以下の手順が推奨される．
  ① 詳細な生育歴を聴取する．
  ② 教師から情報を得る．
  ③ 2つ以上の場面（例：診察室とプレイルーム，待合室）で観察する．
  ④ 各種の心理検査（特にPF-study，HTP）から怒りの度合いを評価する．
  ⑤ 評価尺度（Child Behavior Check List, Oppositional

どう治療するか

治療の概要

- 発達障害を含めた何らかの脆弱性をもつ子どもは，同様の脆弱性をもつ親から不適切な養育を受ける可能性が高く，それに対して生じた怒りがさらなる不適切な養育を引き出すという悪循環に陥る．その結果が ODD である．CD 治療の有効性は低いため ODD 段階での介入が推奨される．
- 治療は，親子のニーズや，治療を受け入れる柔軟さに合わせて統合的に行うことが有用である．

心理社会的治療

精神療法的接近

- いわゆる EBM の世界では，ODD や CD に対して精神療法は効果がないということになっている．しかし，医者や心理士が面接するときだけでなく，学校で教師が，家で親が，児童相談所で福祉士が話をするときなど，その子どもに大人が接するときは，すべて精神療法的接近が可能であるし，そういう要素を含んでいる．
- まず，子どもとの信頼関係が重要である…と言ったらあたりまえすぎるであろうか？
- 信頼を寄せてもらうには，表面的には受け入れがたい，彼らの示す行動にはとらわれすぎずに，ゆっくり時間をかけて，彼らの言い分に耳を傾ける必要がある．
- 子どもが示している「問題」行動は，声なき声である．怒りの表現である．周囲の大人は，それ以外の，彼らが漏らすほんの些細な本音に敏感であるべきである．
- もちろん，すぐに展開があるとは限らないが，その繰り返しによって，少しずつ，その子どものこころに近づくことができるであろう．

ペアレントトレーニング

- 隔週，全 6〜8 回程度，グループでも個人でも可．
- 講義とロールプレイを用いて以下の内容を学習する．
    ① 改善を期待する行動やルールは，スモールステップで目標を定め視覚化する．

② 望ましい行動をとったら，ほめたり，ごほうびを与えて強化する．
③ 望ましくない行動には注目をやめ，望ましい行動を始めたら注目し，ほめる．
④ 自分や他人を傷つける場合には警告を与えたうえで，罰を与える．
⑤ スケジュール表やトークンエコノミーを有効に活用する．

ソーシャルスキルトレーニング

- 隔週，全6〜8回程度，グループでも個人でも可．
- 講義と構造化された遊びのなかで以下の内容を学習する．
  ① 自分の気持ちに気づく．
  ② 相手の気持ちを表情と状況から考える．
  ③ 人の話を聞く，自分のことを話す．
  ④ 落ち着いて怒りをやり過ごす方法を学ぶ．
  ⑤ 問題解決の方法を学ぶ．

■薬物治療

- 攻撃性・衝動性に焦点づけて少量（成人統合失調症の1/10〜1/3程度．1日1回眠前投与）の抗精神病薬を投与することがある．
- 脳波異常がある子ども，気分の易変性を有する症例には，抗てんかん薬が有効な場合がある．
- いずれも適応外使用である．対象の年齢，リスクとベネフィットを考慮し，親子の同意を得て，最小限の投与とする．

■その他治療上注意すべき点

- 学級担任を中心に，養護教諭，支援コーディネーター，スクールカウンセラーらと連携を図る．
- "なぜ反抗するのか"という理解を医学的視点から説明し，対応を協議する．
- ペアレントトレーニングと同様の対応をお願いする．
- 係や委員会活動において子どもに役割を与え，達成感を感じさせてもらう．
- 運動，芸術など勉強以外の得意分野で子どもの能力を引き出してもらう．
- 嘘や盗みに関しては明確な証拠がなければ深く追求せず，正直

な行動をほめて強化してもらう．

専門家からのアドバイス

- 反抗的な行動は，大人にとって受け入れがたいものであるが，その背景には，ありのままの自分を受け入れてもらえない心性が存在する．「鉄は熱いうちに打て」という．すなわち，反抗，嘘，金銭の持ち出しといった軽微な素行の問題を見過ごさずに，遅くとも小学生年代までに介入することが肝要である．

参考文献・推薦文献
- 原田 謙，篠山大明．反抗挑戦性障害．本間博彰，小野善郎（編）．子どもの心の診療シリーズ7 子どもの攻撃性と破壊的行動障害．東京：中山書店；2009．pp38-53．
- 原田 謙．素行障害，反抗挑戦性障害．山崎晃資ほか（編）．現代児童青年精神医学．東京：永井書店；2012．pp203-213．
- Earls F, Mezzacappa E. 行為障害と反抗性障害．Rutter M, Taylor E（編），長尾圭造，宮本信也（監訳）．児童青年精神医学．東京：明石書店；2007．pp491-510．

（原田　謙）

8. 破壊的行動障害
b. 素行障害

障害概念
- 素行障害（conduct disorder）は，「他者の基本的人権または年齢相応の主要な社会的規範または規則を侵害することが反復し持続する行動様式」の存在によって規定される．
- DSM-IV-TR の診断基準には，「人や動物に対する攻撃性」，「所有物の破壊」，「嘘をつくことや窃盗」，「重大な規則違反」の 4 カテゴリーに分けられた反社会的行動 15 項目があげられており，このうち 3 項目以上を過去 1 年間に満たすことで診断される（ただし，少なくとも 1 項目は 6 か月以内に存在）．
- なお，精神医学的概念としての疑義は少なくなく，日本では非行を精神医学で扱ううえでの便宜的定義であると受け止められやすいが，アメリカにおいては均質ではないにせよ実在する精神障害として扱われる傾向が強いと思われる．

どう診断するか

問診のポイント
- 診断基準そのものが反社会的行動のチェックリストとなっており，精神病理学的な判断を必要としないため，診断は比較的容易である．
- 行動の有無について，本人だけでなく，家族・学校・関連機関等，複数の情報源に当たらなければならない．
- 精神病理学的要因を探るために，反社会的行動の開始年齢を含む生育歴，犯罪歴を含む家族歴の聴取が重要である．

行うべき検査
- 本障害の診断のうえで必要な医学的検査はないが，鑑別や併存症の診断のために脳画像検査，脳波検査，あるいは染色体検査等が必要な場合がある．

- 虐待を疑わせる頭部外傷等やリストカットなどの自傷痕の有無の確認のため，身体診察も行いたい．

併存症および鑑別診断
- 特に注意欠如・多動性障害（ADHD），次いで不安障害，気分障害，物質乱用障害の併存が多い．また，日本では広汎性発達障害との関連が注目されている．
- 家庭環境が劣悪であることが多いため，愛着障害など虐待の問題の存在を意識する必要がある．女児の場合，性的虐待が少なくない．

どう治療するか

治療の概要
- 本障害は均質でないため事例ごとに医療の有効性は異なるが，いずれにせよ子どもに対する医療的かかわりのみによる改善は望めない．
- 発症と進行にかかわる因子は多岐にわたっており，そのできるだけ多くに同時にかかわることが改善のために不可欠とされる．家族・学校・児童相談所・地域社会・警察等との連携・働きかけは必須であり，それこそが治療の本質である．
- 医療に過度の期待が寄せられることもあるが，併存症がある場合でもその治療だけで反社会的行動が消失することはほとんどない．よって最初に，医療だけでは行動は変わらないこと，医療はあくまでサポート役であることを関係者および本人に伝えることが重要である．

心理社会的治療
- 本障害と虐待，および発達障害との関連は密接であり，これらへのケアが医療機関でのかかわりの中心となるといってよい．これらへの働きかけは各項目に譲る．
- 反社会的行動そのものへの働きかけについては医療機関では限界があるが，行動化の原因に対する理解と共感を示しつつ行動化そのものは許さないという枠づけと，低い自己肯定感の向上や，感情表現のつたなさに対する働きかけなどが主体となる．
- 面接手法としては動機づけ面接法や，調査官などの手法が参考になる．

■薬物療法

- 文献上，本障害への特異的な有効性が認められた薬物療法は存在しない．よって，併存症への治療が薬物療法の中心となり，素行の問題に関連して試みられることが多いのは中枢神経刺激薬（メチルフェニデート），気分調整薬（リチウム，カルバマゼピン），少量の抗精神病薬（リスペリドン等）である．

専門家からのアドバイス

- 素行障害に必要な対応は，治療というよりも発達障害の療育や子育てに近い．
- 児童自立支援施設，少年院などへの入所は，臨床的敗北であると考えられがちであるが，実際には日本のこれらの施設の処遇能力は高く，諸外国に比べて転帰も良好である．社会内での処遇が行きづまった場合，これらの施設への入所も子どもの全人的成長に大きく資する選択肢でありうる．

参考文献・推薦文献
- 藤岡淳子．非行少年の加害と被害―非行臨床の現場から．東京：誠信書房；2001.
- 橋本和明．非行臨床の技術―実践としての面接／ケース理解／報告．東京：金剛出版；2011.
- Hendren RL. Disruptive behavior disorders in children and adolescent. Washington DC：American Psychiatric Publishing；1999／田中康雄（監），松井由佳（訳）．子どもと青年の破壊的行動障害．東京：明石書店；2011.
- Miller WR, Rollnick S. Motivational interviewing. New York：Guilford Press；2002／松島義博（訳）．動機付け面接法．東京：星和書店；2007.
- Moffitt TE, Scott S. Conduct disorders of childhood and adolescence. In：Rutter M, et al（eds）．Rutter's Child and Adolescent Psychiatry, 5th edition. Oxford：Blackwell Publishing；2010.
- 齊藤万比古（編）．素行障害．東京：金剛出版；2013.
- 生島　浩．非行少年への対応と援助―非行臨床実践ガイド．東京：金剛出版；1993.
- 田中康雄（編）．児童生活臨床と社会的養護．東京：金剛出版；2012.
- 十一元三．アスペルガー障害と社会行動上の問題．精神科治療学　2004；19：1109-1114.

（富田　拓）

8. 破壊的行動障害
c. 薬物乱用

障害概念
- 従来診断における意味での薬物乱用とは，その薬物を使用することが心身の健康や社会的立場を損なう可能性があること，あるいは，すでに損なっていることを知りながら，薬物使用を繰り返す状態を指す．
- さらに薬物乱用の一部で，弊害を自覚しながらも強い渇望のために自分では薬物使用を制御できない状態に対して，薬物依存症という診断がなされるが，若年者ではこの境界が不明瞭な症例が多い．
- なお，これまでのアメリカ精神医学会の診断分類 DSM-IV-TR では，物質使用障害の下位カテゴリーとして「乱用」と「依存」があり，「乱用」は，「依存」の基準に満たない，比較的軽症の物質使用障害と位置づけられていた．
- しかし，DSM-5 においては，薬物の種類によっては，耐性や離脱といった生理学的依存の発現に差があることから，「乱用」や「依存」という下位カテゴリーが「使用障害」に一本化され，該当する診断基準の項目数に応じて重症度分類することとなった．この考えに基づき，本項で取り上げる薬物乱用には，従来，薬物依存症と診断されてきた病態も含むものとして論じたい．

どう診断・評価するか
診断
- 介入を要する薬物乱用は，「薬物使用により家庭や学校での責務を果たせなくなっていたり，人間関係に問題を引き起こしていたりするにもかかわらず，薬物の使用を続けている」という条件を満たすものである．
- 介入が必要な薬物乱用のうち，以下のいずれかの特徴を伴う場

合には，注意や指導，あるいは司法的対応だけでは問題が解決しない可能性が高く，専門的な支援が必要である．

① 自分が意図した量（もしくは期間）よりも多く（長く），物質を摂取している．
② 物質の使用を減らしたい，やめたいと思いながらも，果たせないでいる．
③ 物質に対する渇望や強い衝動が存在する．

■評価

- 薬物乱用を伴う若年者には，素行障害を伴う者が少なくなく，しばしば司法的な対応が必要となる．医療的な対応と司法的な対応のいずれのほうがより適切なのかを判断する際には，彼らの非行歴を確認し，以下のいずれかに該当するのかを検討する．
  ① 薬物非行に限局した単一方向性の非行傾向→医療的対応を優先
  ② 暴力犯罪や窃盗なども含めた多方向性の非行傾向→司法的対応を優先
- ただし，一見，多方向性にみえても，暴力や窃盗などの問題行動が薬物酩酊時にのみ発生している場合には，単一方向性と判断したほうが適切な場合もある．
- また，併存精神障害がある場合には，その精神障害の症状に対する不適切な自己治療として薬物乱用を呈している可能性があり，医療の関与が必要なことが少なくない．

どう治療するか

■治療の概要

- 薬物使用によって誘発された精神病症状や気分障害，不安障害様の症状については，対症療法的に薬物療法が行われるが，薬物乱用（薬物使用障害）そのものに対して有効な薬物療法はなく，もっぱら心理社会的治療が中心となる．

■心理社会的治療

民間回復施設・自助グループ

- DARC（Drug Addiction Rehabilitation Center）などの民間薬物依存回復施設は，現在，全国70か所近くにまで広がっている．しかし，若年者に特化したプログラムをもつ施設は皆無といってよく，十代の薬物乱用者の治療環境として必ずしも

適切とはいえない．ただし，重症例では適応がある場合もある．同様のことは，N.A.（Narcotics Anonymous）のような薬物依存者の自助グループにもあてはまる．

専門医療機関および一部の精神保健福祉センター

- わが国には，薬物依存症の専門医療機関が非常に少ない．しかしそのようななかで，近年，アメリカの外来覚せい剤依存治療プログラム "Matrix Model" を参考にして筆者らが開発した，ワークブックを用いた集団薬物再乱用防止プログラム[1]は，若年の薬物乱用者にもなじみやすい内容と雰囲気をもっている．
- このプログラムは，すでに一部の精神保健福祉センターで実施されており，同センターで実施されている依存症家族相談や家族教室との相互作用により，好ましい成果を上げている．

専門家からのアドバイス

- 全国の精神保健福祉センターでは，薬物依存相談や家族教室が行われている．薬物乱用者の家族がこうした資源を活用し，相談関係を継続することは，きわめて重要である．
- 子どもの薬物乱用は，しばしば家族内システム全体のゆがみから生じており，家族が「世間体」を気にするあまり本人に対する尻ぬぐい行動を続けることが，本人の薬物乱用を維持している場合も少なくない．
- 依存症臨床では，本人が治療につながらない場合でも，家族との相談を継続し，家族内システムを変化させるだけで，本人の薬物乱用が消失したり，軽減したりすることもある．
- また，本人の通院が途絶えたとしても，可能な限り家族とのコンタクトを維持することが大切である．本人に直接介入しなくとも，家族のかかわり方を変えることで，間接的に本人の行動を変化させることが可能なことも少なくない[2]．

参考文献・推薦文献
1) 松本俊彦ほか．薬物・アルコール依存症からの回復支援ワークブック．東京：金剛出版；2011．
2) ロバート・メイヤーズ，ブレンダ・ウォルフ（著），松本俊彦，吉田精次（監訳），渋谷繭子（訳）．CRAFT 依存症者家族のための対応ハンドブック．東京：金剛出版；2013．

（松本俊彦）

9. 統合失調症

a. 統合失調症

障害概念

- 子どもの場合も，成人発症の統合失調症（schizophrenia）と病因・病態が連続性のあるものと考えられており，年齢に関係なく同一の診断基準を用いている．
- 病因仮説としては神経発達障害仮説が有名であり，胎生期も含めて，発達早期に生じた脳の異常が複合的に発症に関与していると考えられている．神経伝達物質ではドパミン，セロトニン（特に5-HT$_2$受容体），グルタミン酸，などが大きく関与していると考えられている．
- 核磁気共鳴画像（magnetic resonance imaging：MRI）によって，早期発症の統合失調症では成人発症のそれに比べて脳の形態学的な異常の度合いが大きく，さらに発症後も成人早期までその形態学的な変化が進行する所見が得られている．
- 臨床症状では，①幻視のみられるものがある，②幻聴内容が不鮮明なものや一過性のものが多い，③妄想構築はまれである，④感情易変性を示すものが多い，⑤強迫行為を示すものが多い，などを特徴としてあげることができる．
- 発症年齢に関しては，数％が15歳以下の発症であり，下限は7，8歳前後で10歳以下はきわめてまれであるといわれている．

どう診断するか

- 年齢に関係なく成人と同一の診断基準を用いており，DSM-5に準拠することが多い．DSM-5はDSM-IVを踏襲しているため，診断には幻覚あるいは妄想の存在が重要な要素となる．
- 子どもの場合，臨床経過などから統合失調症が強く疑われる場合でも，確定診断できない場合が多い．そのような症例では，統合失調症スペクトラム障害（統合失調型パーソナリティ障害

など)として統合失調症に準じて慎重に対応し，経過を追う必要がある．
- 子どもの気分障害の双極Ⅰ型障害では発症時に幻覚・妄想を呈することが多く，その場合には統合失調症との鑑別が困難である．
- 自閉症スペクトラム障害(autism spectrum disorder：ASD)との鑑別も重要である．ASDでは社会性の障害があるために共感性に乏しく，場にそぐわない奇抜で奇妙な言動がみられるために，一見，統合失調症や統合失調型パーソナリティ障害などときわめて類似した臨床像をとることが多い．
- 両者の鑑別には詳細な生育歴の聴取が必要であり，そのなかで，たとえばASDでは特徴的な症候(こだわりの強さ，愛着の弱さ，言語発達の遅れ，意志伝達の障害，など)を確認する．また，症状の背景に，統合失調症では本質的な病態として自我の脆弱性が認められ，そのため外界や対人関係への"怖れ"が存在するが，一方ASDでは彼らなりの独特の論理や変化への強い抵抗が存在することが多いことも精神病理学的に重要な鑑別点である．また，ASDでは自我障害の作為体験，思考吹入，思考伝播，などがほとんど認められないことも重要である．

どう治療するか

治療の概要
- 薬物療法と認知行動療法的アプローチ，環境調整が治療の中心である．症状が激しい場合には入院が必要なこともある．

心理社会的治療
- 患児と親，それぞれと治療同盟を結ぶことが最初であり，発症初期では，患児の強い不安や恐怖を受け止め，親の動揺や罪悪感とつきあうことが重要である．
- 症状が軽快し家庭内で安定してすごすことができるようになったら，学校などとの接点を慎重に模索する時期に入る．それぞれの地域の社会的資源を有効に利用し，家庭外で患児がすごすことができる場所を確保する．

薬物療法
- 成人の統合失調症に対する薬物療法のアルゴリズムを参考にし

表1 子どもの統合失調症への処方例
―外来治療可能な初回エピソードの場合

1) リスパダール®（1 mg）2錠　分2
2) エビリファイ®（3 mg）2錠　分1（眠前）あるいは分2
3) ジプレキサ®（2.5 mg）1錠　分1（眠前）

以上を7日間程度使用して効果が得られない場合には増量する

リスパダール®，エビリファイ®，ジプレキサ®はリスペリドン，アリピプラゾール，オランザピンの製品名

て行われることが一般的である．すなわち，第一選択薬として第二世代抗精神病薬（second generation antipsychotics：SGA）が基本である．次に，治療抵抗性の統合失調症に対しては，2種類のSGAの併用や，気分安定薬，特にカルバマゼピンやリチウムの併用が勧められている．

- 実際の臨床では，成人のアルゴリズムをそのまま児童・青年期の統合失調症に適用できるとは限らないことを念頭におきながら，それでも可能な限り参考にするべきである．

- SGAを対象にした海外での数少ない有効性に関する臨床試験では，主にリスペリドンとオランザピンの有効性が確認されている．わが国でも両者は使用経験が長い薬剤であるために，児童・青年期の患者に対しても使用しやすいと考えられる．

- 副作用に関しては，SGAは第一世代抗精神病薬（first generation antipsychotics：FGA）と比較して錐体外路症状の出現が少ないものの，高プロラクチン血症や体重増加が問題となる．

- 個々の薬理作用を考えると，高プロラクチン血症についてはオランザピン，クエチアピンやアリピプラゾールが使用しやすいと考えられる．

- 一方，体重増加に関しては，添付文書では糖尿病とその既往歴のある患者にはオランザピンとクエチアピンは禁忌であり，アリピプラゾールは警告となっている．外来で治療可能な初回エピソードの症例に対する処方例を表1に示す．

専門家からのアドバイス

- 子どもの統合失調症を考える際に重要な視点は，発達早期に形成された脳の脆弱性に，出生後に遭遇する何らかの環境因が加

わって至る統合失調症の発症（onset〈生物学的，心理学的な意味での統合失調症的過程の始まり〉）と，ある程度脳が成熟した後にやはり環境因との相互作用によって至る顕在化（DSMなど診断基準を満たす症状の出現）とを区別して考える臨床的な姿勢である．
- 発症（onset）の時期は幼児期から児童期早期に該当するものと考えられる．このような視点は児童・思春期の患者に対して，統合失調症の前駆症状を含むさまざまな病態水準を診断する際に有効な視点になる．

参考文献・推薦文献
- 松本英夫，飯田順三（責任編集）．子どもの診療シリーズ8 子どもの精神病性障害—統合失調症と双極性障害を中心に．東京：中山書店；2009．

（松本英夫）

9. 統合失調症
b. ARMS

障害概念

- 近年,精神病性障害の治療・支援に関して,その対象を統合失調症に限定せず,「統合失調症を中心とする精神病性障害」と広くとらえ,精神病状態の初発後,可能な限り早期に包括的初期治療・支援を行うための早期精神病概念が提唱されている[1]。
- その背景として,精神病状態の出現から治療開始までの精神病未治療期間(duration of untreated psychosis:DUP)が短いほど予後が良好であるというエビデンスがあげられる[2]。
- さらに,前駆状態に関して,複数の発症リスク因子を組み合わせて,精神病発症危険状態(at risk mental state:ARMS)ととらえ直し,支援の工夫がなされるようになった。

どう診断するか

- ARMS とは,特定の精神障害の疾患概念ではなく,統合失調症を中心とする精神病性障害の発症の可能性が高いが,さまざまな精神疾患を包含する精神状態を指す。
- ARMS の基準を満たす患者が数年以内に精神病性障害を発症する率は報告者により約 10~45% とばらつきがある[3]。
- 以下に最も一般的な ARMS の診断ガイドラインを示す[2]。主として精神病発症が高率となる青年期(15歳以上)において,
  ① 微弱な精神病症状(一過性の幻覚体験,病的意義が曖昧な知覚異常体験,一過性の被害念慮,ときおり生じるまとまりの乏しい思考など)
  ② 短期・間欠型精神病症状(1週間未満で自然軽快する短期間の精神病状態)
  ③ 素因と状態のリスク因子(第一親等に精神病を有するか統

合失調症型パーソナリティ障害などの素因をもち,かつ過去1年に社会的機能の低下がみられる状態)
- 上記①,②,③のいずれかを満たし,苦痛を感じ援助を求めている人々に対しARMSと診断する[2].厳密な診断・評価については,本書I.の「3.子どものための各種質問紙法の用い方/h. ARMS評価尺度」(p.22)を参照のこと.
- 若年者では,ARMSと同定される一群の精神病移行率はより低く[4],最終的に非精神病性の精神疾患の診断となることも多い.
- ARMSに相当する状態に関して,ICD-10あるいはDSM-IV-TRなどの診断基準には「前駆期」としてのみの記載にとどまり,明確な診断基準はない.
- 2013年に改訂されたDSM-5では,精神病性障害の前駆状態について"psychosis risk syndrome"などの新たなカテゴリーの追加が議論された.最終的には,診断基準のなかでは"Other Specified Schizophrenia Spectrum and Other Psychotic Disorder (298.8)"中の一つとして"Attenuated psychosis syndrome"があげられ,今後,研究の積み重ねが必要な領域のなかでその推奨基準が記載されているが,本項のARMSとは異なる概念である.

どう治療・支援するか

- 精神病性障害の発症をふまえた人々への支援,および発症をしないことも考慮した支援を念頭におく.

発症の予防的支援

① ストレス/抑うつ/不安対処のための面接
② 生活のなかでの具体的な問題を解決する認知療法的治療

心理社会的治療・対応

- 精神病性障害や精神病症状を事前に理解しておくことでの発症時の対処能の向上を目的とする.
- 薬物による副作用,社会的偏見,本人・家族の偏見や疾患理解の低さ,および家族,本人の社会機能の低さは治療中断のリスクを高める.さらに,この時期の自殺リスクの高まりが指摘されており,この点にも十分配慮する.

■薬物療法

- 原則として，不眠，不安，あるいは抑うつなどの精神症状への対症療法的薬物療法を行う．
- 精神病性障害の発症予防を目的とした抗精神病薬の使用は，副作用などから治療中断を招きかねない．使用する場合でも最少量にとどめる．

■その他治療・支援上注意すべき点

- ARMS事例には広汎性発達障害や解離性障害をはじめとする非精神病性の精神障害が含まれる可能性を考慮する．
- 特にARMS（＝精神病発症）というレッテルが貼られないように配慮し，精神病性障害を含む精神的不調として対応する．

専門家からのアドバイス

- この時期に最も求められるのは患者・家族と医療者との信頼関係に基づく治療・相談の継続である．権威的な一方向の関係ではなく，相互的な治療協力者としてのあり方が求められる．
- ARMSの精神症状は一見軽微であることから，精神疾患への偏見や抵抗から治療の中断や医療不信につながりやすく，精神病性障害の発症時の対応の遅れにもつながりかねない．

参考文献・推薦文献

1) Jackson HJ, McGorry PD (eds). The Recognition and Management of Early Psychosis : A Preventive Approach, 2nd edition. New York : Cambridge Univ Press ; 2009／水野雅文ほか（監訳）．早期精神病の診断と治療．東京：医学書院；2010.
2) Yung AR, et al. Prediction of psychosis : A step towards indicated prevention of schizophrenia. Br J Psychchiatry 1998 ; 172 : 14-20.
3) Fusar-Poli P, et al. Predicting psychosis : Meta-analysis of transition outcomes in individuals at high clinical risk. Arch Gen Psychiatry 2012 ; 69 : 220-229.
4) Perkins D, et al. Relationship between duration of untreated psychosis and outcome in first-episode schizophrenia : A clitical review and meta-analysis. Am J Psychiatry 2005 ; 162 : 1785-1804.

〈新井　卓〉

10. 関連する現象
a. 児童虐待

児童虐待とは
- 児童虐待は，死亡事例が報道されることが多く，子どもの重大な人権侵害として取り扱われるが，精神医療にかかわるものにとっては，子どもの心身の健康な成長を支える安全基盤を子どもから奪い，結果として，将来にわたってさまざまな精神病理を引き起こすものと理解しておかなければならない．

児童虐待の分類
- 児童虐待の防止等に関する法律（表1；以下，児童虐待防止法）には4種の虐待が規定されている．具体的には以下のような事象をいう[1]．
  ① 身体的虐待：打撲傷，あざ（内出血），骨折，頭蓋内出血などの頭部外傷，内臓損傷，刺傷，たばこなどによる火傷などの外傷を与えること．首を絞める，殴る，蹴る，投げ落とす，激しく揺さぶる，熱湯をかける，おぼれさせるなどの行為．意図的に子どもを病気にさせる，など．
  ② 性的虐待：子どもへの性交，性的行為（教唆を含む），子どもの性器を触る，子どもに性器を触らせるなどの性的行為（教唆を含む），性器や性交を見せる，ポルノグラフィの被写体などにする，など．
  ③ ネグレクト：重大な病気になっても治療を受けさせない，乳幼児を家に残したまま外出する，あるいは，車中に放置する．子どもにとって必要な情緒的欲求に応えない．適切な食事を与えない，清潔な衣服を与えない，極度に不潔な環境に子どもを置いておく．身体的・性的・心理的虐待を受けている状況から，児童を守らない，など．
  ④ 心理的虐待：言葉による脅かし，子どもを無視したり，拒否的な態度を示すこと，子どもの自尊心を傷つけるような

III. 各障害群の診療の仕方

表1 児童虐待の防止等に関する法律

(児童虐待の定義)
第二条　この法律において,「児童虐待」とは,保護者(親権を行う者,未成年後見人その他の者で,児童を現に監護するものをいう.以下同じ.)がその監護する児童(十八歳に満たない者をいう.以下同じ.)について行う次に掲げる行為をいう.
一　児童の身体に外傷が生じ,又は生じるおそれのある暴行を加えること.
二　児童にわいせつな行為をすること又は児童をしてわいせつな行為をさせること.
三　児童の心身の正常な発達を妨げるような著しい減食又は長時間の放置,保護者以外の同居人による前二号又は次号に掲げる行為と同様の行為の放置その他の保護者としての監護を著しく怠ること.
四　児童に対する著しい暴言又は著しく拒絶的な対応,児童が同居する家庭における配偶者に対する暴力(配偶者(婚姻の届出をしていないが,事実上婚姻関係と同様の事情にある者を含む.)の身体に対する不法な攻撃であって生命又は身体に危害を及ぼすもの及びこれに準ずる心身に有害な影響を及ぼす言動をいう.)その他の児童に著しい心理的外傷を与える言動を行うこと.
(児童虐待の早期発見等)
第五条　学校,児童福祉施設,病院その他児童の福祉に業務上関係のある団体及び学校の教職員,児童福祉施設の職員,医師,保健師,弁護士その他児童の福祉に職務上関係のある者は,児童虐待を発見しやすい立場にあることを自覚し,児童虐待の早期発見に努めなければならない.
(児童虐待に係る通告)
第六条　児童虐待を受けたと思われる児童を発見した者は,速やかに,これを市町村,都道府県の設置する福祉事務所若しくは児童相談所又は児童委員を介して市町村,都道府県の設置する福祉事務所若しくは児童相談所に通告しなければならない.
2　(省略)
3　刑法(明治四十年法律第四十五号)の秘密漏示罪の規定その他の守秘義務に関する法律の規定は,第一項の規定による通告をする義務の遵守を妨げるものと解釈してはならない.

言動,他の兄弟との著しく差別的な扱い,子どもの目の前で,配偶者や他の家族などに暴力をふるう,など.

児童虐待を疑う所見[2]

身体的な所見

① 不自然な外傷:子どもの通常の行動では生じない部位の外傷など不自然な外傷,新旧入り交じった外傷(火傷,打撲

痕など).
② 身体発育の遅れ：低身長，低体重．

■精神および行動上の所見
① 不自然な態度：親が同席する場面で，硬い表情が続く，親に助けを求めることがない．大人が手を挙げるだけで自らをかばおうとする，など．
② 乱暴な行動，落ち着きのない行動：常に攻撃的な場合も，いわゆる「キレ」たときに過剰な攻撃性を示す場合もある．
③ 安定した対人関係を維持できない：身近な大人に対してアンビバレントな態度を示し，安定して甘えることができない．愛着関係を維持できない．
④ 性に関連した行動：年齢不相応な性的な関心を示す．性的な行為を思わせる遊びをする．性的に逸脱した行動をとる，など．

■その他
- 衣類が汚れている，身体的な保清が不十分である，空腹を常に訴える，など．

■保護者の態度
- 外傷に対する説明が矛盾する，あるいは，そのつど説明が変わる，受診先が不自然に変わる，など．

■児童虐待に関連する精神障害
- 下記の病態を示す児童と出会ったときには，その背景に何があるか，児童虐待や不適切な養育と呼ばれる養育不全の状況がないか，常に意識する必要がある．
  ① 反応性愛着障害
  ② 解離性障害
  ③ 破壊的行動障害
  ④ 心的外傷後ストレス障害
  ⑤ 発達障害
- 発達障害は，児童虐待のリスク要因としてあげられているとともに，虐待が発達障害と同様の行動を引き起こすことがある．

児童虐待への対応
■安全確保
- 児童虐待のように常に危機的な状況におかれていた児童の治療

は，子どもに安心・安全を保証することから始まる．どのような病態を示していても，生活全般にわたっての心身の安全確保なしには，児童虐待を受けた子どもへの有効な治療はありえない[3]．
- 安全確保を医療機関のみで行うことは困難であり，児童虐待への介入・支援のために，保健医療，福祉，教育，司法など関係する諸機関から構成される要保護児童対策地域協議会が市町村に設置されている．
- 児童虐待が疑われる場合，児童相談所や市区町村の児童福祉の窓口への通告をためらってはならない．

児童虐待に関連して心得ておくべきこと

児童虐待の発見について

- 何よりも，虐待を疑うということが重要である．
- 児童の診察にあたって児童をとりまく環境についても細かく情報を聞き取ることは基本である．子どもの示す病態を生じさせる要因の鑑別に児童虐待を加えておくことが，児童虐待の発見につながる．

通告

- 医療関係者の児童虐待の発見の努力義務と通告の義務が，児童虐待防止法第五条，第六条に記されている．また，児童福祉法第二五条には，児童の健全な育成の観点から，「保護者のない児童又は保護者に監護させることが不適当であると認められる児童」を所定の機関に通告することがすべての国民に義務づけられている．
- なお，児童虐待防止法六条には，児童虐待の通告は守秘義務より優先されることが明記されている．

育てるという感覚

- 医療機関は，子どもの示すさまざまな病態の治療を引き受けることになる（病態ごとの治療については，本書各項を参照のこと）．しかし，児童虐待は，心身の健康な成長を阻害する．そのなかで現れてくるさまざまな問題は，症状を取り除くという治療のみでは解決できない．
- 健康な養育者との関係をもとに，適切な枠組みを体験することが，児童虐待の影響を乗り越えるために必要となる．つまり，

子どもが生活をする場を支援すること，子どもに直接かかわる援助者，養育者を支援することも医療機関の役割となる．

参考文献　推薦文献
1) 厚生労働省．子ども虐待対応の手引き．平成25年8月改正版．2013.
2) 井出　浩．子ども虐待の早期発見．本間博彰，小野善郎（編）．子どもの心の診療シリーズ5 子ども虐待と関連する精神障害．東京：中山書店；2008. pp236–249.
3) Chaffin M, Hanson RF．複合的トラウマを負った被虐待児の治療．In：Reece RM（ed）. Treating of Child Abuse：Common Ground for Mental Health, Medical, and Legal Practitioners. Baltimore：Johns Hopkins Univ Press；2000／郭　麗月（監訳）．虐待された子どもへの治療―精神保健，医療，法的対応から支援まで．東京：明石書店；2005. pp408–436.
- 本間博彰，小野善郎（編）．子どもの心の診療シリーズ5 子ども虐待と関連する精神障害．東京：中山書店；2008.
- Reece RM（ed）. Treating of Child Abuse：Common Ground for Mental Health, Medical, and Legal Practitioners. Baltimore：Johns Hopkins Univ Press；2000／郭　麗月（監訳）．虐待された子どもへの治療―精神保健，医療，法的対応から支援まで．東京：明石書店；2005.
- 厚生労働省．子ども虐待対応の手引き．平成25年8月改正版．2013.
- Donovan DM, McIntyre D. Healing the Hurt Child：A Developmental Contextual Approach. New York：W.W.Norton & Company；1990／西澤　哲（訳）．トラウマをかかえた子どもたち―心の流れに沿った心理療法．東京：誠信書房；2000.

〔井出　浩〕

10. 関連する現象
b. 不登校・ひきこもり

障害概念
定義・病型
- 文部科学省は、不登校を「何らかの心理的、情緒的、身体的、あるいは社会的要因・背景により、児童生徒が登校しない、あるいはしたくともできない状況にあること（ただし、病気や経済的理由による者を除く）」と定義している.
- ひきこもりについては、厚生労働省による『ひきこもりの評価・支援に関するガイドライン』において、「さまざまな要因の結果として社会的参加（義務教育を含む就学、非常勤職を含む就労、家庭外での交遊など）を回避し、原則的には6か月以上にわたっておおむね家庭にとどまり続けている状態（他者と交わらない形での外出をしていてもよい）を指す現象概念である」とされている.

病態・病因
- 不登校・ひきこもりともに精神疾患や発達障害などの生物学的要因、不安感、恐怖感、抑うつ感、回避などの心理的要因、友人関係や教師との関係、家族状況、文化・経済・社会状況などの社会的要因が関連しているものと考えられる.
- これらの諸要因のうち、ある特定の要因が深く関与している場合、あるいは、それぞれの要因が複雑に関連しあっている場合もあり、その組み合わせや関与の程度は個々のケースによって異なる.

疫学
- 文部科学省「平成21年度児童生徒の問題行動等生徒指導上の諸問題に関する調査」によれば、小学校における平成21年（2009年）度の不登校児童は22,327人で、全児童数の0.32％に相当する. また、中学校では100,105人（2.77％）、

高等学校では51,726人（1.55％）が不登校の状態にある．
- ひきこもりに関する疫学調査としては，厚生労働省による上記ガイドラインにおいては，約26万世帯に20歳以上，49歳以下で現在ひきこもり状態の人がいるという推計値を採用している．

どう診断するか

- 不登校・ひきこもりケースの背景要因が複雑・多様であることから，多角的な視点に基づいた慎重な診断・評価が必要である．
- 『ひきこもりの評価・支援に関するガイドライン』では，精神障害と発達障害の診断，パーソナリティ傾向の評価（子どもでは過剰適応型，受動型，衝動型といった不登校のタイプ分類），ひきこもりの段階の評価，環境の評価（環境要因と活用できる地域資源などの評価）など，多軸的な診断・評価システムが推奨されている．
- 青年期事例では，軽度知的障害や受身型の自閉症スペクトラム障害に気づかれないまま，ひきこもり状態に至っている場合があることや，ひきこもって刺激を回避することによって症状が目立たなくなっており，社会参加を試みる段階で不安障害が再燃・顕在化する場合などがあり，注意を要する．

どう治療するか

心理社会的治療

- まずは，対人場面に慣れる，対人緊張を和らげる，今後の方向性と自己実現のための具体的な方向性について話し合うようなカウンセリングが最も一般的で，適用範囲も広いと思われる．
- 青年期ケースの場合には，個々のケースに応じた精神療法的アプローチや生活・就労支援が検討されることになる．就労支援においては，一般就労だけでなく，障害者雇用制度を活用した就労，福祉的就労，家業や家事の手伝い，コミュニティへの参加，障害年金の取得など，個々のケースに応じた目標，ゴールを設定すべきである．また，本人の動機づけと試行錯誤の過程を支えるような長期にわたる経過も想定しておく必要がある．

薬物療法

- 『ひきこもりの評価・支援に関するガイドライン』では，ひき

こもりという現象それ自体が薬物療法の対象とはとらえがたいこと，ひきこもりの背景に存在する精神障害の正確な診断に基づいて薬物療法を検討するべきことが強調されている．
- 標的症状は，抑うつ，不安，恐怖感，不眠，多動，衝動性，強迫症状，こだわり，興奮，幻覚，妄想などである．

専門家からのアドバイス

- 本人が受診・来談せず，家族だけの相談から始まるケースも多いため，家族ガイダンスや家族療法的アプローチが重視される．
- 家族ガイダンスだけで有効な介入ができないと判断した場合には，自宅への訪問など，より積極的な介入もありうる．
- 著しいこだわりや執着，家庭内暴力，近隣への攻撃的言動などがみられるケースでは，危機介入の必要性とタイミング，具体的な方法を検討する必要がある．

参考文献・推薦文献
- 厚生労働省．ひきこもりの評価・支援に関するガイドライン．2010. http://www.mhlw.go.jp/stf/houdou/2r98520000006i6f.html
- 齊藤万比古．不登校の児童・思春期精神医学．東京：金剛出版；2006.
- Kondo N, et al. General condition of hikikomori (prolonged social withdrawal) in Japan：Psychiatric diagnosis and outcome in the mental health welfare center. Int J Soc Psychiatry 2011；59：79–86.

〔近藤直司〕

10. 関連する現象
c. いじめ

概念
- いじめは,精神医学用語ではない.筆者は「ある相互関係が成立する集団内で,さまざまな要因から優位に立つ一方が,意識的,集合的に,特定の一人に対して,からかい,ちょっかい,暴力,非難,無視などといったその人がいやがる行為をあたえること」と定義した[1].
- 構造は,標的が特定されており,身体的・心理的暴力や無視が反復継続していることである.

どう診断するか
- いじめにおける診断基準はない.本人からの自己申告がないかぎり,明るみには出ない.しかし,時に死をもって自己申告せざるをえない点が,いじめの深刻さを示している.
- 中井[2]はいじめの過程を,①標的化,②孤立化,③無力化,④透明化の四段階から検討した.
- ①まずいじめられる人が決まる(標的化).
- ②標的へのいじめが一時的にならず継続していくことで,傍観者たちも荷担するようになる(孤立化).そこには,自分が標的になることを恐れる思いも含まれる.
- ③孤立化が進むと,より加害側が権力をもち,批判,抵抗する者がいなくなり,被害者は孤立無援から無力な存在へ移行する(無力化).
- ④徐々にいじめという行為は日常に溶け込み,被害者の存在感が希薄となる(透明化).
- 中井はいじめの過程のなかで次第に死が大きな位置を占めてくる,として,自殺を窮地からの脱出,加害者への最後の打撃,自己嫌悪の解消,親周囲への罪の精算であると記した.
- 土井[3]は,「友達関係のなかで期待されるキャラをはみ出すふ

るまいをしてしまったとか，あるいは他の生徒とキャラが被るようなふるまいをしてしまったとか，いわゆる予定調和的な人間関係を脅かしてしまったとき，ターゲットにされやすい」と標的化されやすいタイプを指摘している．
- 運良く早期に医療機関を訪れてくれる場合でも，子どもたちの主訴は，いじめられたという告白ではない．それを伏せて心身の不調や行動上の課題，あるいは大きなヒントとしての登校しぶりなどに困っていると主張する．
- その心の障害を推察していくなかで，いじめの四段階の過程と関係性に浮上する脆弱性の可能性を念頭におきつつ診察に臨む．

どう治療するか

治療の概要
- そもそもいじめに対する特効薬はなく，対症的に現在の精神症状に応じた治療を行うことになる．いじめという状況由来の症状と理解したうえで，必要に応じた薬物療法や環境調整を主とした心理社会的療法を行う．
- 時に，本人にある関係性の脆弱さとして発達障害圏が含まれる．

心理社会的治療
- 平穏な日常へ近づけられるよう，医療が出しゃばりすぎずに，家族の理解を促し，教育現場でできる修復を行う．
- 医療が行えることは，常に子ども本人の声に耳を傾け，本人の希望に沿う形を目指そうとする点にある．その意味では徹底的に子ども側に立つことになる．

薬物療法
- 二次的に生じる不安，抑うつ，不眠，食欲不振，いらいら感，強迫的言動，パニックあるいはフラッシュバック体験，過緊張や被害感などを聞き出し，必要に応じた薬物を選択する．

その他治療上注意すべき点
- 子どもに対して「君は本来いじめられるべき存在ではない」ということを強調し続ける．
- 子どもにある回復力を信じて，時には撤退もよしと応援し続ける．

- 透明化した子どもに，自尊心を取り戻してもらう．

専門家からのアドバイス

- いじめを治療するという専門医はいない．日常生活で思いがけずつらい目に遭い，いつしかそれがあたかも当然のような気持ちになり，知らず知らずに自尊心を傷つけられてきた子どもに対し，時間をかけて自尊感情を取り戻し，再び人への信頼感をもってもらえるように支え続ける．これを先を行く大人として伝え続けてほしい．

参考文献・推薦文献

1) 田中康雄．からかい，いじめ．今日の精神疾患治療指針．東京：医学書院；2012．pp322-325．
2) 中井久夫．いじめについて．清陰星雨．東京：みすず書房；2002．pp139-144．
3) 土井隆義．若者のキャラ化といじめ（齊藤　環との対談）．現代思想 12 月臨時増刊号，緊急復刊 imago．東京：青土社；2012．p23．

（田中康雄）

10. 関連する現象
d. 自殺

思春期における自殺の原因

- 国際的に思春期自殺のリスクファクターとして，精神障害と自殺企図歴がまずあげられる．思春期自殺者の80〜90％に精神障害を認め，精神障害ではうつ病が最も多く，アルコールを含めた物質依存・乱用も重要なリスクファクターである．
- また，自殺企図歴だけでなく，自殺の家族歴もリスクファクターであり，特に母親の自殺既遂の影響が大きいとの報告がある．家族の精神障害歴もリスクファクターであり，特に気分障害と物質依存・乱用の関連が指摘されている．
- さらに，心理・社会的要因としては，希薄な親子関係，社会的支持機能の低さ，否定的なライフイベントをリスクファクターとする報告がある．以上の詳細は，本項末に紹介した総説を参考とされたい[1]．

わが国における思春期自殺企図の臨床的特徴

- 近年，わが国での思春期自殺者数は減少傾向を認めていないにもかかわらず，その臨床研究はほとんどない．救命救急センターに搬送された思春期自殺企図例に精神医学的検討を加えた自験例[2]とMuraseら[3]，土岐らの研究[4]によれば，精神医学的診断の特徴としては，物質依存が少ない傾向を認めた．さらに自験例と土岐らの研究では，全体例の1割強に自閉症スペクトラム障害（autism spectrum disorder：ASD）を認めた．
- 筆者らはさらに研究を進めたところ，定型発達者の自殺企図と比較すると，男性の頻度が有意に高く，定型発達者と比べ自殺企図時に気分障害や不安障害を伴う頻度が有意に低かった[5]．そして自殺企図歴は，自験例，土岐らの研究ともに半数に認め，先行研究と類似した．
- 心理・社会的要因は，自験例，Muraseらの研究によれば，

家族との葛藤に関する問題の頻度が最も高く，次に頻度の高い要因は対人関係の問題であった．

救急現場での思春期自殺企図例の評価と対応

- 救急現場での評価と対応は，当該患者が退院するまで安全に管理する点に主眼がおかれるべきであり，自殺再企図防止は，救急施設退院後に治療関係を構築した精神科医が中心となり担うべきである．
- 近年，救急搬送された精神医学的背景を有する患者への初期診療の確立の要請が高く，ガイドブックが出版され，教育コースも行われている．当該ガイドブック[6]を参考に，思春期自殺企図例の特殊性を加味し，以下に評価と対応について列挙する．
- 自殺企図例の評価で最も大事な点は，当該搬送例が自殺企図か否かの評価である．なぜなら，同じ精神科患者でも，自殺企図か否かで対応が異なるからである．そして，自らの意思による身体損傷があり，自殺念慮を認めた場合はそれだけで自殺企図と評価すべきである．したがって，自殺念慮の有無は，本人に直接聞くことが望ましい．また，自殺念慮がなくても，または本人から確認できなくても，周囲の見解から致死的手段によって自らの意思で身体損傷をしたと確認できれば，自殺企図として対応すべきである．
- 自殺企図例は，それだけで再企図の危険性が高い．したがって，受診後は周囲から危険物を除去し，患者がベッドを離れる場合は必ず誰か同伴する．
- 入院中，自殺再企図のリスクを評価する．その際，精神障害の罹患や自殺企図歴は自殺の重要なリスクファクターである．また自殺念慮については，自殺念慮の具体的計画性，出現時期・持続性，強度，客観的観察を評価し，いずれか1つでも存在する場合は，リスクが高いと評価する．
- 思春期自殺企図例では，身体加療を進めつつ，まず行うべき対応は，保護者への連絡である．思春期例での保護者とは，両親である場合がほとんどである．親への対応はきわめて重要であり，以下の点を考慮しながら行う．

 ① 家族が自殺か否かを認識しているかを確認する．認識して

いない場合は，客観的な状況や救急隊の情報などを参考に説明する．
② 家族から，精神科通院歴，過去の自殺企図歴，日常生活状況を確認する．なお，生育歴の詳細な確認は，以下に述べるように再企図防止の治療的意義を有するが，家族にとってかなり侵襲的な作業であり，治療構造を構築したうえで行うことが望ましい．したがって救急現場では，今後の治療関係を構築する予定がなければ，必須の作業ではない．
③ しかし，特に促さなくても，自らの養育歴を振り返り，自殺の可能性に気づかなかったことを責め，混乱する家族を目の当たりにすることがある．その場合には，自殺の可能性の判断はきわめて困難である旨を伝え，今後どうすれば再企図防止につながるかを提案する．いたずらに家族を責めることは厳に慎まなければならない．

- 自殺の再企図防止のためには，精神科受診につなげる必要があるが，思春期自殺企図例では通院歴がない頻度が高く，また思春期例に対応できる精神科は多くはない．したがって，ソーシャルワーカーや地域の保健所と早くから相談し，受診先を決める．
- 精神障害としては，気分障害や精神病性障害，さらに ASD も念頭におく．帰宅させる場合は，以下の点に配慮する．
  ① 身体的に安定し，自殺念慮がない．
  ② 精神病症状や明らかな抑うつ状態などは認められない．
  ③ 自殺念慮や衝動が出現したら，受診する約束ができる．
  ④ 家族のサポートが期待できる．
- 自殺企図例では単独退院は避けるべきであるが，思春期例は未成年者であり，自殺企図例に限らずとも，保護者との退院となる．

自殺再企図防止のアプローチ

自殺準備因子

- 筆者らは，思春期自殺未遂例の再企図防止のためには，自殺準備因子に対する認識と介入が重要と考えてきた[2,5,7]．ここでいう自殺準備因子とは，直接の認因を契機に自殺企図を促進させる可能性のある内在因子であり，具体的には精神障害と心

理・社会的準備因子と考えている.

精神障害に対する認識と介入

- 自験例でも,先行報告と同様およそ8割の患者に精神医学的診断を認めた.したがって,適切な診断と薬物療法や認知行動療法により治療することは,自殺再企図防止のためにも重要なことである.
- また,思春期例(特に男子例)では,ASDの可能性は常に念頭におかなければならない[6].

直接の誘因と心理・社会的準備因子に対する認識と介入

- 思春期の自殺再企図防止のためには,上記のような診断と治療のみの介入では不十分である.思春期例では,家族が重要な支持者とならなくてはならないが,わが国の研究では,家族との葛藤の頻度が高い傾向であった[2].そこで,自殺再企図防止のためには,養育者の保護機能を強化することが重要であり,そのためには,本人の生育歴を整理し,心理・社会的準備因子の認識が必要と考えられた[7].
- 恋愛関係の破綻,学業問題,対人関係など自殺企図の誘因として頻繁にあげられる問題に子どもたちが遭遇した場合,その直接的な誘因の解決や回避が急務であることは言をまたない.
- 一方で,自殺の再企図防止のためには,自殺企図の直接の誘因だけではなく,心のさらに奥深いところに横たわる心理・社会的準備因子の存在についても念頭におく必要がある.
- そして,自殺再企図防止のためには,このような心理・社会的準備因子を生育歴の視点から整理,再構築し,治療当事者間(本人,養育者,治療者間)で共有することが重要である[2].
- すなわち,家族構成員の断片的な主観的体験を一連の歴史として認識する作業を治療当事者間で丹念に行い,「腑に落ちた」感覚を治療当事者で共有する.そしてその過程で,本人と養育者の家族体験がささやかに変容し,養育者が本来の保護機能を取り戻すことで,本人の社会的孤立感の軽減が期待される.

参考文献・推薦文献

1) Gould MS, et al. Youth suicide risk and preventive interventions : A review of the past 10 years. J Am Acad Child

Adolesc Psychiatry 2003;42:386-405.
2) 三上克央ほか.思春期における自殺企図の臨床的検討—入院を必要とした症例を中心に.精神医学 2006;48:1199-1206.
3) Murase S, et al. Clinical characteristics of serious Japanese adolescent suicide-attempters admitted to an intenseive care ward. Jpn J Child Adolesc Psychiatr 2004;45:25-34.
4) 土岐 茂ほか.救命救急センターより紹介された思春期自殺企図例.精神医学 2013;55:151-156.
5) Mikami K, et al. Frequency and clinical features of pervasive developmental disorder in adolescent suicide attempts. Gen Hosp Psychiatry 2009;31:163-166.
6) 大塚耕太郎.自殺未遂患者への対応.日本臨床救急医学会 自殺企図のケアに関する検討委員会(編).救急医療における精神症状評価と初期診療 PEEC ガイドブック—チーム医療の視点からの対応のために.東京:へるす出版;2012.pp20-42.
7) 三上克央ほか.思春期における自殺企図の1例—背景となった心理・社会的準備因子の認識と介入の重要性を中心に.精神医学 2006;48:331-338.

(三上克央)

主な検査法と入手先一覧

検査法	入手先
ADHD 評価尺度	
Conners 3	金子書房 〒112-0012　東京都文京区大塚 3-3-7 TEL 03-3941-0111　FAX 03-3941-0163
PDD 評価尺度	
対人コミュニケーション質問紙（SCQ）	金子書房 〒112-0012　東京都文京区大塚 3-3-7 TEL 03-3941-0111　FAX 03-3941-0163
自閉症スペクトラム指数（AQ-J）	千葉大学文学部行動科学科心理学講座若林研究室 〒263-8522　千葉県千葉市稲毛区弥生町 1-33 e-mail : akiow@L.chiba-u.ac.jp
ARMS および精神症状の全般的評価	
CAARMS 日本語版	東北大学大学院医学研究科精神神経学分野 〒980-8575　宮城県仙台市青葉区星陵町 2-1 TEL 022-717-7262　FAX 022-717-7266
PTSD 評価尺度	
UCLA PTSD Index for DSM-IV 日本語版	兵庫県立こころのケアセンター第一研究室 〒651-0073　兵庫県神戸市中央区脇浜海岸通 1-3-2 TEL 078-200-3010　FAX 078-200-3026
改訂出来事インパクト尺度日本語版（IES-R）	東京医学総合研究所　飛鳥井 望 〒156-8506　東京都世田谷区上北沢 2-1-6 FAX 03-5316-3198
子ども用トラウマ症状チェックリスト（TSCC）日本語版	金剛出版 〒112-0005　東京都文京区水道 1-5-16 TEL 03-3815-6661　FAX 03-3818-6848
子どもの行動チェックリスト（CBCL）	スペクトラム出版社 〒120-0006　東京都足立区谷中 2-7-13 TEL 03-5682-7169　FAX 03-5682-7157
発達検査	
津守式乳幼児精神発達検査	千葉テストセンター 〒167-0022　東京都杉並区下井草 4-20-18 TEL 03-3399-0194　FAX 03-3399-7028
遠城寺式乳幼児分析的発達検査	千葉テストセンター 〒167-0022　東京都杉並区下井草 4-20-18 TEL 03-3399-0194　FAX 03-3399-7028
新版 K 式発達検査 2001	京都国際社会福祉センター 〒612-8027　京都府京都市伏見区桃山町本多上野 84 TEL 075-612-1506　FAX 075-621-8264
知能検査	
田中ビネー知能検査 V	千葉テストセンター 〒167-0022　東京都杉並区下井草 4-20-18 TEL 03-3399-0194　FAX 03-3399-7028

主な検査法と入手先一覧（つづき）

検査法	入手先
知能検査	
田中ビネー知能検査V	田研出版 〒170-0004　東京都豊島区大塚3-1-2　三恵大塚ビル TEL 03-3915-1771
日本版WISC-IV知能検査	日本文化科学社 〒113-0021　東京都文京区本駒込6-15-17 TEL 03-3946-3134
文章完成法	
精研式文章完成法テスト	金子書房 〒112-0012　東京都文京区大塚3-3-7 TEL 03-3941-0111　FAX 03-3941-0163
K-SCT文章完成法検査	千葉テストセンター 〒167-0022　東京都杉並区下井草4-20-18 TEL 03-3399-0194　FAX 03-3399-7028
P-Fスタディ	
P-Fスタディ（絵画欲求不満テスト）	三京房 〒605-0971　京都府京都市東山区今熊野ナギノ森町11 TEL 075-561-0071
CAT（Children's Apperception Test）	
早大版CAT	金子書房 〒112-0012　東京都文京区大塚3-3-7 TEL 03-3941-0111　FAX 03-3941-0163
Rorschachテスト	
ロールシャッハ図版	日本文化科学社 〒113-0021　東京都文京区本駒込6-15-17 TEL 03-3946-3134
片口式／RORSCHACH DATA SHEET（K-VIII）	金子書房 〒112-0012　東京都文京区大塚3-3-7 TEL 03-3941-0111　FAX 03-3941-0163
名大式／名大式ブランクシート	名教書 〒467-0068　愛知県名古屋市瑞穂区内方町1-4 TEL 052-841-6365
認知機能検査	
日本語版DN-CAS	日本文化科学社 〒113-0021　東京都文京区本駒込6-15-17 TEL 03-3946-3134
Wisconsin Card Sorting Test（WCST）	千葉テストセンター 〒167-0022　東京都杉並区下井草4-20-18 TEL 03-3399-0194　FAX 03-3399-7028
標準注意検査法（CAT）	新興医学出版社 〒113-0033　東京都文京区本郷6-26-8 TEL 03-3816-2853　FAX 03-3816-2895

和文索引

あ

愛着	203
悪夢障害	254
アグレッション	58
アゴニスト	126
アセスメント面接	112
アトモキセチン	136, 137, 168, 169
アラーム療法	199
アリピプラゾール	129, 281, 302, 334
αアドレナリン作動薬	33
アルプラゾラム	237
アンタゴニスト	126

い

怒りの感情	287
イギリス自閉症協会	163
いじめ	347, 348
いじめの過程	347
いじめの構造	347
5つの問い	78
遺尿症	197
遺糞症	200, 201
イミプラミン	248
いらいら	287, 289
持続する──	288
インフォームド・アセント	127, 128

う

うつ病	100
うつ病に対する3ステップ・アプローチ	270
運動チック	299

え

エコラリア	299, 300
エスシタロプラム	131, 270
エチゾラム	258
エビリファイ	164
塩酸ミドドリン	242
遠城寺式乳幼児分析的発達検査	47
遠城寺式発達検査	43

お

汚言症	299
親ガイダンス	117
親子関係診断テスト	44
親子の関係性障害	94
オランザピン	129, 281, 294, 334
音声チック	299

か

絵画欲求不満テスト	58
外向尺度得点	11
概日リズム障害	253
概日リズム睡眠覚醒障害	255
概日リズム睡眠覚醒障害群	252
外傷体験の定義	316
概念的スキル	158
回避行動	265
回避・麻痺症状	316
回復力	310
解離	304
解離尺度	20
解離症状	304, 306, 307, 317
解離性健忘	304, 305
解離性障害	212, 304, 305, 307
解離性障害の原因	304
解離性同一性障害	305
解離体験尺度第2版	306
解離の定義	304
カウンセリング	345
過覚醒症状	317
過換気	257

過換気症候群	257
学習忌避	184
学習障害	171, 172
確定診断	80, 82
確定診断の家族への伝達	80
家族ガイダンス	297, 301, 346
家族関係	123, 124
家族との葛藤	351, 353
家族内システム	331
家族面接	124
家族療法	123, 194, 226
課題指向的アプローチ	181
葛藤	111
活動集団療法	115
活動-面接集団療法	115
ガバペンチン	218
過敏性腸症候群	244
過敏性腸症候群の定義	245
過眠障害	250
カルバマゼピン	140, 141, 281, 334
簡易抑うつ症状尺度	269
眼球運動による脱感作と再処理	319
環境設定	163
環境調整	247, 297
関係への共感	124
間欠療法	285
かんしゃく	287, 289
浣腸	201
甘麦大棗湯	237

き

奇異反応	134
記憶更新検査	74
吃音	177, 178
吃音症	177
吃音のパターン	178
機能画像検査	41
機能性消化管障害	244
機能の嚥下障害	236
気分安定薬	127, 139, 281
気分変調症	272, 275, 276
気分変調症,持続性抑うつ障害の診断基準	273
気分変動	139
希望の処方	80
急性ストレス障害	309
急性ストレス障害の診断基準	310
教育機関との連携	145
共感	109, 110
強迫観念	291, 292
強迫行為	291, 292, 293
強迫症状	293
強迫スペクトラム障害	221
強迫性障害	291
恐怖感	265
起立失調症状	240
起立性調節障害	239, 241
起立直後性低血圧	241

く

クエチアピン	281, 294, 334
虞犯少年	153
グループ・プレイセラピー	190
クローズド・クエスチョン	3
クロニジン	302, 319
クロミプラミン	255, 285
クロルプロマジン	237

け

警察との連携	153
桂枝加芍薬大黄湯	201
刑事司法機関との連携	153
継続要因	215
継続療法	285
形態水準	63
傾聴	109
継列分析	63
血液検査	29
月経前症候群	283
月経前不快気分障害	283
月経前不快気分障害の診断基準	284

決定因	63	子どもの行動チェックリスト	
幻覚	332		10, 19
限局性学習症	171	子どもの日常生活チェックリスト	
言語化されない体験	316		167
言語聴覚士	175	子ども本人への障害告知	82
言語発達	156	子ども用トラウマ症状チェック	
言語発達遅滞	188	リスト	24
現実感消失障害	305	コプロラリア	299, 300

こ

抗ADHD薬	136	### さ	
高アンモニア血症	141	サイコセラピー	89
抗うつ薬	127, 131, 134, 276	サイコセラピー技法	91
抗コリン薬	198	サイコセラピーの対象	90
高照度療法	255	サイコロジカル・ファーストエイド	
抗精神病薬	32, 127, 129, 324		311
第一世代──	129	再体験・侵入症状	316
第二世代──	129, 334	酸化マグネシウム	201, 248
向精神薬	126	三環系抗うつ薬	
構成的文章完成法検査	57		32, 194, 198, 222, 319
構造画像検査	41	三環系抗うつ薬の副作用	33
構造化面接	5	### し	
抗てんかん薬	141, 324	ジアゼパム	256, 258
行動的介入	101	自我違和感	292
行動の3段階の流れ	121	自我機能	109
行動問題	100	視覚性スパン	74
行動療法	103, 106, 120	視覚性抹消課題	74
広汎性発達障害	14, 35	自我の脆弱性	333
広汎性発達障害日本自閉症協会評定		自己視線恐怖	265
尺度	269	自己臭恐怖	265
抗不安薬	127, 133	自己受容	185
非ベンゾジアゼピン系──	133	自己破壊的	184
ベンゾジアゼピン系──		自己否定的	184
	133, 134, 195	自己理解	185
抗利尿ホルモン薬	198	自殺	210, 347, 350, 351, 352, 353
呼吸関連睡眠障害	252	自殺再企図のリスク	351
呼吸性アルカローシス	257	自殺再企図防止	352, 353
個人スーパービジョン	113	自殺準備因子	352
個人精神療法	89	支持的精神療法	109
子育て支援機関との連携	151	思春期自殺企図の臨床的特徴	350
子どもと遊ぶこと	99	思春期自殺企図例の評価と対応	351

思春期自殺のリスクファクター	350	社交不安障害	264
事象関連電位	37	臭化ブチルスコポラミン	247
紙上面接	57	醜形恐怖	265
持続する怒り	288	醜形へのとらわれ	221
持続するいらいら	288	集団精神療法	114, 116
持続性抑うつ障害	272, 274, 275, 276	集団薬物再乱用防止プログラム	331
持続性抑うつ障害，純型気分変調症候群	275	重篤気分調節症	139, 286
		重篤気分調節症の診断基準	288
自尊心	349	終末期医療	259
実行機能検査	71	終末期における痛み	260
失コントロール感	229	樹木画テスト	53
質問紙法	7, 44	受容	109, 110
実用的スキル	158	馴化	103
児童絵画統覚検査	59	小学生の読み書きスクリーニング検査	172
児童解離チェックリスト	20, 306	小奇形	157
児童虐待	147, 339, 341, 342	小建中湯	198
児童虐待に関連する精神障害	341	状態説明	82
児童虐待の通告	342	上中下検査	74
児童虐待の発見	342	象徴化	98
児童虐待の防止等に関する法律	339, 340	情動脱力発作	252
		情動不安定	141
児童虐待を疑う所見	340	少年院	328
児童自立支援施設	328	初回面接	2
児童相談所	147, 206	触法少年	153
児童相談所との連携	147	食物回避	236
児童相談所の機能	147	食物回避性情緒障害	234
自閉症スペクトラム指数	14	徐放性メチルフェニデート	168, 169
自閉症スペクトラム障害／自閉スペクトラム症（ASD）	106, 161, 180, 188, 350	自律神経機能不全	239
		心気症	219
自閉症スペクトラム障害の診断基準	161	心気障害	219
		新起立試験	240
ジメチルポリキソシロキサシン	248	神経症	188
		神経性大食症	229
社会的コミュニケーション症	162	神経性無食欲症	224, 225, 229
社会的スキル	158	神経性無食欲症の治療	226, 227
社会的能力尺度	10	神経調節性失神	241
社会的養護	205	神経発達障害仮説	332
社会脳機能	66	神経発達障害群	296, 299

心身症	239	心理検査	112
心身の安全確保	342	心理・社会的準備因子	353
身体化障害	208	心理的虐待	339

す

身体化障害の危険因子	211		
身体化障害の治療	210	髄液オレキシチン値	252
身体化障害の特徴	211	遂行機能	66
身体醜形障害	221	睡眠・覚醒障害	250
身体症状症	208	概日リズム——	255
身体症状症の診断基準	209	睡眠・覚醒障害群	250
身体診察	26	概日リズム——	252
身体診察の意義と留意点	26	ノンレム——	253
身体的危機	227	睡眠・覚醒障害群の分類	251
身体的虐待	339	睡眠関連運動障害	143
身体的不定愁訴	27	睡眠時驚愕症型	254, 256
身体表現性障害		睡眠時随伴症群	253
	208, 212, 217, 219, 221	睡眠持続困難	250
診断基準	78	睡眠時無呼吸	255
気分変調症, 持続性抑うつ障害の		睡眠時遊行症型	254
——	273	睡眠障害	143
急性ストレス障害の——	310	呼吸関連——	252
月経前不快気分障害の——	284	睡眠障害治療薬	143
自閉症スペクトラム障害の——		睡眠相後退型	253
	161	睡眠相前進型	253
重篤気分調症の——	288	睡眠ポリグラフ	252
身体症状症の——	209	睡眠薬	127
双極性障害の——	280	数唱	74
操作的——	78	スーパーヴィジョン	104, 110
転換性障害の——	213	個人——	113
DMDDの——	288	スペンス児童用不安尺度	18
診断フォーミュレーション	86	スルピリド	237
診断名告知	82		
診断面接	112		

せ

心的外傷後ストレス障害	309, 315	生活機能支障	222
心的外傷体験	309, 310, 312	生活・就労支援	345
心電図	32	精研式文章完成法テスト	57
新版K式発達検査	43	成功体験	107
新版K式発達検査2001	46	精神遅滞	156
人物画テスト	54	精神病のリスクを包括的に評価する	
心理教育		半構造化面接評価尺度	22
	117, 222, 263, 266, 297, 301	精神病発症危険状態	336
心理教育的アプローチ	270		

精神分析的発達理解	111	素行障害	326
精神保健福祉センター	149	ソーシャルスキルトレーニング	106, 168, 324
精神保健福祉センターとの連携	149	粗大運動の発達	156
精神療法	222		
支持的——	109	**た**	
集団——	114, 116	体位性頻脈症候群	241
力動的——	111, 112	第一世代抗精神病薬	129
精神療法的接近	323	大うつ病性障害	268, 269
整腸薬	247, 248	大うつ病性障害の診断	268
性的虐待	339	大建中湯	201
青年解離体験尺度	306	退行	110
青年解離体験尺度第2版	20	対人コミュニケーション質問紙	14
摂食障害	224, 229, 234, 236	対人的コミュニケーション障害	188
特定不能の——	234	対人的相互交流	161
切迫性尿失禁	197	対等関係の破綻	184
説明説得療法	241	第二世代抗精神病薬	129, 334
セルトラリン	131, 194, 237, 264, 270, 285	退薬症候群	132
セロトニン再取り込み阻害薬（SSRI）	222, 264, 266	退薬症状	134
		多型性心室頻拍	33
セロトニン・ノルアドレナリン再取り込み阻害薬	194, 222	脱抑制型対人交流障害	203, 204, 206
遷延性起立性低血圧	241	多動・衝動性の悪化	141
前駆衝動	296	田中-Binet式知能検査	157
選択性緘黙	187, 188, 189, 190	田中ビネー知能検査Ⅴ	49
選択性緘黙の多元的個別治療計画	189	多方向性の非行傾向	330
選択的セロトニン再取り込み阻害薬（SSRI）	131, 189, 194, 227, 258, 270, 276, 284, 293, 312, 319	たまり場	115
		ターミナル・ケア	259
		ターミナル・ケアの概要	260
		単一方向性の非行傾向	330
		段階的曝露	264, 266
そ		炭酸リチウム	140, 281
双極性うつ病	281	タンドスピロン	133
双極性うつ病の治療	281		
双極性障害	139, 278, 279, 280, 282	**ち**	
双極性障害の診断基準	280	チック	296, 301, 302
操作的診断基準	78	チック障害の重症度	297
早朝覚醒	250	チックの診断	296
躁転	281	チックへの包括的行動療法	302
躁病相への薬物療法	281	知的障害	35, 156

索引

知的障害の判定	156
知的能力障害	156
知的発達症	156
知的発達障害	156
知能	65
知能指数	50
注意欠如・多動性障害	35, 106, 136, 166
中枢性過眠症	143
聴覚性検出課題	74
治療・支援の組み立て	86
治療同盟	333

■ つ

津守式乳幼児精神発達検査	47

■ て

低炭酸ガス血症	257
適応能力の問題	157
摘便	201
テストバッテリー	44
デュロキセチン	218, 285
転移	111, 112
転移解釈	112
転換	212
転換性障害	212, 214, 215, 304
転換性障害の運動症状	214
転換性障害の感覚症状	214
転換性障害の偽性発作症状	213
転換性障害の診断基準	213

■ と

投影法	44, 61
統合失調症	332
統合失調症スペクトラム障害	332
統合失調症の顕在化	335
統合失調症の発症	335
疼痛性障害	217
特異的発達障害診断・治療のための実践ガイドライン	172
読字障害	172, 173
特定不能の摂食障害	234
突発性異常波	35
トラウマ焦点化認知行動療法	318
トランスポーター阻害	126

■ な

内向尺度得点	11
ナルコレプシー	250, 255

■ に

二次障害	183, 240
発達障害の——	183
ニトラゼパム	256
日本版 CAT	59
日本版 WISC-IV 知能検査	49, 50
入眠困難	250
乳幼児-親心理療法	94
尿検査	29
尿失禁	197
認知機能検査	65
認知機能検査の種類	65
認知行動療法	100, 193, 222, 247, 312
トラウマ焦点化——	318
認知再構成	264, 266
認知的介入	101

■ ね

ネグレクト	339

■ の

脳画像検査	40
脳深部刺激療法	303
脳脊髄液検査	29
脳波検査	34
ノンレム睡眠覚醒障害	253

■ は

背景活動	34
背景活動の異常	35
バウムテスト	53

白虎加人参湯	198
曝露	293
曝露反応妨害法	293
曝露法	103
パーソナリティ障害	188
発語の遅れ	175
発達検査	157
遠城寺式乳幼児分析的——	47
遠城寺式——	43
津守式乳幼児精神——	47
発達支援センター	151
発達指数	46
発達障害	271, 341
発達障害の二次障害	183
発達性協調運動障害	180
発達性読み書き障害	171, 172
発達歴	162
パニック障害	262
パニック発作	262, 263, 264
ハビットリバーサル	301, 302
ハリペリドール	298
バルプロ酸	140, 141, 281
パロキセチン	264, 266, 285, 293
反響言語	299
半夏厚朴湯	237
半構造化面接	5
反抗挑戦性障害	322
反抗挑戦性障害の定義	322
犯罪少年	153
反社会的行動	326, 327
半随意	297
反応性愛着障害	203
反応内容	63
反応妨害	293
反応領域	63
反復行動	161

■ ひ

被害的言動	184
ひきこもり	344, 345
ひきこもりの病因	344

ひきこもりの評価・支援に関する	
ガイドライン	344, 345
非言語的な交流	189
ピコスルファート Na	201
非定型抗精神病薬	281, 294
非ベンゾジアゼピン系抗不安薬	
	133
ピモジド	298
表出言語	174, 175
表出性言語障害	174
標準注意検査法	74
広場恐怖	262

■ ふ

不安感	265
不安コントロール	264, 266
不安尺度	18
スペンス児童用——	18
不安障害	100, 262
風景構成法	56
フェノバルビタール	141
フォーミュレーション	77, 78, 79
診断——	86
力動的——	112
賦活症候群	227
不規則睡眠覚醒型	253
複合身体症状症	219
不つりあいな反応	287
不登校	239, 344, 345
不登校の疫学	344
不登校の病因	344
不眠症	143
不眠障害	250
不良行為少年	153
フルオキセチン	189
フルボキサミン	237, 266, 285, 293
プレイセラピー	97, 307
プロセス指向的アプローチ	181
文章完成法	57
分離不安	192
分離不安障害	192, 193

索引

へ

ペアレントトレーニング	120, 168, 323
閉塞性睡眠時無呼吸低呼吸	252
平凡（公共）反応	63
ペーパーバッグ法	258
便塞栓	200, 201
ベンゾジアゼピン系抗不安薬	133, 134, 195

ほ

保育園	151
防衛	304, 307
包括システム	63
包括的な診断	77
保健所	149
保健所との連携	149
ポストトラウマティック・プレイ	316
発疹	141
ほめる	121
ポリカルボフィルカルシウム	247, 248

ま

末期医療	259
抹消検出検査	74
慢性チック障害	296

み

民間薬物依存回復施設	330
ミルナシプラン	285

む

むずむず脚症候群	254
むちゃ食い	229

め

メチルフェニデート	255
メチルフェニデート徐放剤	136, 137

も

妄想	332
問題解決的アプローチ	270
問題行動尺度	10

や

夜驚症	254
薬物依存症	329
薬物使用障害	330
薬物乱用	329, 330, 331
薬物療法	126
夜尿	197

ゆ

遊戯療法	92, 97, 189, 194

よ

抑うつ尺度	16
抑うつ症状	273, 274
4つのP	79

ら

ライブコーチング	95
ラメルテオン	255
ラモステロン塩酸塩	247
ラモトリギン	140, 141

り

力動的精神療法	111, 112
力動的フォーミュレーション	112
離人感	305
リスペリドン	164, 281, 294, 298, 334
離脱症候群	132
離脱症状	134
リチウム	334
両側性筋緊張消失	252

れ

レジリアンス	310

レストレスレッグス症候群	254
レベチラセタム	141
連携	145
警察との——	153
刑事司法機関との——	153
連携のコツ	146

ろ

ロフラゼプ酸エチル	248
ロラゼパム	258

欧文索引

A

activation syndrome	132, 227
activity groub therapy (AGT)	115
activity-interview group therapy (AIGT)	115
acute stress disorder (ASD)	309
ADHD (attention deficit/hyperactivity disorder)	35, 106, 136, 166
ADHD 治療薬	127
ADHD 評価スケール	167
ADHD 評価スケール IV	12
ADHD Rating Scale IV (ADHD-RS-IV)	12
ADHD-RS (ADHD-rating scale)	12, 137, 167
Adolescent Dissociative Experience Scale (A-DES)	306
Adolescent Dissociative Experiences Scale II (A-DES-II)	20
advanced sleep phase type	253
AN (anorexia nervosa)	224, 229
AQ	15
AQ-J	14
ARMS (at risk mental state)	22, 336, 337, 338
ARMS の診断ガイドライン	336
ARMS 評価尺度	22
ASD (autism spectrum disorder)	106, 161, 350
ASD (autistic spectrum disorder)	180, 181
ASD の治療	163
attachment	203

索引

B

BE (binge eating)	229, 230
behavior therapy	103
Binet 法	49
bipolar disorder	278
Birleson 自己記入式抑うつ評価尺度	269
BN (bulimia nervosa)	229, 230
BN の身体的合併症	231
BN の治療	232
body dysmorphic disorder (BDD)	221, 222
brething-related sleep disorders	252

C

CAARMS (Comprehensive Assessment of at Risk Mental States)	22
CARS-2	163
CAT (Children's Apperception Test)	59
日本版——	59
CBCL (Child Behavior Checklist)	10, 11, 19, 44
Child Dissociative Checklist (CDC)	20, 306
Children Depression Rating Scale (CDRS)	16, 17
Children's Depression Inventory (CDI)	16, 17
Children's Form of Manifest Anxiety Scale (CMAS)	18
Children Yale-Brown Obsessive Compulsive Scale (CY-BOCS)	292
chunking	172
circadian rhythm sleep wake disorders	252
Clinical Assesment for Attention (CAT)	74
CBT (cognitive behavioral therapy)	100, 193
comprehensive behavioral intervention of tic disorders (CBIT)	302
conduct disorder	326
Conners 3	12
conversion	212
conversion disorder	212
COS プログラム (Circle of Security Program)	94
CPT (Continuous Performance Test)	74

D

DAMP 症候群	181
DARC (Drug Addiction Rehabilitation Center)	330
decoding	172
deep brain stimulation (DBS)	303
delayed OH	241
delayed sleep phase type	253
Depression Self-Rating Scale for Children (DSRS-C)	16, 269
developmental coordination disorder (DCD)	180, 181
Developmental Coordination Disorder Questionnaire (DCD-Q)	180
developmental dyslexia	171
disinhibited social engagement disorder	203
dissociative disorder	212
Dissociative Experience Scale (DES-II)	306
dissociative identity disorder (DID)	305
DMDD (disruptive mood dysregulation disorder)	139, 286, 289

DMDDの診断	287, 289
DMDDの診断基準	288
DN-CAS (Das-Naglieri Cognitive Assessment System)	68
DN-CASのPASS標準得点	69, 70
DN-CASの全検査標準得点	69
draw-a-man test (DAM)	54
draw-a-person test (DAP)	54
dysthymia	272

E

eating disorder not otherwise specified (EDNOS)	234
EMDR (eye movement desensitization and reprocessing)	319
endo of life care	259
event-related potential (ERP)	37

F

first generation antipsychotics (FGA)	129
food avoidance emotional disorder (FAED)	234
functional gastrointestinal diseases (FGIDs)	244

G

GAF (global assessment of functioning)	137
GAF尺度	169
Great Ormond Street criteria (GOSC)	234

H

habituation	103
HTP法 (house-tree-person technique)	55
HTPP法 (house-tree-person-person technique)	55
hypersomnolence disorder	250
hyper ventilation syndrome	257

I

IBSと虐待	248
infant-parent psychotherapy	94
INOH	241
insomnia disorder	250
intellectual disability (ID)	156
intelligence quiotient (IQ)	50
in vivo exposure	104
irregular sleep-wake type	253
irritable bowel syndrome (IBS)	244

K

K-SADS (Kiddie Schedule for Affective Disorder and Schizophrenia)	5
K-SCT文章完成法検査	57

L

LD (learning disabilities)	171
loss of control (LOC)	229, 230

M

Matrix Model	331
mental retardation (MR)	156
M.I.N.I.KID (Mini-International Neuropsychiatric Interview KID)	6, 279
mismatch negativity (MMN)	37, 38
Movement Assessment Battery for Children 第2版 (M-ABC-2)	180

N

narcolepsy	250
National Autistic Society (NAS)	163
nightmare disorder	254

NMS	241	PPD 評価尺度	14
non-patient IBS	248	PRAS-TR	162
non-REM sleep arousal disorders	253	premonitory urges	296
		Psychological First Aid (PFA)	311

O

obstructive sleep apnea hypopnea	252
OCD (obsessive-compulsive disorder)	291
OCD の診断	291, 292
OD (orthostatic dysregulation)	239, 241, 242, 243
OD の疾患特性	243
oppositional defiant disorder (ODD)	322

P

P300	37, 38
panic disorder (PD)	217, 262
parasomnias	253
PARS	269
PARS-TR	163
PASAT (Paced Auditory Serial Addition Test)	74
PASS 理論	68
PCIT (Parent-Child Interaction Therapy)	95
PD の治療	263
PDD	14, 35
permenstrual syndrome (PMS)	283
persistent depressive disorder	272
P-F スタディ	58
PFA	312
play therapy (PT)	97, 194
PMDD (premenstrual dysphoric disorder)	283
PMDD の診断基準	284
PMDD の治療	285
POTS	241

PPD 評価尺度	14
PRAS-TR	162
premonitory urges	296
Psychological First Aid (PFA)	311
psychotropic agents	126
PTSD (post-traumatic stress disorder)	309, 315
PTSD 評価尺度	24

Q

QCD (questionnaire children with difficulties)	137, 167
QIDS-J	269
QT 延長	33

R

reactive attachment disorder	203
restless legs syndrome	254
Reynolds Adolescent Depression Scale (RADS)	16
Rome III 基準	244, 245
Rorschach テスト	61
Rorschach テストのイメージ図版	63
Rorschach テストの限界吟味段階	62
Rorschach テストの質疑段階	62
Rorschach テストの自由反応段階	62
Russell の徴候	225

S

SAD (social anxiety disorder)	264
SAD の治療	265
schizophrenia	332
SDMT (Symbol Digit Modalities Test)	74
second generation antipsychotics (SGA)	129, 334
selective serotonin reuptake	

inhibitors (SSRIs)	319	torsade de pointes	33
separation anxiety	192	Tourette 障害	299
separation anxiety disorder	192	Tourette 障害の診断	299
Sequnece Analysis	63	trauma-focused CBT (TF-CBT)	318
severe mood dysregulation (SMD)	286	Trauma Symptom Checklist for Children (TSCC)	24
sleep terrors type	254	TRF (Teacher's Report Form)	11
sleep-wake disorders	250		

S

SNRI (serotonin-noradrenaline reuptake inhibitor)　194, 222
Social Communication Questionnaire (SCQ)　14, 15, 163
Social Responsiveness Scale (SRS)　163
somatic symptom disorder　208
somatization disorder　208
somatoform disorder　208, 212, 217
SPELL アプローチ　163
Spence Children's Anxiety Scale (SCAS)　18
SSRI (selective serotonin reuptake inhibitor)　131, 194, 222, 227, 258, 266, 270, 276, 284, 293, 312
SST　106, 168
State-Trait Anxiety Inventory for Children (STAIC)　18
stuttering　177

T

terminal care　259

U

UCLA PTSD Index for DSM-IV (UPID)　24

W

Wechsler 児童用知能検査 (WISC)　43
Wechsler 児童用知能検査 IV (WISC-IV)　157
　日本版——　49, 50
Wechsler 法　49
Wisconsin Card Sorting Test (WCST)　71

Y

YG 性格検査　44
Young Mania Rating Scale　279
YSR (Youth Self-Report)　11

中山書店の出版物に関する情報は，小社サポートページを御覧ください．
http://www.nakayamashoten.co.jp/bookss/define/support/support.html

子どもの心の診療シリーズ
子どもの心の処方箋ガイド
診察の仕方／診断評価／治療支援

2014 年 4 月 30 日　初版第 1 刷発行 ©　　　　　　〔検印省略〕

総編集 ———	齊藤万比古
発行者 ———	平田　直
発行所 ———	株式会社 中山書店 〒 113-8666 東京都文京区白山 1-25-14 TEL 03-3813-1100（代表）　振替 00130-5-196565 http://www.nakayamashoten.co.jp/
装丁 ———	花本浩一（麒麟三隻館）
印刷・製本 ——	株式会社シナノ

カバー絵・いわさきちひろ「本を抱える少女」(1970 年)

Published by Nakayama Shoten Co.,Ltd.　　　　　　Printed in Japan
ISBN 978-4-521-73152-0
落丁・乱丁の場合はお取り替え致します．

・本書の複製権・上映権・譲渡権・公衆送信権（送信可能化権を含む）は株式会社中山書店が保有します．
・**JCOPY** 〈（社）出版者著作権管理機構 委託出版物〉
本書の無断複写は著作権法上での例外を除き禁じられています．複写される場合は，そのつど事前に，（社）出版者著作権管理機構（電話 03-3513-6969，FAX 03-3513-6979，e-mail：info@jcopy.or.jp）の許諾を得てください．

本書をスキャン・デジタルデータ化するなどの複製を無許諾で行う行為は，著作権法上での限られた例外（「私的使用のための複製」など）を除き著作権法違反となります．なお，大学・病院・企業などにおいて，内部的に業務上使用する目的で上記の行為を行うことは，私的使用には該当せず違法です．また私的使用のためであっても，代行業者等の第三者に依頼して使用する本人以外の者が上記の行為を行うことは違法です．